Säkularisierung in den Wissenschaften seit der Frühen Neuzeit
Band 1

Säkularisierung in den Wissenschaften seit der Frühen Neuzeit

Band 1

Medizin, Medizinethik und schöne Literatur

Studien zu Säkularisierungsvorgängen
vom frühen 17. bis zum frühen 19. Jahrhundert

von Sandra Pott

Walter de Gruyter · Berlin · New York
2002

Gedruckt mit Unterstützung der Deutschen Forschungsgemeinschaft

♾ Gedruckt auf säurefreiem Papier,
das die US-ANSI-Norm über Haltbarkeit erfüllt.

Die Deutsche Bibliothek — CIP-Einheitsaufnahme

Pott, Sandra:
Medizin, Medizinethik und schöne Literatur : Studien zu Säkularisierungsvorgängen vom frühen 17. bis zum frühen 19. Jahrhundert / von Sandra Pott. – Berlin ; New York : de Gruyter,
2002
(Säkularisierung in den Wissenschaften seit der frühen Neuzeit ; Bd. 1)
ISBN 3-11-017266-6

Printed in Germany
Einbandgestaltung: Christopher Schneider, Berlin
Umschlagabbildung: Titelmotiv der „Antiquarie Prospettische Romane",
Mailand, um 1500
Druck und buchbinderische Verarbeitung: Hubert & Co., Göttingen

Inhalt

Vorwort

[...] weil der Ideengeschichtler durch die Natur der Sache gezwungen ist, sein Material aus verschiedenen Wissensgebieten zu holen, setzt er sich unvermeidlich an manchen Punkten seiner historischen Synthese den Gefahren aus, die auf den Nichtspezialisten lauern. Ich kann dazu nur sagen, daß ich mir dieser Gefahren durchaus bewußt bin und mein Möglichstes getan habe, sie zu vermeiden; es wäre aber zu optimistisch, zu hoffen, daß mir dies in allen Fällen gelungen ist. Obwohl ein gewisses Maß an Mißerfolg wahrscheinlich oder vielleicht sogar gewiß ist, erscheint mir das Unternehmen der Anstrengung wert (Arthur O. Lovejoy: Die große Kette der Wesen. Geschichte eines Gedankens. Frankfurt a.M. 1993, S. 33f.).

Das Dilemma des Ideengeschichtlichers, das Arthur O. Lovejoy beschreibt, gilt auch für diese Untersuchung. Darüber hinaus liegen zwischen seinem Standardwerk *The Great Chain of Being* (1933) und heute viele Jahrzehnte ideen-, sozial- und kulturgeschichtlicher Forschungen. Im Blick darauf erscheinen die verschiedenen Wissensgebiete, von denen Lovejoy spricht, erst recht als ungeheuer komplex. Deshalb läßt sich ein so weitläufiges Thema wie dasjenige der ‚Säkularisierung in den Wissenschaften seit der Frühen Neuzeit' im besten Falle als Gemeinschaftsprojekt umsetzen – allerdings selbst von ‚vielen Köpfen' nicht umfassend behandeln. Während es im zweiten Band um die Wissensgebiete der Anthropologie, der Hermeneutik, der Medizin und um das apologetische Denken geht, untersucht der dritte Band am Beispiel des Lesens im *liber naturalis* und *supernaturalis* Vorformen der Säkularisierung sowie die epistemischen Situationen, in denen sie stattfinden.

Mit nachstehender Untersuchung widme ich mich gleichfalls der Medizin, speziell aber Aspekten der Medizinethik, die in der ‚schönen Literatur' des frühen 19. Jahrhunderts kritisch dargestellt und ‚verweltlicht' werden: Es geht um bestimmte ‚Fälle' aus Medizinethik und Literatur, die für ein analytisches und historisch immer wieder neu zu präzisierendes Verständnis von ‚Säkularisierung' aufschlußreich sind. In der Tat läßt sich dafür von einem langfristigen Prozeß der Säkularisierung durch die Naturforschung sprechen – obwohl ausgerechnet die historischen Quellen des ‚mathematischen' Zeitalters nicht ohne weiteres darauf schließen lassen.

Diese Untersuchung ist im Rahmen des Forschungsprojektes "Verweltlichung der Wissenschaft(en). Bedingungen, Muster der Argumentation und typisierte Phasen wissenschaftlicher Säkularisierung" entstanden, das von Friedrich Vollhardt, Lutz Danneberg und Jörg Schönert geleitet und von der Deutschen Forschungsgemeinschaft im Rahmen des Schwerpunktprogrammes „Ideen als gesellschaftliche Gestaltungskraft im Europa der Neuzeit" gefördert wurde. Den Projektleitern möchte ich für ihre ‚Expertise', für Diskussionen und Hinweise danken.

Darüber hinaus haben zahlreiche ‚Spezialisten' geholfen: Heidrun Fink (Deutsches Literaturarchiv Marbach) danke ich für ihre Hinweise zur Tagung der deutschen Hochschulgermanisten im Oktober 1963, Eva Horváth (Staats- und Universitätsbibliothek Hamburg) für ihre Unterstützung bei der Fahndung nach Rodericus à Castro. Thomas Ahnert verdanke ich manchen Hinweis auf die naturforschenden Debatten der Frühaufklärung, Anja Cornils ein munteres Gespräch über die Evangelien. Andreas Hoeschen fand sich stets zur Auseinandersetzung über die Ideengeschichte bereit; Ulrike Enke danke für ihre Hinweise und für die Diskussion medizinhistorischer Probleme.

Joachim Jacob, Roland Kany, Wilhelm Kühlmann, Martin Mulsow, Wilhelm Schernus, Anselm Schubert und Gideon Stiening haben die Arbeit durch Diskussionen, Anregungen und zahlreiche Hinweise befördert. Gerhard Richter, Andreas Urs Sommer und Norbert Christian Wolf haben Abschnitte des Textes kritisch gelesen, gründlich geprüft und viele Überlegungen angestoßen. Hans-Georg Kemper hat sich Zeit genommen, das ‚Unternehmen' ausführlich zu diskutieren und mich veranlaßt, es noch einmal zu überdenken. Ihnen allen möchte ich an dieser Stelle danken.

Die Bestände und der freundliche ‚Service‘ der Senckenbergischen Bibliothek Frankfurt a.M., der Martinus-Bibliothek (Geisteswissenschaftliche Bibliothek mit Altbestand. Wissenschaftliche Diözesanbibliothek im Priesterseminar, Mainz) der Herzog August Bibliothek Wolfenbüttel, der Staatsbibliothek zu Berlin, der Bayerischen Staatsbibliothek München, der Staats- und Universitätsbibliothek Göttingen, der der Universitätsbibliothek Gießen und der Biblioteka Jagiellońska (Krakau) haben die historischen Studien ermöglicht.

Ohne die tätige Hilfe von Olaf Zenker, Wiebke Wiese, Swantje Köhnecke, Michael Przibilla, Kerstin Bertow und Maria M. Schnepp hätte der Band nicht entstehen können. Maria M. Schnepp danke ich außerdem für ihre sorgfältigen Korrekturen und für ihre Hilfe bei der Erstellung der Namenregisters.

Wilhelm Schernus hat den Band eingerichtet. Heiko Hartmann ist es zu verdanken, daß der Band in der vorliegenden Form erscheinen konnte.

London, im Februar 2002

Einleitung

„Entzauberung der Welt" – so lautet das Stichwort, mit dem Max Weber die Entwicklung der modernen Wissenschaften kennzeichnet.[1] Er zielt damit auf eine individualisierte Wahrnehmungsweise: darauf, daß der einzelne nunmehr glaube, die Welt durch „technische Mittel" und „Berechnung" erklären und beherrschen zu können.[2] Diese ganz und gar weltliche Auffassung von ‚Wissenschaft' und ‚Welt' entspringe, so Weber, dem „Zeitalter [...] der exakten Naturwissenschaften".[3] Paradoxerweise sahen die Vertreter dieser neuen wissenschaftlichen Orientierung in der Naturforschung jedoch zunächst ganz anderes, nämlich „den Weg zu Gott".[4] Erst im Fortgang des „Entzauberungsproze[sses]" sei dieser religiöse Anspruch „versunken";[5] ‚Wissenschaft' und ‚Welt' wurden säkularisiert. Auf diese Perspektive der Säkularisierungsthese, der Erklärung von Säkularisierung aus den ‚exakten Wissenschaften',[6] beziehen sich die Untersuchungen der ersten beiden Bände, während der dritte Band der Vorgeschichte der Säkularisierung nachgeht.

Sie gehen davon aus, daß die Annahme einer von der frühneuzeitlichen Naturforschung freigesetzten ‚Ratio' heute nicht mehr gelten kann: ‚Naturforschung' und ‚Weltwahrnehmung' wurden nicht ohne weiteres und ohne Rücksicht auf metaphysische Bedürfnisse ‚verweltlicht'. Säkularisierung vollzog sich gerade hier zumeist im „Modus der Übersetzung".[7] Schon aus zahlreichen historischen Untersuchungen über die ‚dunklen Seiten' der Aufklärung, über die ‚Pseudowissenschaften', über die Hermetik, über die religiösen und geheimen Überzeugungen der Naturforscher selbst erschließt sich ein reiches Bild frühneuzeitlicher Naturforschung, das der Einschätzung eines konsequenten Rationalismus nicht entspricht. Darüber hinaus gibt die Kritik am Begriff der Säkularisierung dem Bild von der frühneuzeitlichen Naturforschung einen flexiblen Rahmen: Säkularisierung wird nunmehr durch zahlreiche einschränkende, bereichsspezifische und relativierende Konzepte (Entchristlichung, Entkirchlichung, Enttheologisierung, Entsakralisierung, Christianisierung, Theologisierung, Sakralisierung usf.) neu bestimmt. Auf diese Weise bleibt der Begriff der Säkularisierung – und mit ihm auch Webers Darstellung – in modifizierter Form der zentrale Ansatz- und Bezugspunkt historischer Forschung.

Beispielhaft zeigt dies Jan Assmann in *Herrschaft und Heil. Politische Theologie in Altägypten, Israel und Europa* (2000), obwohl er im Prinzip anderes beabsichtigt. Er wendet sein Verständnis von Säkularisierung polemisch gegen Carl Schmitt, und zwar mit dem Ziel, für die frühe „Politische Theologie" einen entgegengesetzten Prozeß, eine „Theologisierung" aufzuweisen:

> Es soll gezeigt werden, daß der Prozeß der Säkularisierung auch eine Gegenrichtung hat. Diesen Prozeß nenne ich ‚Theologisierung' und möchte ihn anhand des Theologischwerdens zentraler politischer Begriffe nachweisen, genauso wie Carl Schmitt den Prozeß der Säkularisierung anhand des Politischwerdens zentraler theologischer Begriffe nachweisen wollte. Das Schmittsche Projekt der Politischen Theologie könnte man auch so überschreiben: ‚Die Geburt des Politischen – oder besser: des Staatsrechts – aus dem Geist der Theologie'. Ich werde den Spieß umdrehen und von der ‚Geburt der Religion aus dem Geist des Politischen' handeln.
>
> Für Schmitt schwang im Begriff ‚Säkularisierung' immer der Vorwurf illegitimer Selbstermächtigung mit. Die neuzeitliche ‚Umbesetzung' ursprünglich theologischer Begriffe durch rein politisch-diesseitige Bedeutungsgehalte galt ihm als Fehlentwicklung.[8]

Assmann will die These Schmitts nicht „einfach" umkehren, sondern sie um ihre „Vorgeschichte" erweitern.[9] Während Assmann zeigt, wie Politisches in Altägypten, Israel und Europa durch ‚Theologie' überformt wird,[10] spricht Schmitt davon, daß sich die Idee des modernen Rechtsstaates mit dem Deismus durchgesetzt habe: mit einer Theologie (verstanden als Metaphysik), die nicht nur das Wunder, sondern auch die Annahme von plötzlichen – dem Wunder analogen – Eingriffen des Souveräns in die geltende Rechtsordnung aus der Welt verwiesen habe.[11] Hier klingt an, was

Hans Blumenberg – und mit ihm Assmann – als „Vorwurf" von Schmitt an ‚die Säkularisierung' deutet:[12] Nach Blumenberg und Assmann bezieht die Neuzeit ihre Legitimität aus sich selbst und darf nicht an den vermeintlichen Traditionen des christlichen Abendlandes gemessen werden.[13] Assmann verlegt den Beginn von Szenarien der Säkularisierung und Theologisieren in diesem Sinne weit nach vorn in die okzidentale Kulturgeschichte.

Die ideologischen Aspekte, von denen die Kontroversen über Schmitt und Blumenberg belastet sind, wollen wir im folgenden ausblenden. Denn mit dem Begriff der Säkularisierung gibt die Denkgeschichte unseres Erachtens einen entwicklungsbezogenen Rahmen vor, der im Blick auf die Geschichte von ‚Wissen' und ‚Wissenschaft' seit der Frühen Neuzeit noch immer zutrifft. Er läßt sich zwar – so unsere These – kulturhistorisch in einzelne ‚Geschichten' auflösen, bedarf aber eines ersten (synchronen) Schnittes, um auf (diachrone) Entwicklungen schließen zu können – was jedoch nicht bedeutet, daß dieser Schnitt ‚die religiöse' Geschichte ein für allemal von einer weltlichen Geschichte trennte. Vielmehr muß immer wieder neu begründet werden, warum ein bestimmter Schnitt angebracht wird. Hier soll es darum gehen, den entwicklungsbezogenen Rahmen der Leitkategorie zu wahren, sie darüber hinaus auf kleinteilige, kurzzeitige und regionale Entwicklungen zu beziehen, ihren heuristischen Wert am Beispiel von Einzeltext-Interpretationen zu prüfen – und zwar indem das relativierende, doch oft nicht trennscharfe Vokabular kulturgeschichtlicher, soziologischer und anderer Ansätze genutzt wird, um die Kategorie anzureichern und der historischen Wirklichkeit ‚anzunähern'.

Säkularisierung bestimmen wir – mit Hartmut Lehmann – in einem weiten und in einem engen Sinne. In einem engen Sinne verstehen wir darunter die „Abkehr von christlichen Glaubensinhalten und Glaubenspraktiken".[14] In einem weiten Sinne betrachten wir Säkularisierung als „Verwandlung des Religiösen im Prozeß der gesellschaftlichen Modernisierung [...], bis hin zum Absterben von organisierter Religiosität überhaupt".[15] Beide Begriffe von Säkularisierung kommen in den einzelnen Untersuchungen

der ersten beiden Bände in unterschiedlichen Hinsichten zur
Sprache, und zwar schon deshalb, weil die Leitkategorie zugunsten der jeweiligen untersuchungsleitenden Perspektiven (im Sinne von mikrologischen Studien) zunächst zurückgestellt wird, um
sie am ‚Material‘ zu erproben,[16] um sie induktiv zu bestimmen,
um Verbindungslinien zu anderen Texten, Autoren und Wissens-
beständen zu ziehen, die das Verhältnis von Naturforschung, Religion und ‚schöner Literatur‘ betreffen.

Für die weitere ‚Arbeit am Begriff‘ der Säkularisierung und
für das Beispiel der Medizinethik lassen sich zwei Bibliographien
(Stichworte ‚Säkularisierung‘ und ‚Medizinethik‘) als Service-
leistung auf der Homepage von Friedrich Vollhardt über das Internet
abrufen (www.uni-giessen.de/~g91022/saekul_start.htm). [17]

Im hier vorgelegten ersten Band stellt Sandra Pott heraus, daß
Säkularisierung als eine prozeßorientierte heuristische Kategorie
für die Analyse begrifflicher Konstrukte oder denkgeschichtlicher
Konstellationen   eingesetzt   werden   kann.   Für   Prozeß-
Beschreibungen wird Säkularisierung in unterschiedlichen Kon-
texten, mit unterschiedlichen Einschließungen und Ausschließun-
gen von Gegen- und Unterbegriffen gebraucht. Für die Analyse
von Texten und Textkomplexen kann der Begriff mit dem angesprochenen heuristischen Ziel eingesetzt werden – nämlich wenn
es um Kontextbezüge und Textvergleiche geht, die für weiterrei-
chende Transformationen als bedeutsam angesehen werden (auch
für solche, die sich zunächst nicht der Prozeßbeschreibung ‚Säkularisierung‘ zuordnen lassen. Dadurch wird die Möglichkeit eröffnet, die Reichweite und Trennschärfe von Säkularisierung zum
einen als Prozeßkategorie, zum anderen als Interpretationskategorie bedenken zu können.

Macht man diese Überlegungen historisch fruchtbar, so lassen
sich vier Typen von Säkularisierung beschreiben:

(1) Der additive Typus: An nicht-säkularisierte Aspekte werden
Problemstellungen/Fragen,   Begründungstheorien,   Denkmuster,
Argumentationsstile, Antworten, Akzeptanzkriterien und/oder an
nicht-säkularisiertes (Kontext-)Wissen wird Wissen angeschlos-

sen, das durch Verfahren gewonnen ist, die in ex-post-Sicht typisch für säkularisierte Konstellationen sind (an *A* wird *B* angeschlossen).

(2) Der transformative Typus: Die Substanz von Problemstellungen/Fragen, der Begründungstheorie, des (Kontext-)Wissens, eines Denkmusters, eines Argumentationsstils, eines Akzeptanzkriteriums und/oder einer Antwort wird verändert (aus *A* wird *A1*).

(3) Der evolutionäre Typus: Die Substanz von Problemstellungen/Fragen, der Begründungstheorie, des (Kontext-)Wissens, eines Denkmusters, eines Argumentationsstils, eines Akzeptanzkriteriums und/oder einer Antwort wird so sehr verändert, daß sie nicht mehr erkennbar ist und – möglicherweise – ausdrücklich verabschiedet wird (aus *A* wird *B*).

(4) Der revolutionäre Typus: Problemstellungen/Fragen, die Begründungstheorie, das (Kontext-)Wissen, ein Denkmuster, ein Argumentationsstil, ein Akzeptanzkriterium und/oder eine Antwort werden durch eine/einen anderen ersetzt (an die Stelle von *A* tritt *B*).

(3) und (4) gehören im Prinzip zu demselben Typus. Sie unterscheiden sich aber durch die Art und Weise, wie sie *A* zu *B* umformen: Im Falle von (3) handelt es sich möglicherweise um einen schleichenden Prozeß, der erst ex post deutlich wird, im Falle von (4) hingegen um eine bewußte Handlung. Hier wird Neues, nämlich Weltliches angekündigt.

Mit Hilfe dieser vier Typen lassen sich nicht nur diachrone, sondern auch synchrone Konstellationen beschreiben, wie schon der Hinweis auf verschiedene Teilbereiche der ‚Wissensproduktion‘ und der ‚Wissensartikulation‘ zeigt.[18] Für die sieben angesprochenen Aspekte der Problemstellungen/Fragen, der Begründungstheorien, des (Kontext-)Wissens, der Denkmuster, der Argumentationsstile, der Akzeptanzkriterien und Antworten ist denkbar, daß Säkularisierungsvorgänge zeitgleich und in unterschiedlicher Weise greifen. Durch die Kombinationen von verschiedenen Typen der Säkularisierung ließen sich immerhin 7 hoch 4 (= 2401) Typen von Säkularisierungsprozessen bestimmen. Darüber hinaus wäre ein einzelner Säkularisierungsprozeß erst dann vollständig abgeschlossen, wenn für alle Teilbereiche der ‚Wissensprodukti-on‘ und ‚Wissensartikulation‘ entweder der evolutionäre oder der revolutionäre Typus gilt. Freilich nehmen wir – nicht allein auf-grund der hohen Zahl kombinatorischer Artefakte – davon Ab-stand, alle diese Erscheinungsformen abgeschlossener und nicht-abgeschlossener Säkularisierungen idealtypisch vorzuführen. Vielmehr geht es in den Beiträgen der ersten beiden Bände dar-um, einzelne Typen und Kombinationen aus dem historischen Beispiel zu entwickeln.

Weil es keine verbindlichen historischen Quellen gibt, um Säkularisierung festzustellen, können die Untersuchungsbereiche frei gewählt werden: Diskussionen über eine Säkularisierung des Weltbildes durch Wissenschaft beziehen sich in aller Regel auf die großen Linien einer ‚scientific revolution‘, wie sie – so scheint es – von Galilei, Newton und anderen zwischen Florenz, London, Amsterdam und Paris in Gang gesetzt wurde. Die deut-sche ‚Wissenschaftsprovinz‘ wird dabei gewöhnlich als rezeptiv, nicht aber als produktiv geschildert. Zwar können die vorliegen-den Untersuchungen nicht alle methodologischen und histori-schen Desiderate einlösen, die diese ‚Wissenschaftsprovinz‘ – auch unabhängig von der Vermutung revolutionärer Umtriebe – betreffen. Aber sie sollen helfen, diese darzustellen und weitere Studien anzuregen, um den Blick auf ein traditionsreiches und zentrales, doch erstaunlich wenig erschlossenes Thema zu eröff-nen.[19]

In den Untersuchungen der ersten beiden Bände werden Kon-stellationen und Entwicklungen in den Wissenschaften im weite-sten Sinn erörtert: über populärwissenschaftliche Publikationen der Frühen Neuzeit bis hin zu den wissensgesättigten poetischen Texten der ersten Hälfte des 19. Jahrhunderts. Hierbei interessiert

vor allem, wie sich Wissenschaft ‚auf Welt' einläßt, wie sich die
Erkundungs- und Ordnungsleistungen der Ratio nicht nur dem
Transzendentalen und den Ideenkomplexen (als Grundlegungen
für die Erscheinungsformen von ‚Welt') zuwenden, sondern auch
dem Anderen und Uneigentlichen (der Repräsentanz von ‚Welt'
im Sinnlichen), um es in seiner ‚Rationalität' zu erfassen.[20]

Im ersten Teilband widmet sich Sandra Pott der Medizin, der
Medizinethik und der ‚schönen Literatur'; der Bogen spannt sich
von medizinethischen Traktaten des frühen 17. bis zu Mediziner-
romanen des frühen 19. Jahrhunderts. Im ersten Kapitel geht es
um das Argumentationsmuster des ‚einfachen Christentums', das
nicht nur der Legitimation eines medizinischen Ansatzes dient,
sondern auch eine Glaubensüberzeugung der aufgeklärten und
naturforschenden ‚res publica litteraria' um den Hallenser Mediziner Friedrich Hoffmann darstellt. Hoffmann emanzipiert sich
von ‚der Theologie', bemüht sich, medizinethische Denkmuster
zu entkonfessionalisieren, leistet einer Säkularisierung des Denkens aber nur mittelbar Vorschub: Mechanistische Denkmuster
können an religiöse angeschlossen werden; Tendenzen zu einer
Säkularisierung der Medizinethik lassen sich hier im Blick auf
den additiven Typus der Säkularisierung beschreiben. Anders
verhält es sich mit Albrecht von Haller, dem Berner und Göttinger Mediziner-Dichter. Er stützt sich auf ein ganz anderes, Medizin und medizinische Ethik verweltlichendes Denk- und Argumentationsmuster: auf den ‚methodologischen Atheismus', der
sich in seinen religiösen und literarischen Schriften jedoch nicht
niederschlägt. Im Gegenteil: Hier verteidigt Haller die Offenbarungsreligion gegen die ‚philosophes', gegen jene Denker, die am
christlichen Gott zweifeln. Läßt sich für Haller also zum einen
von einer (Re-)Christianisierung des Denkens sprechen, so trägt
zum anderen der ‚methodologische Atheismus' im Sinne der Säkularisierung sowohl additive als auch transformative und evolutionäre Züge. Weil Gott die Naturforschung nach wie vor legiti-
miert, können im Prinzip alle Wissensbereiche der Medizin säkularisiert werden.

In der ‚schönen Literatur' des ausgehenden 18. und beginnenden 19. Jahrhunderts hingegen werden solche Entwicklungen kritisch aufgenommen. Jean Paul greift Ideen und Wissenbestände des 18. Jahrhunderts auf und führt im Blick auf die Medizin dieses Jahrhunderts Typen der Säkularisierung vor, ohne seine Texte zu säkularisieren. Für Johann Wolfgang von Goethes *Wilhelm Meisters Wanderjahre* hingegen läßt sich zeigen, daß innerweltliche, daß ethische und pantheistische Überlegungen das Handeln in einer ‚weltlichen Welt' anleiten. Zugleich wird aber gerade im Blick auf dieses Beispiel deutlich, daß der noch für Haller so wichtige christliche Gott für die Legitimation der Naturforschung entfällt, daß er durch einen *Gott* ersetzt wird, auf den keine Kirche mehr Anspruch erheben kann.

Im Gang durch die Untersuchungen zu Haller, Jean Paul und Goethe wird dargestellt, wie ein kontinuierlicher, personell und regional jedoch immer wieder unterbrochener und je anders angelegter Prozeß der Säkularisierung sich zunächst in den verschiedenen Wissensbereichen und schließlich auch auf der Ebene der Legitimation von Naturforschung vollzieht. Im Ergebnis erscheint der Prozeß der Säkularisierung als weniger enschieden – zumindest verglichen mit Webers Darstellung. Gleichwohl lassen sich Prozesse der ‚Entzauberung' beschreiben, ihnen stehen aber auch solche der ‚Wiederverzauberung' entgegen.

Der zweite Band dokumentiert die Referate und Diskussionen des Rundgesprächs „Säkularisierung der Wissenschaft(en). Naturforschung, Religion und Literatur in der Frühen Neuzeit" (Gießen 19.–21. April 2001). Sie setzen bei der disziplinären Zuständigkeit für die Fundierungen des Denkens ein: bei Theologie und Philosophie. Von dort her kommend, richtet sich die Aufmerksamkeit dann verstärkt auf die Bezugsbereiche des Denkens, auf die Natur und auf den Menschen – nicht nur in seiner Leiblichkeit, sondern auf den ‚ganzen Menschen' als Objekt einer ‚verweltlichten' Menschenlehre im Sinne der ‚modernen' Anthropologie. Diese schlägt sich ganz wesentlich in der ‚schönen Literatur' nieder – als der Sphäre, in der Denken und Wissen durch die besonderen Leistungen der Sprache als sinnlich erscheinen.

Der dritte Band untersucht Vorformen der Säkularisierung und die epistemischen Situationen, in denen sie stattfinden, am Beispiel des Lesens im ‚liber naturalis‘ und ‚supernaturalis‘.

Zusammengenommen erörtern die drei Bände die Kategorie der Säkularisierung nicht nur theoretisch, sondern setzten sich gerade auch am historischen Beispiel kritisch mit ihr auseinander – und erklären ihren Nutzen. Das historische Vorgehen erhält dabei ein besonderes Gewicht. Läßt sich die Kategorie für die Analyse des historischen Materials anwenden, so gilt sie als tauglich. Im anderen Fall wird nach Ersatzbegriffen gesucht, die bestimmte Aspekte im Verständnis von Säkularisierung zu erhalten erlauben. Doch gilt: Nicht für alle Beispiele trägt die Leitkategorie oder die an sie angelehnten Ersatzbegriffe. Während er für die Beispiele des apologetischen Denken, der Hermeneutik, der Seelenlehre, der Medizinethik und der ‚schönen Literatur‘ des frühen 19. Jahrhunderts überzeugen kann, führen die Beispiele aus der juristischen Diskussion, aus der frühneuzeitlichen Anthropologie und aus der ‚Heiligen Poesie‘ zu unterschiedlich angelegten Kritiken der Kategorie. Allerdings geht es dabei nurmehr um graduelle Einschränkungen und Verschiebungen. Die Entscheidung, ob der Begriff zutrifft, fällt aber für all diese Beispiele im Blick auf zwei Kriterien: Wir wollen die heuristischen Vorgaben der Leitkategorie Säkularisierung erproben, ohne das ‚principle of charity‘ zu verletzen, das im Umgang mit historischen Texten besonders dann Vorsicht gebietet, wenn eine so komplexe und voraussetzungsreiche Kategorie wie diejenige der Säkularisierung auf ein umfangreiches und heterogenes Korpus von historischen Texten aus sehr unterschiedlichen Gegenstandsbereichen angewendet werden soll.

I. ‚Säkularisierung' als Interpretations- und Prozeßkategorie

Vielfach wird der Begriff der Säkularisierung, wie er seit dem 19. Jahrhundert auf denkgeschichtliche Vorgänge angewandt wird,[1] als zu ungenau für den historiographischen Gebrauch kritisiert.[2] Auf terminologische Unschärfen wird hingewiesen; der Begriff werde als bloßes ‚catchword' angeführt und zudem durch ein je verschiedenes nationalsprachliches Vokabular neu bestimmt.[3] Im Ergebnis könne man sich nicht darüber verständigen, was unter den Begriff fallen soll, und in der Tat liegt kein musterhafter Gebrauch des Begriffs der Säkularisierung vor. Zwar behalten die Kritiker des Begriffs der Säkularisierung in vielerlei Hinsicht Recht. Ihre Kritik läßt sich sogar um ein weiteres Argument gegen den Gebrauch des Begriffs ergänzen: Manche geistesgeschichtliche Darstellung kommt bezeichnenderweise ganz ohne den Begriff der Säkularisierung aus.[4] Aber mit diesen Argumenten tritt in den Hintergrund, was der Begriff in traditionellen Geistesgeschichten ermöglicht und was die Geistesgeschichte umgekehrt für den Begriff leistet. Sie hält nämlich auch komplexe Erklärungen und Anwendungen desselben bereit, die sich allerdings nicht zu einem Stichwort vereindeutigen lassen. Ich will nur vier Erklärungen und Anwendungen in Erinnerung rufen.

(1) Der Begriff der Säkularisierung ist seiner Herkunft nach ein Theologumenon, wie es Hans Blumenberg beschreibt.[5] Er entstammt der Kirchengeschichte des 19. Jahrhunderts. Für diese ist ein vielschichtiger, umsichtiger, aber ‚tendenziöser' Gebrauch des Begriffs charakteristisch. Beispielsweise verwendet ihn Franz Overbeck – vorgeblich erstmals –, und zwar in seinem Beitrag *Ueber das Verhältniss der alten Kirche zur Sclaverei im römi-*

schen Reiche (1875).[6] Er handelt darin über die Befähigung von Sklaven zu Priesterwürden. Die Kirche bezweifelte diese Befähigung an sich nicht, setzte ihr aber eine rechtliche Grenze: In den „Heerdienst Gottes" konnte nur eintreten, wer anderen gegenüber frei war.[7] Um dies zu veranschaulichen zieht Overbeck einen Streit heran, in dem es um einen Verstoß gegen dieses Gesetz ging. So berichtet er von einer Patrizierin namens Simplicia, die sich bei Basilius von Caesarea darüber beklagte, daß er ihren Hausverwalter zum Bischof ernannt habe. Basilius verteidigte sein Handeln; Simplicia beschwerte sich nach dessen Tod bei Gregor von Nazianz. Overbeck kommentiert:

> Dieser [gemeint ist Gregor von Nazianz] erkennt nun das Recht der Simplicia an, sucht sie aber mit vermittelnden Vorschlägen zu beschwichtigen, beiläufig gesagt mit klugen Worten, welche in der Art, wie sie sich zwischen den Ansprüchen der Kirche, der Würde des verstorbenen Amtsgenossen und dem unzweifelhaften Recht der Klägerin hindurch winden, gleich schonend für dieses Alles, nicht ohne den widrigen Beigeschmack der Schlauheit sind, welche die *Verweltlichung der Kirche* und die hierdurch geschaffenen Wirren leider überhaupt erzeugt haben.[8]

Overbeck geißelt die „Verweltlichung der Kirche" und auch die „Unchristlichkeit der Theologie" selbst; er zeigt darüber hinaus, wie sich ein aufgeklärtes menschliches Zusammenleben ohne die Schützenhilfe christlicher Moral entwickeln konnte.[9]

(2) Im apologetischen Schrifttum Frankreichs findet sich jene Position, die Overbeck nicht zuletzt in seiner Abhandlung über die Sklaverei kritisiert. In den angesprochenen apologetischen Schriften jedenfalls wird mit dem Begriff der Säkularisierung ein Telos des Christentums bezeichnet. Overbeck wendet sich (für die alte Kirche) vehement gegen solche „unglaublich[en]" Auffassungen, wie er sie vor allem in Chateaubriands *Génie du christianisme* (1797) entdeckt:[10] Denn der überzeugte Katholik Chateaubriand interpretiert die Abschaffung der Sklaverei als Wohltat des Christentums,[11] als Befreiung des Leibes, die mit der Befreiung der Seele einhergehe, kurz: als „irdische Verwirklichung" christlicher Überzeugungen.[12] Overbeck hält diese Auffassung für

„naiv[]",[13] weil Kirche und Theologie nicht dazu beigetragen haben, die Sklaverei abzuschaffen.[14]

Die Geschichtsphilosophie und die frühe Soziologie teilen die Annahme eines christlichen Telos mit Chateaubriand, schränken sie allerdings auf den Protestantismus ein. Denn Hegel stellt ein solches Telos später für Luthers Auffassung fest, daß „die ewige Bestimmung des Menschen [...] in ihm selber vorgehen [müsse]" und bloß ihrem Inhalt nach geoffenbart werde.[15] In diesem Zug lutherischen Denkens sieht er die „Weltlichkeit" desselben.[16] Max Weber spricht in diesem Sinne davon, daß sich die puritanische Religion aus ihrer eigenen Forderung nach innerweltlicher Wirkung selbst auflöse. Letzte Konsequenz dieser Forderung sei, daß die Religion – der von ihm beobachteten amerikanischen Kirchen – ganz in einer innerweltlichen Moral aufgehe:[17]

> Ob Freimaurer, ob Christian Science, ob Adventist, Quäker oder was immer, war einerlei. Wenn nur das Entscheidende vorlag: die Aufnahme [in die Kirche] nur durch ,ballot' nach vorheriger *Prüfung* und ethischer *Bewährung* im Sinne jener Tugenden, welche die innerweltliche Askese des Protestantismus, also: die alte puritanische Tradition, prämiierte, dann war die gleiche Wirkung [gemeint ist die Abnahme der Kirchlichkeit] zu beobachten. Näheres Zusehen ergab dann das stetige Fortschreiten jenes charakteristischen *,Säkularisations-Prozesses'*, dem solche aus religiösen Konzeptionen geborene Erscheinungen in moderner Zeit überall verfallen.[18]

Weber analysiert einen Prozeß, den er ausdrücklich „Säkularisation" nennt. Verursacht sei dieser Prozeß durch eine „religiöse[] Konzeption[]", nämlich durch die als „innerweltliche Askese" ausgewiesene.[19] Die Denker und Träger einer solchen Konzeption hätten die beobachteten, die von dieser Konzeption hervorgerufenen Wirkungen allerdings nicht beabsichtigt – im Gegenteil: Sie zielten (wie Luther) auf die Reinheit der christlichen Lehre, auf die Wiederentdeckung von Gottes Wort in der Schrift und auf die Abgrenzung gegen einen als dekadent empfundenen katholischen Klerus. Der angesprochenen Konzeption habe dennoch das beschriebene Telos innegewohnt, das Weber von seinen Wirkungen her betrachtet.

(3) Eine dritte Position im Umgang mit dem Begriff der Säkularisierung läßt sich der schon angesprochenen Kritik desselben durch Blumenberg entnehmen.[20] Blumenberg bestimmt ihn

> [...] nicht als *Umsetzung* authentisch theologischer Gehalte in ihre säkulare Selbstentfremdung, sondern als *Umbesetzung* vakant gewordener Positionen von Antworten [...], deren zugehörige Fragen nicht eliminiert werden konnten.[21]

Unter systematischem Aspekt wendet sich Blumenberg in erster Linie gegen das Denkmuster der (strukturellen) Analogie, das er Carl Schmitts Begriff der Säkularisierung zuschreibt:

> Analogien sind eben gerade keine Umwandlungen. Wäre jeder metaphorische Rückgriff in den dynamistischen Sprachschatz der Theologie ,Säkularisierung' im Sinne einer Transformation, dann ständen wir alsbald vor einer Masse von Säkularisaten, die den Titel ,Romantik' tragen müßte.[22]

An anderer Stelle kritisiert Blumenberg Schmitts Formulierung, es bestehe eine „systematische Struktur-Verwandtschaft von theologischen und juristischen Begriffen":[23]

> Diese Formulierung reduziert das Säkularisierungstheorem auf den Begriff der strukturellen Analogie; sie läßt etwas sichtbar werden – und ist insofern keineswegs wertlos –, impliziert aber keine Behauptung mehr über die Herkunft der einen Struktur aus der anderen oder beider aus einer gemeinsamen Vorform.

Mit dieser Kritik trifft Hans Blumenberg, was für die Verwendung des Säkularisierungs-Begriffs problematisch ist. Doch greift er auch solche Auffassungen von ,Säkularisierung' an, die nicht nur von Analogien ausgehen, sondern „Herkunft" oder „Vorform" im Sinne der Säkularisierungsthese belegen können.[24] Gemeint sind die Darstellungen von Weber sowie Karl Löwiths Untersuchung der Fortschrittsidee, auf die ich hier aber nicht eigens zu sprechen kommen will.[25]

(4) Demgegenüber will ich eine vierte Erklärung des Säkularisierungs-Begriffs herausstellen. Ernst-Wolfgang Böckenförde betont, daß auch die von Blumenberg beschriebenen „*Umbesetzung[en]*" nicht auf eine Beseitigung des Glaubens zielen. Vielmehr weist Böckenförde auf die säkularisierenden Wirkungen solcher Bemühungen hin, die dem Christentum wohlwollend gegenüberstehen.[26] Danach ist – mit Weber – zu fragen, wie es zu einer Entwicklung kommen konnte, die nicht beabsichtigt war. Als historisches Beispiel läßt sich dazu anführen, was Panajotis Kondylis für den Atheismus beobachtet:

Eine überzeugende Erörterung der Theologie (im weiten Sinne der Rede von bzw. der Kontroverse über Gott) im Zeitalter der Aufklärung muß die wenigstens prima facie paradoxe Tatsache erklären können, daß, obwohl die Atheisten eine kleine Minderheit bilden und von der großen Mehrzahl der Aufklärer sogar unter Beschuß genommen werden, sich doch als Gesamtergebnis der geistigen Gärung eine erhebliche Schwächung der Position Gottes ergibt, in der sich bereits seine bevorstehende Entthronung bzw. Tötung ankündigt (die geistesgeschichtliche Entwicklung ging allerdings dabei mit der sozialgeschichtlichen Hand in Hand). Nur so gestellt läßt sich diese Frage fruchtbar anpacken. Die nicht seltene Verlegenheit in bezug auf sie entspringt allerdings objektiv der Paradoxie der Situation, die man – oft aus polemischen Rücksichten – eher zu umgehen als zu erklären versucht, indem man entweder den Einfluß der Atheisten überwertet (vor allem die Marxisten folgen in dieser Lagebeurteilung den konservativen Theologen des 18. Jahrhunderts sowie einigen modernen Nostalgikern der verlorenen „Einheit des christlichen Europa") oder aber auf die noch immer große, ja in vielen Bereichen praktisch maßgebliche Wirkung christlichen Gedankengutes auf die Menschen des 18. Jahrhunderts und nicht zuletzt auf die Vertreter der normativistischen Aufklärung selbst hinweist. Ersteres ist falsch, letzteres wiederum, obwohl in wesentlichen Punkten richtig, kann dennoch einige spezifische Züge jener für spätere Kulturentwicklung in Europa und der Welt maßgeblichen Bewegungen kaum begreiflich machen. Wir wollen hier differenzierter vorgehen, indem wir nicht das Selbstverständnis oder die Selbstdarstellung der Akteure der Geistesgeschichte, die übrigens mit ihnen zu sterben pflegen, sondern vielmehr Struktur und Funktion der von ihnen verwendeten Begriffe, in denen eigentlich die logische Ursache langfristiger Vorgänge angelegt ist, in den Mittelpunkt unserer Aufmerksamkeit stellen.[27]

Kondylis gilt die Säkularisierung als eigentümliches Ergebnis
einer „geistigen Gärung", an der die Atheisten aber nur als eine
Minderheit mitwirkten. Die Mehrheit aber akzeptierte ihre Ansichten nicht. Im folgenden will ich dieses Beipsiel mit der Erklärung Böckenfördes verbinden, um – mit Kondylis – nach den
strukturellen und ‚funktionalen' Ursachen für den so schwer erklärbaren und scheinbar widersprüchlichen Prozeß der Säkularisierung zu fahnden.

In den historischen Studien soll in diesem Sinne gezeigt werden, wie es aus der christlichen Absicht, den ‚wahren Glauben'
und die ‚wahre Wissenschaft' zu retten, zu Phänomenen kommt,
die später als Säkularisierung wahrgenommen werden, obwohl
sie – in der Eigenperspektive der Zeitgenossen – bestimmte Bereiche (re-)christianisieren sollten. Dem historischen Material
lassen sich Aussagen über Intentionen und Effekte entnehmen,
die diese Doppelperspektive auf die christianisierende Absicht
einerseits und auf die säkularisierende Wirkung andererseits stützen. Dabei muß die Frage, ob solche Entwicklungen als Telos im
Protestantismus angelegt sind, offen bleiben. Vielmehr wird ‚Säkularisierung' kausal erklärt, also für Fälle direkten, aber in erster
Linie indirekten genetischen Kontakts. Danach ist ein B in der
Eigenschaft x aus einem A entstanden. Es handelt sich um eine
asymmetrische und zeitlich verschobene Einflußbeziehung, denn
eine Rückwirkung von B auf A ist nicht möglich.[28] Relationen der
Bezugnahme und – die von Blumenberg bemängelten – Ähnlich-
keitsrelationen können aber ebenfalls hinsichtlich von ‚Säkularisierung' untersucht werden.[29] Das historische Material legt dies
nur zu oft nahe.[30]

Mit Weber kann und soll dieser Gebrauch des Begriffs der Säkularisierung und seiner Gegenbegriffe ‚wertneutral' bleiben.[31]
Ideologische Diskussionen werden vermieden.[32] Nachstehende
Forschungsdiskussion soll vielmehr auf die germanistische Literaturwissenschaft seit den sechziger Jahren begrenzt werden, die
im Blick auf bestimmte Textcorpora theoretisch elaborierte und –
unter normativem Aspekt betrachtet – ‚nüchterne' Debatten über
die Verwendung des Begriffs der Säkularisierung führt. An diese

läßt sich kritisch, aber mit Gewinn anknüpfen. Eine knappe Bestandsaufnahme soll helfen, die Diskussion und die Muster der literaturwissenschaftlichen Argumentation zu überschauen. Der fachübergreifenden Methodenentwicklung folgend, lassen sich – nach der Vorgeschichte im neunzehnten und frühen zwanzigsten Jahrhundert[33] – drei Phasen der Diskussion unterscheiden: erstens die ideengeschichtliche Hauptphase in den fünfziger und sechziger Jahren, zweitens die sozialgeschichtliche Phase der siebziger und achtziger Jahren und zuletzt die Phase der inflationären Verwendung und der Kritik des Begriffs in den neunziger Jahren.

Von dem Begriff der Säkularisation versprach man sich zunächst eine methodologische Innovation, eine Hoffnung, die sich bald als problematisch erwies (1.). Am Beispiel von zwei literaturgeschichtlichen Interpretationen läßt sich zeigen, wo die Schwierigkeiten im Umgang mit dem Begriff liegen (2.). Aus diesen Schwierigkeiten werden Bedingungen für einen sinnvollen Gebrauch des Konzepts gewonnen. Es soll zum einen als Prozeßkategorie für eine dominante Entwicklung des Denkens, zum anderen als Interpretationskategorie bestimmt werden.[34] Derselbe Begriff dient also unterschiedlichen Verwendungszwecken: einmal wird er zur Interpretation von Einzeltexten genutzt; ein andermal soll er einen langfristigen und einen kausalen Prozeß bezeichnen. Dabei ist der Begriff der Säkularisierung schon deshalb problematisch, weil er – in einem weiten Sinne – bereits einen Prozeß bezeichnet. Denn säkularisiert kann nur sein, was zuvor christlich war. Es gilt, den jeweiligen historischen Kontext der zu interpretierenden Texte im Blick auf solche – umkehrbaren – (mikrologischen) Prozesse zu mustern. Insofern der Begriff als Interpretationskategorie und Prozeßkategorie (im engen Sinne) verstanden wird, sollen direkte und indirekte weltliche Effekte (re-)christianisierender Intentionen erfaßt werden. Diese Effekte lassen sich zusammengenommen als in der Denkgeschichte langfristig sich durchsetzender Säkularisierungsprozeß (in einem weiten Sinne) deuten. Mit Hilfe der Interpretationskategorie ‚Säkularisierung‘ lassen sich also ganz unterschiedliche Intentionen erschließen und in ihren Effekten – möglicherweise – für die Prozeßbeschreibung (im weiten Sinne) gewinnen.

Auf diese Weise sollen mit der Kategorie der Säkularisierung zwei verschiedene Phänomene (Effekte und Intentionen) erfaßt werden, die in der Historiographie aber mit Grund immer wieder vermischt werden. Sie zu trennen hieße, isolierte Einheiten zu betrachten, die nicht in übergreifende Zusammenhänge eingeordnet werden könnten: Fragen der Rezeption, der Wirkung und der Entwicklung wären ausgeschlossen. Als Prozeß- und Interpretationskategorie doppelt angelegt, soll der Begriff der Säkularisierung daher bloß als heuristische und in ihrer genauen Anlage offene Vorgabe für historische Studien über Konstellationen von Naturforschung, Religion und ,schöner Literatur' dienen. Dabei wird sich die Kategorie nur zu oft als ungenügend erweisen. Aus diesem Grund will ich sie um andere Beschreibungen ergänzen: um zeitgenössische Konzepte ebenso wie um die Begriffe der Emanzipation, der Funktionalisierung, der Christianisierung, der Entkonfessionalisierung usf.[35] Die Studien von Albrecht Schöne und die daran anknüpfenden Diskussionen belegen, wie hilfreich es ist, diese Konzepte unter dem Aspekt der Säkularisierung mitzudenken (3.).

1. Säkularisation und Säkularisierung in der Literaturwissenschaft

(1) Keine andere Studie ist für die literaturwissenschaftliche Diskussion über die Säkularisierungsthematik in den sechziger Jahren so zentral wie Albrecht Schönes Habilitationsschrift *Säkularisierung als sprachbildende Kraft* (1958).[36] Albrecht Schöne würdigt den Beitrag ,deutscher Pfarrersöhne' zur „Entwicklung des Deutschen als Literatursprache" und erklärt diese Entwicklung als literarische „Säkularisation" vormals religiöser Darstellungsformen. Schönes Verdienst besteht darüber hinaus darin, die geistesgeschichtlich informierte Literaturwissenschaft vor 1945 wiederzuentdecken und von dem Verdacht ideologischer Prägung zu

befreien. Während der Blick in Anbetracht von Schönes Thema noch in den sechziger Jahren gewöhnlich auf die Vererbungsforschung der dreißiger und vierziger Jahre fällt, die die „Prägung eines spezifischen, dichterisch-denkerischen Typus durch die ‚Zuchtwahl' der Pfarrerdynastien" erklärt,[37] kann Schöne an Herbert Schöfflers soziologisch inspirierte und daher bereits ideologisch unverdächtige Studie *Protestantismus und Literatur* (1922) anknüpfen.[38]

Schöffler versucht seinerseits, einen durch die Aufklärung verursachten Bruch mit dem Altluthertum nachzuweisen. Er soll sich insofern zeigen lassen, als daß die protestantischen Pfarrsöhne – anders als die Generation ihrer Väter – nicht mehr so sehr zur Theologie als vielmehr zur Literatur neigten. Schöne bemüht sich gegen Schöffler und hinsichtlich der konstant bleibenden Anzahl der geistlichen Dichter im 16., 17. und 18. Jahrhundert um einen Kontinuitätserweis für die lutherische Tradition.[39] Um die Kontinuität der lutherischen Sprachauffassung zu belegen, stellt Schöne die Unterschiede zwischen den Konfessionen heraus:[40] Für den Calvinismus treffe zu, daß sich die Berufswahl der Generationen unterschied, für das Luthertum allerdings nicht.[41]

Während der konfessionsgeschichtliche Aspekt in Schönes Darstellung einen wesentlichen Stellenwert erhält, da er die Studie in bedeutenden Aspekten rechtfertigt, ist er für die nächste Stufe der Diskussion des Säkularisations-Themas nicht entscheidend. Gemeint sind die Vorträge und Aussprachen im Verlauf der Tagung der deutschen Hochschulgermanisten vom 27. bis 31. Oktober 1963 unter der Leitung von Hugo Moser. „Säkularisation" gehört zu den drei Rahmenthemen der Tagung.[42] Zu den Vortragenden zählen für die mittelalterliche Literatur Helmut de Boor, für das 18. und 19. Jahrhundert August Langen und Wolfgang Binder.[43] Sie alle lassen sich von der Annahme leiten, daß sich die gerade erst beginnende Beschäftigung mit einem fachsprachlichen Terminus der Säkularisation für die Alt- wie für die Neugermanistik als ergiebig erweisen werde.[44] Bemerkenswert ist daran, daß dem Begriff eine Integrationsleistung für eine zunehmend diversifizierte Disziplin zugesprochen wird.[45] Wie und wodurch diese Integrationsleistung tatsächlich erzielt wird, soll im folgenden geprüft werden.

Hinsichtlich der Frage, wie das Phänomen der Säkularisation zu beurteilen sei, sind sich die Fachvertreter einig: „Das Entscheidende sei nicht eigentlich das Auseinanderfallen von Geistlichem und Weltlichem, sondern gerade die Berührungszone beider Gebiete."[46] Sprach- und literaturgeschichtlich müßten die Begriffe der Säkularisation und der Sakralisation auf einer Ebene betrachtet werden;[47] Ohly spricht in diesem Zusammenhang von einer „Gleichzeitigkeit mannigfaltiger Sichtweisen".[48] Einigkeit herrscht auch in bezug auf den Entlehnungsbereich der Terminologie stimmt man überein: Schöne, auf dessen Habilitationsschrift für die Entlehnung Bezug genommen wird, weist in der Erstauflage von *Säkularisation als sprachbildende Kraft* auf die aus seiner Sicht früheste Verwendung des ‚saecularisatio'-Begriffs in den *Acta Pacis Westphalicae* (1648) hin. Unter den Begriff falle zweierlei, so Schöne, nämlich zum einen die Auflösung geistlicher Institutionen und ihres Besitzes zugunsten der weltlichen Macht, zum anderen die Laisierung von Personen des Religionsstandes.[49] In der zweiten Auflage von *Säkularisation als sprachbildende Kraft* aus dem Jahr 1968 verändert Schöne diese Auffassung im Blick auf Hermann Lübbes ideenpolitische Studie *Säkularisierung* (1965) und nicht zuletzt im Blick auf Blumenbergs *Die Legitimität der Neuzeit* (1966).[50]

Die Frage nach dem Entlehnungsbereich zieht diejenige nach der Angemessenheit der Entlehnung nach sich. Schöne stellt sie bereits implizit – und beantwortet sie positiv, indem er die rechtliche und die von ihm selbst vorgeschlagene sprachtypologische Verwendung gleichsetzt:

> Der Sinn, in dem wir im folgenden von Säkularisation als einem sprachlichen Vorgang reden, knüpft an die Grundbedeutung des Wortes an und setzt sie gleichsam wieder in ihr altes Recht ein. Ganz entsprechend der Überführung etwa von Forsten und Landwirtschaften, die durch Klöster angelegt und kultiviert wurden, aus dem ursprünglichen geistlichen Besitz und Verband in weltliche Herrschaft und Nutznießung, werden hier sprachliche Formen und Strukturen, vorgebildete Begebenheiten, Verhaltenswei-

sen, Denkfiguren usf. aus dem religiösen Bereich, in dem sie geprägt wurden, herausgelöst und der ‚Herrschaft' weltlich-dichterischer Ordnungen und Gesetze unterworfen, fremden Absichten dienstbar gemacht.[51]

Schöne nutzt die zweite Auflage von *Säkularisation als sprachbildende Kraft* auch hier zur Korrektur und fügt vorsichtigere Formulierungen ein. Die weitgehende Gleichsetzung der Begriffe ‚saecularisatio' und ‚Säkularisation' gibt er auf:

> Der Sinn hingegen, in dem von Säkularisation als einem sprachlichen Vorgang im folgenden die Rede sein soll, lehnt an die ursprüngliche Bedeutung dieses Wortes sich an.[52]

Wie Schöne sprechen auch de Boor, Langen und Binder zunächst von einer „Übertragung" oder einer „Übernahme" des Begriffs aus einem nicht-literaturwissenschaftlichen Bereich und legen damit eine metaphorische Verwendung desselben nahe.[53] Alle drei führen aber unterschiedliche Verfahren vor, um diese Verwendung zu rechtfertigen. De Boor formuliert – vor Blumenberg:[54]

> Wenn wir ihn [den Begriff der ‚Säkularisation'] uneigentlich auf geistige und literarische Erscheinungen übertragen, müssen wir uns darüber verständigen, welchen Inhalt und vor allem, welche Begrenzung wir ihm geben. Und wenn wir diesen modernen Begriff auf das Mittelalter anwenden wollen, so haben wir zu fragen, mit welchem Recht wir es tun, ob wir überhaupt ein Recht dazu haben, und wie wir ihn hier definieren.[55]

De Boor beläßt es bei den Fragen nach den Bedingungen der Möglichkeit für einen metaphorischen Gebrauch des Begriffs. Durch den nachfolgenden Vortrag von Langen spitzt sich die Tagung hinsichtlich des Themas „Säkularisation" dramatisch zu. Denn Langen wendet sich gegen eine solche Definition des Begriffs „a priori" und entscheidet sich dafür, ihn erst ‚a posteriori' für den „jeweils zu behandelnden Stoff und seine[] besonderen Voraussetzungen" zu bestimmen.[56] Vermittelnd bemüht sich Binder um eine Synthese hinsichtlich der Verfahrensfragen: Er plädierte für einen „Mittelweg", der es erlauben solle, eine „Demonstration am Stoff" mit einer Kritik an dem Begriff zu verbinden.[57]

Mit der methodologischen Diskussion über den Begriff der Säkularisation ist das Reservoir für eine fachübergreifende Integration aber fast erschöpft: gemeinsam läßt sich im besten Fall über methodologische Chancen und Schwierigkeiten im Umgang mit dem Begriff handeln. Gleichwohl versucht man, auch in bezug auf die Corpuswahl und die Quelleninterpretation Verbindungen zwischen den historischen Teilbereichen zu stiften. Doch die Diskussion bleibt zunächst wieder auf methodologischer Ebene, denn Fragen der Corpuswahl und der Quelleninterpretation scheinen mit Schönes „Typologie der Säkularisationsformen" beantwortet. Diese erlaube es Schöne, einen weiten Bogen über die Literaturgeschichte zu spannen, der von Andreas Gryphius bis Gottfried Benn reiche.[58] Prinzipiell eigne sich das Verfahren, so Langen und Binder, für jede Individualstudie. Wie später gezeigt wird, bietet der sprachtypologische Ansatz aber nur wenige Kriterien für eine unter dem Aspekt der Säkularisation angemessene Quellenwahl.

Doch kann man sich auch über solche Quellen verständigen, für die eine Säkularisation unstrittig ist. Es handelt sich um solche Texte, für die ‚verweltlichende' Merkmale oder säkularisierende Absichten beschrieben werden können. Beides ist für das Epos des Mittelalters und für die Vernunftreligion der Aufklärung möglich. Aber auch Grenzfälle werden festgelegt. Für eine „geistliche Interpretation des Weltlichen" (Gryphius) könne noch nicht, für eine „weltliche Satire auf Geistliches" (Nietzsche) könne nicht mehr von ‚Säkularisationen' gesprochen werden.[59]

Darüber hinaus wird der Pietismus als Untersuchungsgebiet entdeckt. Erstaunlicherweise erfährt Gerhard Kaisers Dissertation *Pietismus und Patriotismus im literarischen Deutschland* (1960) im Verlauf der Tagung der deutschen Hochschulgermanisten aber keine Beachtung.[60] Im Vorwort zur zweiten Auflage von *Pietismus und Patriotismus im literarischen Deutschland* (1973) nimmt Kaiser seine Studie aber vor dem Hintergrund der Tagungsbeiträge neu wahr. Wie für Schöne erhält die Konfessionsgeschichte

für Kaiser ein erhebliches Gewicht. Sein Anliegen verteidigt er –
wie Schöne – mit Blick auf Blumenbergs Ansatz. Anders als
Schöne knüpft er an diesen unmittelbar an. Denn Blumenberg
nennt einen bestimmten Fall, für den die Beschreibung einer Säkularisierung trage, nämlich für:

> [...] die nicht nur bewußte, sondern auch bewußt provozierende, bewußt die
> Beziehung zum Sakralen suchende Aneignung sprachlicher Elemente reli-
> giöser Provenienz, also die Säkularisierung als Stilwille.[61]

Es geht um die Säkularisation als Intention, insofern weltliche
und religiöse Elemente – in diesem Fall der ‚Wortschatz des
deutschen Pietismus‘, um es mit Langen zu sagen – in ein komplexes Wechselspiel geraten.[62] Denn religiöse Elemente zu verweltlichen bedeutet auch, Weltliches in einen religiösen Zusammenhang zu stellen, es also vielmehr zu sakralisieren. Weltlichkeit also, das unbestrittene Kennzeichen der Neuzeit, muß nicht
aus einer Verweltlichung entstanden sein.[63]

Blickt man auf diese Überlegungen Kaisers beziehungsweise
Blumenbergs und auf die erste Phase der literaturwissenschaftlichen Diskussion des Begriffs der Säkularisation, so erweist sich
der heuristische Wert des Säkularisationsbegriffs für das
‚Geschäft‘ der Literaturgeschichte als erstaunlich gering: Ihm
sind nur ungefähre Maßgaben für die Quellenlektüre zu entnehmen. Das als vielversprechend angekündigte und mit viel Aufwand betriebene Vorhaben einer mit Hilfe der Rechtshistorie re-
konstruierten Kategorie ‚Säkularisation‘ scheitert schon im Verlauf der Tagung der deutschen Hochschulgermanisten im Jahr
1963. Weder setzt sich eine methodologisch abgesicherte Erklärung noch eine historisch genaue Anwendung des Begriffs durch.
Dennoch wird er bis heute in zahlreichen literaturwissenschaftlichen Veröffentlichungen verwendet. Er gilt als Bestandteil der
Fachsprache. Über den Stellenwert des Begriffs läßt sich demnach in fachgeschichtlicher ebenso wie in heuristischer Hinsicht
zwar streiten: Seine prinzipielle Sinnfälligkeit aber wird nicht
bestritten.

Dieser Umstand läßt sich auch positiv beschreiben und im Blick auf die Verwendung des Begriffs im Fach vor 1945 einordnen: die Verwendung des Begriffs der Säkularisation gilt der Germanistik der fünfziger und sechziger Jahre als innovativ, weil sie es erlauben soll, die Problemstellungen des Faches neu und mit einer Ausstrahlungskraft auf jeden Bereich desselben zu erfassen. Im Bemühen um eine solche Innovation wird nur ein Traditionsstrang für die germanistische Vorgeschichte im Umgang mit dem Begriff der Säkularisation beachtet, nämlich derjenige, der auf literatursoziologische Erhebungen zielt und sich auf den Entlehnungsbereich der Rechtsgeschichte bezieht. Benno von Wieses Beiträge werden hier zunächst nicht einbezogen, können aber als bekannt vorausgesetzt werden. In einem Aufsatz in der *Deutschen Vierteljahrsschrift für Literaturwissenschaft und Geistesgeschichte* aus dem Jahr 1934 versuchte von Wiese beispielsweise, „den Aufgabenkreis" für die Literaturwissenschaft hinsichtlich des 18. Jahrhunderts mit Hilfe des Begriffs der Säkularisation neu zu umreißen: Die Literaturwissenschaft solle ihre Untersuchung auf die „‚hinter' und ‚vor' den Ideen wirkenden Lebenssituationen und die damit ferner zu verbindende entwicklungsgeschichtliche Herleitung der Idee aus der Säkularisation überlieferter Theologie" erweitern.[64] Damit meint von Wiese zum einen die voraufklärerische Dogmatik, zum anderen die „gefühlsgeschichtlichen Voraussetzungen der Ideen", die in eine „Geschichte des Geniebegriffes" münden sollten.[65] Gegenüber der Philosophie, gegenüber einem Werk wie Ernst Cassirers *Die Philosophie der Aufklärung* (1932), begründe sich der Geltungsanspruch der Literaturwissenschaft, so von Wiese, in genau diesen beiden Aufgaben.[66]

Ansätze zur Erfüllung dieser Aufgaben sah er in Karl Aners *Die Theologie der Lessingzeit* (1929) und nicht zuletzt in seiner eigenen Studie über *Lessing* (1931). Von Wiese blickte dabei aber in erster Linie auf „die neue, spezifisch deutsche Synthese von Aufklärung und Christentum."[67] Deutlich stellt Ulrich Ruh heraus, daß ein solches Verständnis von ‚Säkularisation' nicht nur für die Erforschung der Aufklärung, sondern gerade auch für die Erforschung ihrer ‚irrationalen‘ Gegenströmungen genutzt wird: in erster Linie für die Untersuchung der ‚Empfindsamkeit‘.[68] Möglicherweise beteiligt sich von Wiese wegen dieses inhaltlichen Interesses im Rahmen des Germanistentages von 1963 nur an der Aussprache über die Vorträge von Langen und Binder. Doch tritt das historische Interesse, das von Wiese mit dem Begriff der Säkularisation verbindet, im Rahmen der Tagung überhaupt zugunsten des methodologischen zurück: Der neue Bezugsbereich der Rechtsgeschichte und die konfessionsgeschichtliche Orientierung werfen andere Fragen auf, als es von Wieses Bezugnahme auf die Theologie aus im Jahr 1934 nahelegte.

(2) Für die zweite Phase der Aufnahme der Kategorie ‚Säkularisation‘ – nunmehr verstanden als ‚Säkularisierungsprozeß‘ – lassen sich demgegenüber vielfältige Interessen beschreiben: wertungsbezogene wie wissenschaftshistoriographische, quellenbezogene wie methodologische. In Hans-Georg Kempers Habilitationsschrift *Gottebenbildlichkeit und Naturnachahmung im Säkularisierungsprozeß* (1981) kommen all diese Interessen zum Tragen;[69] sie dienen dem sozialgeschichtlichen Dialog von ‚Theologie‘ und ‚Literaturwissenschaft‘.[70] Dabei schätzt Kemper die Aufklärung zum einen positiv ein, nämlich als:

> Säkularisierungsprozeß im Sinne einer Befreiung von Religion als des Gefühls oder des Bewußtseins eines Bezugs zu einer dem einzelnen schlechthin überlegenen und dessen Freiheit mit Notwendigkeit bestimmenden numinosen Macht.[71]

„Emanzipatorische" Funktion übernehme in diesem Zusammenhang das Naturverständnis, wie Kemper im Anschluß an Robert Spaemann feststellt.[72] Thomas P. Saine zeige darüber hinaus, so Kemper, daß die deutsche Aufklärung diesen Emanzipationsprozeß nicht vollständig vollzogen habe. Saines Thesen müßten für die deutsche Literatur aber um die Annahme eines (typisch protestantischen) Bedürfnisses nach einer nicht-kirchlichen Religion, nach einem inneren Kult ergänzt werden.[73] Für das Problem der Naturnachahmung in Lyrik und Poetik, das Kemper am Beispiel von Barthold Heinrich Brockes' *Irdisches Vergnügen in Gott* und der Physikotheologie betrachtet, geht er davon aus, daß Brockes heftigen Auseinandersetzungen mit der Orthodoxie, mit den ,Rechtgläubigen' im lutherischen Hamburg, eine „weltanschauliche[]" Diskussion angemessen ist.[74] Kempers Brockes-Lektüre speist sich entsprechend aus solchen ,weltanschaulichen' Beständen der Aufklärungsforschung, die auf das Quellencorpus aber nicht nur abgebildet, sondern sozialgeschichtlich geprüft werden. Inwiefern Kemper diese Interpretationslinie beibehält und immer wieder erneuert, soll später gezeigt werden.

Mit seiner mehrbändigen Untersuchung *Deutsche Lyrik der frühen Neuzeit* (1987ff.) knüpft Kemper unmittelbar an seine Habilitationsschrift an.[75] In dem Nachfolgewerk steht weniger ein wertender Begriff der Säkularisierung im Vordergrund; vielmehr wird ,Säkularisierung' als „Grundlage der Periodisierung" für die Literatur der Frühen Neuzeit betrachtet.[76] Anders als noch in seiner Habilitationsschrift spricht Kemper nun von der Säkularisierung als einer „semantisch" nicht „feststehende[n]" Kategorie, die auf den realhistorischen Prozeß der Übernahme geistlicher Güter zurückgeführt werden könne.[77] Es gelte der jeweils in den Epochen und Glaubenszusammenhängen „fixierte[] Stand christlich-konfessioneller Verkündigung", wie er von den kirchlichen Repräsentanten und in „apologetisch-polemischen Abhandlungen" vertreten werde.[78]

Weil Kemper den Begriff nur aus dem jeweiligen historischen Kontext erklärt, läßt er sich sehr allgemein und für ganz unterschiedliche Sachverhalte anwenden. Ein Telos, so Kemper weiter, solle für die Geschichtsschreibung vermieden werden; genutzt werde unter diesem Aspekt das systemtheoretische Konzept der „Evolution".[79] Mit Hilfe dieser Weichenstellungen kann Kemper den Säkularisierungsprozeß selbst erklären:

> Indem aber tragende, an Natur und Vernunft orientierte Säulen der ,Verweltlichung' wie ein trojanisches Pferd in die christliche Theologie und Weltanschauung hineingetragen wurden, wirkten sie dort selbst säkularisierend auf das theologische Weltbild ein.[80]

Kemper geht von ‚weltlichen' Tendenzen innerhalb des frühneuzeitlichen Denkens aus. Diese wirkten jedoch nicht unmittelbar
auf eine orthodoxe Theologie, sondern erst mittelbar: durch die
Bemühungen der Theologen. Aus dem Bemühen, aufklärerische
und damit weltliche Vorstellungen zu widerlegen, säkularisiere
sich die Theologie selbst.[81]

(3) Die dritte Stufe der literaturwissenschaftlichen Studien unter
dem Aspekt der Säkularisierung bzw. der Säkularisation speist
sich zwar aus der Begriffsverwendung in der literaturwissenschaftlichen Vorgeschichte (Schöffler, von Wiese) ebenso wie in
der ersten (Schöne, Kaiser, Germanistentag) und zweiten Phase
(Kemper).[82] In den neunziger Jahren ist aber nicht mehr mit demselben historisch-systematischem Anspruch von einer Säkularisierung oder einer Säkularisation die Rede, wie noch zu Beginn
der achtziger Jahre. In Einzelstudien wird der Begriff einerseits
gebraucht und gerechtfertigt.[83] Andererseits führen unklare Ver-
wendungen des Begriffs nicht zu einer traditionsgesättigten und
in einem wünschenswerten Sinne kontinuierlichen Forschung.[84]
Statt dessen wird er als weitgehend kontextfreie Interpretationskategorie für Einzelereignisse gebraucht.[85] Darüber hinaus gilt die
Aufmerksamkeit in theoretisch ambitionierten Diskussionen der-
zeit dem allgemeinen kulturwissenschaftlichen Interesse für unterschiedliche Phänomene ‚der Religiosität' und ‚des Religiösen'.[86]
    Für die Verwendung des Begriffs ‚Säkularisierung' kann daher
längst nicht mehr von einer „Mode" gesprochen werden, wie sie
Karl Dienst noch im Jahr 1970 beschrieb.[87] Die mit dem Begriff
angesprochenen Untersuchungsgebiete verzweigen sich in einer
Weise, daß sich die eingangs angeführte Kritik bestätigt: Weder
lassen sich kanonische Quellen für die Säkularisierung ausweisen
noch Periodisierungen und Phasen verbindlich festlegen.[88] Der
jeweilige Untersuchungsbereich wechselt mit dem gewählten
Paradigma – von der Kirchengeschichte bis hin zur kulturge-
schichtlichen und anthropologischen Reformulierung der Säkula-
risierungsfrage.[89]

Vor diesem Hintergrund hebt Bernd Schwarze unter dem Lemma „Säkularisierung I" für die *Theologische Realenzyklopädie* den Beitrag hervor, welchen der Begriff der Säkularisierung zur „gedankliche[n] Bewältigung" der „Umformungskrise" christlicher Anschauungen leisten könne – nicht zuletzt, um erhebliche „Versäumnisse" der Säkularisierungsdebatte festzustellen und eine Wiederaufnahme derselben einzufordern.[90] Doch nicht nur dort, sondern auch an anderer Stelle wird auf die Chancen hingewiesen, die der Gebrauch des Begriffs der Säkularisierung eröffne: Durch seine Mehrdimensionalität und Interpretationsoffenheit belege der Säkularisierungsbegriff seine Ergiebigkeit für die Forschung.[91] Wolfgang Schieder klagt gerade deshalb ein, ebenfalls Phänomene der Rechristianisierung und der Resakralisierung zu beschreiben.[92] Anders als ein beträchtlicher Teil der Forschung ‚entläßt‘ er diese jedoch nicht aus der Säkularisierungsdebatte, vielmehr führt er sie auf diese zurück. Den Säkularisierungsprozeß legt er zu diesem Zweck als umkehrbar an: Teleologische oder finale Betrachtung sollen nicht zuletzt mit dem Verweis auf „Religionssurrogate" (Thomas Nipperdey) zurückgewiesen werden.[93]

Vom jüngsten Interesse an Phänomenen der Resakralisierung und an der ästhetischen „Wiederverzauberung der Welt" (Klaus Lichtblau) ausgehend, wird in diesem Sinne für weitere Differenzierung des Säkularisierungsverständnisses zugunsten quellennaher Konzepte plädiert.[94] Ulrich Linse spricht der universalhistorischen Säkularisierungs-Hypothese, wie sie von seiten der (Religions-)Soziologie entwickelt wurde, eine nur geringe Erklärungskapazität für einzelne Daten zu.[95] Die Konzepte der „Entchristlichung" und der „Entkirchlichung" lassen sich aus seiner Sicht eindeutiger auf diese beziehen – auf welche Bereiche, inwiefern und warum, führt er allerdings nicht aus.

Einige Forscher gehen noch über das Plädoyer von Linse hinaus, indem sie die erwähnten Begriffe überhaupt meiden. Sie beschreiben Beziehungen zwischen Religion und einem je unterschiedlich aufgefaßten weiteren Untersuchungsbereich; sie erklären ihren Leitbegriff nicht.[96] Mitunter wird statt dessen polemisch auf die Forschung der fünfziger und sechziger Jahre angespielt, die noch auf solche Erklärungen abzielte: Ihre „Aporien" werden bedauert,[97] ohne allerdings zu berücksichtigen, daß die Vermeidung einer Erklärung neue Probleme schafft. Daß der gewünschte „kritische[] Austausch" über den nurmehr vage erschlossenen Bereich der Säkularisierung auf diese Weise ermöglicht werden kann,[98] ist demnach unwahrscheinlich.

Zwar entledigen sich diese Sichtweisen des Positionen-, Problem- und Kontroversenballastes, mit dem die Säkularisierungskategorie im Laufe der Wissenschaftsgeschichte belastet wurde: Wertungen, geschichtsphilosophische Spekulationen,[99] monokausale Zuweisungen – all dem läßt sich so aus dem Weg gehen.[100] In der Folge erläutert sich die Forschung aber vornehmlich selbst, indem sie Autoritäten der Säkularisierungsdebatte auslegt.[101] Was aber wird mit der Vermeidung des Begriffs der Säkularisierung für die Quelleninterpretation aufgegeben?[102] An ausgewählten Interpretationen soll überprüft werden, was der Begriff zu diesem Zweck leistet.

2. Ermittlungsbereiche, Ermittlungsmuster und Erklärungsansätze

Um die Leistungsfähigkeit des Begriffs der Säkularisierung zu prüfen, werden hier zwei signifikante und vieldiskutierte Beispiele der germanistischen Literaturwissenschaft herausgegriffen: Albrecht Schönes Interpretation von Andreas Gryphius' Trauerspiel *Carolus Stuardus* und Kempers Untersuchungen zu Barthold Heinrich Brockes' *Irdisches Vergnügen in Gott*. Ziel ist es, für die maßgebliche erste und zweite Phase der literaturwissenschaftlichen Säkularisierungs-Diskussion exemplarisch die Stärken und Schwächen im Umgang mit dem Begriff herauszustellen und Bedingungen für einen sinnvollen Umgang mit ihm zu entwickeln.

In *Säkularisation als sprachbildende Kraft* konzentriert sich Schöne auf theologische Bezüge in der Lyrik des Andreas Gryphius, die im Mittel der Vanitas-Thematik eine „theologisch fragwürdige Autonomie" erreiche,[103] und auf seine Trauerspiele, vor allem auf *Carolus Stuardus*. Die Säkularisationsthematik kommt im Zuge der Gesamtdeutung des *Carolus Stuardus* in den Blick, und zwar für das „Zentrum" des Trauerspiels, für die Verwendung des Symbols der dreifachen Krone „zur Angleichung, Parallelsetzung, ja zur Ebenbildlichkeit von Carolus und Christus."[104] Darin daß eine Beschreibung dieser Darstellungsform unter dem Aspekt der Säkularisation fehlt, sieht Schöne nicht nur das wesentliche Defizit der Gryphius-Forschung, sondern auch den Schlüssel zum Verständnis des Textes: Gegen Walter Benjamin schlägt Schöne ein emblematisches Verständnis des Textes vor, das auf der historischen Wirklichkeit des Geschehens beruhe und dem Trauerspiel „durch eine *postfigurale* Gestaltung" Bedeutung verleihe.[105]

Der Beschreibung eines „postfiguralen" Verfahrens stellt Schöne diejenige der „figuralen Textauslegung" gegenüber. Letztere führt er auf die „jüdische[] Messiasspekulation" zurück, die es begründet und die auf die „frühchristliche typologische Auslegung der heiligen Schrift", auf „die mittelalterliche Bibelexegese" und auf die „neuzeitliche Pastoraltheologie" gewirkt habe.[106] Schöne entnimmt diese Rekonstruktion Erich Auerbachs Studie *Figura* (1953) und – für die zweite Fassung – Friedrich Ohlys Beitrag *Synagoge und Ecclesia* (1966).[107] Von der „figuralen Textauslegung" unterscheide sich das „Gestaltungsprinzip" des Trauerspiels, so lautet Schönes Ergebnis.[108] Er zieht daraus folgenden Schluß:

> Figura und Erfüllung sind Stadien der Heilsgeschichte. Gryphius'
> Darstellung aber – und das gilt für die postfigurale Gestaltung in der
> Dichtkunst überhaupt – tritt aus dem teleologischen Verlauf heraus und
> entfremdet so das figurale Prinzip seinem ursprünglichen religiösen Sinn.
> Wenngleich sie aus dem Imitatio-Gedanken hervorgeht und auf die
> neutestamentliche Nachfolge-Vorstellung bezogen bleibt, deuten in der
> Umsetzung der typologischen Bibelexegese in das dichterische Formprinzip postfiguraler Gestaltung häretische Züge sich an.[109]

Wie genau ist zu verstehen, daß sich in der „Umsetzung" eines Verfahrens der Bibelexegese in ein „dichterisches Formprinzip" „häretische Züge" ‚andeuten'? Sind diese „Züge" gleichbedeutend mit ‚Säkularisation'? Erst in einem systematisierenden Nachtrag erläutert Schöne seine These, daß die „postfigurale Darstellung" nur „eine der Möglichkeiten ihrer Funktion" sei.[110] Unklar bleibt dennoch, in welchem Verhältnis die Ergebnisse der Interpretation und der Begriff der Säkularisation zueinander stehen: historische und textbezogene Argumente gegen die Deutung des Textes im Hinblick auf „härctischc Zügc" bringt Schönc – wie oben zitiert – selbst vor. Sie stehen im Widerspruch zu seiner Gesamtdeutung unter den Aspekten der Säkularisation und der „postfigurale[n] Darstellung", weshalb Schöne für die Interpretation des Dramas ganz auf den Gebrauch des Säkularisationsbegriffs verzichtet. ‚Gryphius' jedenfalls kann auch im Sinne der Tagung deutscher Hochschulgermanisten nicht als Phänomen der Säkularisation eingestuft werden.[111]

Schönes Gebrauch des Säkularisations-Begriffes soll positiv in drei Bedingungen reformuliert werden, die plausible Interpretationen unter dem Aspekt der Säkularisierung erlauben: erstens soll die historische Angemessenheit der Deutung im Blick auf das entsprechende Kontextwissen geprüft werden, was im Prinzip für jede Textinterpretation gilt.[112] Zweitens soll die historische Angemessenheit hinsichtlich der Verallgemeinerung vorliegender Quelleninterpretationen unter dem Aspekt der Säkularisierung geprüft werden. Drittens soll gefragt werden, ob diese Deutung ebenfalls für vergleichbare Phänomene gilt.

Anders als *Carolus Stuardus* läßt sich ein beträchtlicher Anteil der aufklärerischen Literatur intuitiv plausibel im Blick auf eine Säkularisierung interpretieren. Kemper macht diese Intuition am Beispiel der Ablösung vom Primat der Theologie fruchtbar und wendet sie auf die Physikotheologie an, im besonderen auf Brockes' *Irdisches Vergnügen in Gott*. Brockes' Anliegen werde in der Forschung, so Kemper, „nahezu" mit jeder „religionsphilosophische[n] und theologische[n] Richtung" identifiziert.[113] Er erklärt diesen Umstand aus der „Vieldeutbarkeit" von Brockes'

Werk, beschreibt die vorliegenden Interpretationen desselben
aber vor allem unter methodologischem Aspekt als ungenügend.[114] Zwar seien für die Physikotheologie in Brockes Werk
kluge und historisch richtige Einordnungen vorgelegt worden;[115]
gemeint ist etwa Uwe-Karsten Ketelsens Kieler Habilitationsschrift *Die Naturpoesie der deutschen Frühaufklärung* (1974).
Aber die funktionale Sichtweise Ketelsens, die Kemper später
selbst nutzt [sic], bringe die „Verengung und Vereinseitigung"
eines komplexen „historischen Sachverhalts" mit sich.[116] Die
funktionale und darüber hinaus zirkuläre Deutung Ketelsens be-
günstige eine Zuordnung, so Kemper weiter, in der „das apologetische Moment" zur maßgeblichen Motivation von Brockes' poetischer Tätigkeit erhoben werde.[117] Kemper wendet sich gegen
diese Deutung. Erstens beruft er sich auf die „Vieldeutbarkeit"
der Brockesschen Lyrik; er stellt die „Gretchenfrage"[118] nach dem
„historischen Standpunkt"[119] des Autors und unterlegt seiner Interpretation – mit Spaemann und Saine – eine aufklärerisch–
emanzipatorische „Wertprämisse".

Zweitens verwendet er die schon angesprochene These des
„trojanische[n] Pferd[es]", um die vorausgesetzte „Wertprämisse"
für den Ermittlungsbereich zu bestätigen: Ketelsen bemühe sich –
in der Nachfolge von Wolfgang Philipp – vergeblich darum, die
Physikotheologie als Bewegung darzustellen, die dasjenige zu
retten versuche, was sie für das „Kernstück" des Protestantismus
halte, nämlich „den Theismus, das heißt den Begriff des
,persönlichen Gottes'."[120] Für seine Interpretation betrachtet
Kemper aber die Wirkungen dieses Theismus: „Letztlich hat der
theistische Gottesbegriff der Orthodoxie geschadet und dem To-
leranzgedanken den Weg geebnet".[121] Dieser Prozeß wird mit
Hilfe des Bildes vom „trojanische[n] Pferd" erklärt. Denn das
Ziel der ,Nicht-Orthodoxen', der Aufklärer, sei es gewesen, „die
Festung des ,alten Universalismus' allmählich von innen her [zu]
destruieren."[122]

In diesem Sinne beschreibt Kemper – drittens – monolithische
Blöcke: eine aufklärerische Seite, der Brockes angehört, und eine
Seite der ,lutherischen Orthodoxie', die sich durch eine „ängst-

lich-arrogante Haltung" auszeichne.[123] Die Physikotheologie bezeichnet er deshalb als eine „ideologische Mehrzweckwaffe"[124]
und als eine „Harmonisierungsideologie".[125] So heißt es in der
1999 vorgelegten Auswahl aus Brockes *Irdische[m] Vergnügen
in Gott*:

> Das *Irdische Vergnügen in Gott* liest sich als ein Alternativprogramm zur
> Orthodoxie, weil seine Religiosität alle konfessionelle Einseitigkeit besei-
> tigt und ein allgemeines Christentum propagiert, das sich im wesentlichen
> durch eine aus dem ersten Artikel (dem Glauben an den Schöpfer) entwik-
> kelte natürliche Religion geeint und befriedet wissen soll.[126]

Die Orthodoxie wird dabei ebenso als institutioneller wie als pro-
grammatischer Zusammenhang begriffen. Unter dem Aspekt der
programmatischen Abgrenzung folgt Kemper der Brockes-
Interpretation von Ernst Fischer: Brockes' „anti-orthodoxe Stoß-
richtung' bewähre sich in

> [...] seinen Angriffen auf den Trinitätsbegriff und d[en] Anthropomorphis-
> men im biblisch-theologischen Gottesbegriff [...], [in] dem Verweis auf die
> Pluralität der Welten und die Unbegrenztheit des Kosmos, woraus die Un-
> tauglichkeit der Bibel zur naturwissenschaftlichen Erkenntnis, die Relati-
> vierung der geozentrisch-soteriologischen Bedeutung des Opfers Christi
> sowie die Annahme eines als ,All' zu verstehenden, unendlichen, ewig
> wirkenden und in seiner Schöpfung allgegenwärtigen Gottes gefolgert
> wird, dessen Betrachtung im Medium der Natur den Menschen zur Tugend
> führe [...].[127]

Im Gang der Auslegung des Brockes-Textes knüpft Kemper produktive Verbindungen zur Clandestina-Forschung, zu Fragen des
Hermetismus und der Geheimgesellschaften und gelangt so zu
folgender Einordnung:[128] aufgrund der politisch-religiösen Rah-
menbedingungen sei der von Brockes vollzogene Wechsel vom
Passionsoratorium zur Naturlyrik als „Richtungsentscheidung
gegen den Dogmatismus und Fanatismus der Orthodoxie zu deuten."[129] Der Begriff der Säkularisierung taucht in dieser späten
Interpretation von *Irdisches Vergnügen in Gott* nicht mehr auf. Ist
er überflüssig geworden, weil sich Brockes Text nunmehr einer

Fraktion der Frühaufklärung zuordnen läßt? Für das Interesse an der Säkularisierung bleiben am Schluß zahlreiche spannende Fragen offen: beispielsweise diejenige nach der Beziehung von natürlichem und allgemeinen Christentum im Gegensatz zu orthodoxen Vorstellungen und diejenigen nach dem Verhältnis von biographisch belegbarem Glauben und literarischer Tätigkeit.[130]

Auch aus Kempers Gebrauch des Säkularisierungsbegriffs lassen sich Bedingungen für eine plausible Verwendung unter dem Aspekt der Säkularisierung gewinnen. Die für Schöne angeführten Bedingungen können um drei weitere ergänzt werden. Erstens ist im Blick auf Kempers Interpretation nach dem Sinn, nach dem Zweck und nach der historischen Angemessenheit von „Wertprämissen" zu fragen. Zweitens muß auf den Zusammenhang und auf die Widerspruchslosigkeit der Darstellung und der Durchführung des gewählten Ansatzes geachtet werden. Drittens darf sich eine Interpretation hinsichtlich der Säkularisierung immer nur auf klar bestimmte und begrenzte Kontextbereiche beziehen, die aus dem Zusammenspiel von Religiösem und Weltlichen gewonnen sind.

Blickt man zunächst auf das große Unternehmen einer Lyrikgeschichte und konzentriert sich dann auf Brockes' *Irdisches Vergnügen in Gott*, so zeigt sich, daß sich an bestimmte Quellenbereiche mit Hilfe des Begriffs der Säkularisierung historische Fragen richten lassen. Für den Brockes-Text und den Kontext der Hamburger Frühaufklärung verändert Kemper diese Fragestellungen zwar; sie erweisen sich aber über einen Zeitraum von fast zwanzig Jahren als tragfähig. Kempers Interpretation der Physikotheologie legt eine historische Annahme nahe: eine Säkularisierung kann für das (frühe) 18. Jahrhundert zwar als Prägung bestimmter Muster der Abgrenzung bei der Erklärung spätere Entwicklungen mitbedacht werden. Aber eine Säkularisierung läßt sich hier nur als Inanspruchnahme weltlichen Wissens für religiöse Zwecke beschreiben. Denn der Panentheist Brockes deutet Natürliches aus dem Über-Natürlichen, aus dem Gottgewollten und von Gott Angeleiteten. Für das ‚gros' der deutschen Frühaufklärung können Prozeß und Intention der Säkularisierung darüber hinaus nur aus Momenten der ,Verzögerung' erschlossen werden: daraus, daß sich christliche Denk- und Glaubensmuster in Richtung auf eine für alle Christen teilbare Vorstellung von einem ,natürlichen' Christentum ausweiten, wie es etwa der Physikotheologie eignet. Doch bevor ich auf diese historischen Überlegungen zu zurückkomme, will ich systematische Probleme im Umgang mit dem Begriff der Säkularisierung beschreiben.

3. Säkularisierung als Interpretations- und Prozeßkategorie – Probleme und Möglichkeiten

Die Aufnahme von historischen Quellen durch die Forschung zum Themengebiet der Säkularisierung erfolgt für die überprüften Ermittlungsbereiche, blickt man auf die Studien von Schöne und Kemper, aber auch über die Literaturwissenschaft hinaus, hinsichtlich von vier Mustern: erstens werden Quellen ohne Bezug auf die Säkularisierungskategorie untersucht, obwohl diese als titelgebende Möglichkeiten der Zuweisung von Bedeutung angeführt ist.[131] Zweitens werden Widersprüche zwischen dem als Prozeßbeschreibung verwendeten Säkularisierungsbegriff und seiner Verwendung in historischen Dokumenten herausgearbeitet – ein Muster, das vornehmlich in der begriffs- und rechtsgeschichtlichen Forschung anzutreffen ist.[132] Drittens wird der Begriff gebraucht, indem er zum Zweck der Quellenerschließung auf Quellenbereiche bezogen wird.[133] Viertens wird der Säkularisierungsprozeß aus Quellen erklärt – im Sinne einer Intention, im Sinne der Beeinflussung durch andere Quellen oder im Sinne einer Wirkung, die aus bestimmten Quellen resultiert.[134] Das vierte Muster schließt ein, daß Re-Christianisierungen quellenbezogen beschrieben werden.

Während das erste und das zweite Muster die Berücksichtigung der Quellen in den Vordergrund stellen, führen das dritte und das vierte Muster in ihrem Umgang mit den Quellen zu weniger genauen und zu tendenziell verkürzenden Beschreibungen. Damit ist ein zentrales Dilemma beschrieben: Entweder werden

Forschungsprobleme der Säkularisierungsdebatte oder einzelne
Quellen sowie auf diese bezogene Probleme der Spezialforschung
berücksichtigt. Dieses Dilemma entsteht auch durch ein konzep-
tionelles Problem, nämlich dadurch, daß eine Entwicklungsbe-
schreibung der Säkularisierung fehlt. Deshalb ist es verführerisch,
Interpretationen sogleich im Blick auf einen mehr oder minder
spezifischen Prozeß der Verweltlichung hin zu deuten.[135] Diese
Deutung entlastet den Interpreten von einer genauen Beschäftigung sowohl mit der Quelle als auch mit der Beziehung zwischen
Quelle und Prozeßbeschreibung. In Anbetracht des in vielerlei
Hinsicht problematischen Begriffs der Säkularisierung ist dieses
Entlastungsverhalten aber nur zu verständlich. Ich will daher einige Probleme im Umgang mit der Kategorie hervorheben, die
sich zugleich als Chancen für den Gebrauch der Kategorie verstehen lassen:

(1) *Die Identifikation von A.* Assmann beschreibt dieses Problem
bereits.[136] In der historischen Untersuchung läßt sich nicht – mehr
oder minder ,essentialistisch' – von einer in ihren Ursprüngen
christlichen Welt ausgehen. Für die Beschreibung einer Säkularisierung muß *A* aber christlich sein. Es gilt, *A* genau zu identifizieren und zwar im Blick auf die christlichen Eigenschaften von *A*.

(2) *Die Identifikation von B. B* läßt sich nur mit Hilfe von A identifizieren, denn die Entstehung von *B* ist von *A* abhängig. Die
christlichen Eigenschaften von *A* müssen, um von einer Säkularisierung sprechen zu können, in *B* weltlich werden. In manchen
Interpretationen liegt aber zunächst nur ein *B* vor. Der Interpretie-
rende hegt die – historisch möglicherweise angemessene – Vorstellung, daß mit *B* etwas eingetreten sei, daß als Säkularisierung
von einem unbestimmten *A* ausgewiesen werden könnte. In diesem Fall kann ein historisches Problem vorliegen: Der Interpre-
tierende weiß nicht um den Kontext von *B*. Es kann sich aber
auch um ein systematisches Problem handeln: Vielleicht läßt sich
für *B* kein eindeutiges *A* identifizieren; vielleicht spielt sein Trä-

ger nur mit Symbolen und Bedeutungen, die auf *A* schließen lassen.

(3) *Die Bestimmung einer Relation zwischen A und B.* Wenn *A* fehlt, dann läßt sich keine Relation denken. Mitunter wird aber für *B* von einer Relation zu einem hypothetischen *A'* gesprochen, ohne *A* zu kennen. Ähnlichkeitsbeziehungen zwischen *B* und einem möglichst eng mit *B* verbindbaren *A'* werden hergestellt. In diesem Fall, aber auch dann, wenn *A* und *B* eindeutig identifiziert sind, ist zu untersuchen, welche weltlichen Eigenschaften von *B* von den christlichen Eigenschaften von *A* auf welche Weise (direkt oder indirekt) abhängig sind.

Mit der Unterscheidung einer Interpretations- und einer Prozeß- kategorie der Säkularisierung lassen sich diese Probleme nicht lösen, aber für historische Sachverhalte genau erörtern. Als Interpretationskategorie wird der Begriff der Säkularisierung für die Beschreibung von Konstellationen geöffnet, die zunächst nicht unter einen langfristigen Prozeß einer Säkularisierung fallen. Zum Zweck der Öffnung der Interpretationskategorie der Säkularisierung können die angesprochenen Konzepte genutzt werden, die nicht unmittelbar auf eine Säkularisierung deuten (Entkonfessionalisierung, Entkirchlichung) oder ihr sogar entgegengesetzt sind (Christianisierung, Sakralisierung). Denn historisch entstehen weltliche Wirkungen erst im Wechselspiel von Momenten, die den Prozeß der Säkularisierung beschleunigen, aber ihn – wie im Blick auf Kempers Beispiel der Physikotheologie erläutert – auch verzögern. Erst dann, wenn diese retardierende Wirkung mit der Entwicklung in Richtung auf ‚Weltlichkeit' als Charakteristikum der Neuzeit verbunden werden kann, läßt sich der Begriff der Säkularisierung mit Gewinn nutzen. Daß auch dem langfristig angelegten Prozeß der Säkularisierung wiederum regionale, individuelle und ihrerseits umkehrbare Prozesse der Christianisierung gegenüberstehen, bleibt gleichfalls zu berücksichtigen, wenn sie auch nicht so dominant scheinen wie derjenige der Säkularisierung.

Zweierlei also gilt es für einen Gebrauchsvorschlag des Begriffs der Säkularisierung zu verbinden: die nicht unbedingt auf Weltlichkeit, wohl aber auf Erkentnisgewinn, auf Fortschritt zielenden Absichten frühneuzeitlicher Gelehrter und den ideengeschichtlichen Gesamtprozeß, der in ein weltliches Denken mündet. Mit dem Bild des „trojanische[n] Pferdes" veranschaulicht Kemper darüber hinaus, wie nicht-intendierte Wirkungen literarische und denkgeschichtliche Prozesse beeinflussen können. Eine plausible Fortschritts- und Erfolgsgeschichte der Säkularisierung, auf die dieses Bild zutrifft, kann dabei einer anderen Disziplin entnommen werden: der Rechtsgeschichte (verstanden als Vertragsgeschichte), auf die sich die Literaturwissenschaft mit gutem Grund seit den fünfziger Jahren stützt.

Eine solche Periodisierung der rechtsgeschichtlichen Säkularisierung stammt von Böckenförde. Nach Böckenförde entsteht der moderne Staat in zwei Etappen, nämlich als Weg von den vertraglichen Ergebnissen des Investiturstreits (1057–1122) bis zu den Folgen der Glaubensspaltung in Gestalt des Westfälischen Friedens. Die

> [...] ,Verweltlichung' im Sinne eines Heraustretens aus einer vorgegebenen religiös-politischen Einheitswelt zu eigener, weltlich konzipierter (,politischer') Zielsetzung und Legitimation, schließlich die Trennung der politischen Ordnung von der christlichen Religion und jeder bestimmten Religion als ihrer Grundlage und ihrem Ferment [...][137]

läßt sich als Ergebnis der Entwicklung beschreiben. Seine Stellungnahme zur Erklärung des Säkularisierungsprozesses kann als Leitfaden für ein eigenes Erklärungsmodell dienen:

> Es mag dahingestellt bleiben, wieweit diese Entwicklung in der Intention der damals Beteiligten lag, aber sie ergab sich aus der Logik der geschichtlichen Situation und den Bedingungen des Handelns, die in ihr vorgegeben waren.[138]

Laut Böckenförde kann der Säkularisierungsprozeß auch als Summe seiner nicht-intendierten Wirkung verstanden werden; er muß nicht gewollt gewesen sein, wenn auch einzelne Handlungen auf Fortschritt und Problemlösungen zielten.[139] Damit ist ein Prozeß herausgearbeitet,[140] der – so zeigt sich im Zuge der Analyse historischer Quellen – von Wechselwirkungen und Gegenentwicklungen geprägt wird.[141] Zu diesem Zweck werden – anders als in literaturwissenschaftlichen Interpretationen – Wirkungen überprüft, nämlich die faktischen Konsequenzen von Verträgen, wie sie sich letztlich in der „Entstehung des frühmodernen Staates" zeigen.[142] Mit Wolfgang Naucke wäre eine solche Säkularisierung die Folge einer „lediglich äußere[n] Anpassung an geänderte Sprech– und Ableitungsgewohnheiten".[143] Dabei gilt für die Frühe Neuzeit die Einsicht, daß eine Änderung der Formulierungs- und Ableitungsgewohnheiten auftritt, ohne daß zugleich eine Abkehr vom christlichen Glauben erfolgt.

Dieses Verständnis der Kategorie erweist sich jedoch für die Interpretation nur eingeschränkt als brauchbar. Schließlich lassen sich Intentionen identifizieren, die nicht bloß dem kontingenten Spiel flottierender Signifikanten unterworfen sind, sondern die auf Konkretes zielen: auf die Durchsetzung des Denkmuster eines natürlichen Christentums etwa. Zwar mag es sein, daß sich im Zuge solcher Vorhaben bestimmte Sprachregelungen durchsetzen, die – weitgehend inhaltsleer – zur Selbstauflösung allen Glaubens führen. Doch bleibt die ursprüngliche Intention zu berücksichtigen, um einen Sachverhalt historisch angemessen einzustufen.

Entsprechend kann ‚Säkularisierung' als Wirkung konzipiert werden, wenn der Prozeß der Säkularisierung als Effekt einer Vielzahl individueller Intentionen verstanden wird.[144] Es handelt sich dabei um eine kausale Erklärung im Sinne einer indirekten Relation von *A* und *B*. Mit anderen Worten: Frühneuzeitliche Gelehrte teilen bestimmte Intentionen, die zu gegenläufigen Reaktionen führen, die auf lange Sicht aber dennoch eine Säkularisierung zur Folge haben. Intendierte und antizipierte Konsequenzen sind dabei allerdings nicht umfanggleich.[145] Der Prozeß der Säkularisierung kann – unter Berücksichtigung dieser Einschränkung – nicht als linear deutbare, sondern als für einzelne Wissensbereiche und in bestimmten regionalen Konstellationen immer wieder umkehrbare, aber tendenziell dominante Entwicklung bestimmt werden. Wie allgemein diese Behauptung von einer dominanten Entwicklung bleiben darf, wird für jede historische Studie zu fragen sein, für deren Erklärung die Prozeßkategorie der Säkularisierung gebraucht wird: Steigt die ‚Fallhöhe' zwischen Prozeßbeschreibung und historischer Absicht, dann befriedigt der Gebrauch der Kategorie immer weniger.

Als hochkomplexe Kategorie soll der Begriff schließlich eine Fülle von Ideen bündeln, und zwar hinsichtlich ihres Zusammenspiels in historischen Prozessen. Wie aber wäre dieses Zusammenspiel genau zu beschreiben? Die fortschreitende Einschränkung der Bedeutung des Christentums läßt sich ebensowenig bestreiten wie die Tatsache, daß diese Einschränkung es ermöglicht, das Christentum in einem bestimmten Rahmen zu wahren.[146] Genau diese Doppelung, die mit der Kategorie der Säkularisierung verbunden ist, wird in der Forschung zum 17. und 18. Jahrhundert hinsichtlich von zwei Phänomenen beachtet: zum einen hinsichtlich des sich ausdifferenzierenden Systems der Religion. Niklas Luhmann bezeichnet diesen Prozeß als „*Privatisierung des* [religiösen] *Entscheidens*", der auf die „Mikro-Motive" einzelner Personen ziele.[147] An Luhmann anknüpfend, zeigt Detlef Pollack, daß das Religionssystem durch die Ausbildung einer Orthodoxie und einem dieser entgegenstehenden Freidenkertum auf die funktionale Differenzierung reagierte.[148] Im Ergebnis dieses Differenzierungsprozesses verliere die Religion ihre Bedeutung, weil – so Pollack mit Luhmann – das Religionssystem die motivationalen Bedürfnisse seiner Mitglieder nicht mehr erfüllen könne.[149]

Zum anderen wird vor allem im 19. Jahrhundert auf die Herausforderung von Glaubenswahrheiten durch naturwissenschaftliche Erkenntnisse hingewiesen, wobei die Bibelkritik und die philosophische Metaphysik der Frühen Neuzeit Angriffsflächen für solche Aussagen bieten.[150] Ob als ‚Kulturkampf',[151] als produktives wissenschaftliches Interesse seitens der Theologie,[152] als Weg hin zu einer „defensiven Apologetik",[153] als moralisch-religiöses Bemühen oder als Auseinandersetzung mit dem eigenen Glauben seitens der Naturwissenschaftler[154] – das Aufeinandertreffen von Theologen und Naturwissenschaftlern barg schon immer ein unerschöpfliches Konfliktpotential. Heute steht eine Fülle von Modellen zur Verfügung, um diesen Sachverhalt zu beschreiben.[155] Im angloamerikanischen Raum entwickelte sich daher aus Robert K. Mertons These, der Protestantismus habe wesentlich zu wissenschaftlichen Innovationen der Royal Academy beigetragen, eine weitreichende Diskussion über die Rolle des Anglikanismus.[156] Vergleichbares wäre für die Rolle des Protestantismus und der Akademie im deutschen Sprachraum erst zu leisten.

Ungleich bekannter ist hier die Säkularisierungsdebatte; sie erfüllt einen ähnliche Funktion wie die konfessionsbezogene Debatte über die Royal Academy. In beiden Fällen geht es in erster Linie um die Erklärung eines Paradoxons, um die Erklärung wissenschaftlichen Fortschritts aus einer diesem möglicherweise feindlichen (christlichen) Umwelt. Doch soll es hier nicht das Ziel sein, die beiden Wissenschaftssprachen ineinander zu übersetzen. Vielmehr sollen diese wenigen Bemerkungen genügen, um den Blick auf das zu schärfen, was der quellenbezogenen Untersuchung erst bedarf.[157] Gemeint ist die für Kempers Studien mit Blick auf Spaemann und Saine herausgestellte These von der Säkularisierung als Emanzipation der Naturforschung, der Philosophie und der Literatur von dem Primat der Theologie aus der entschiedenen Hinwendung zu naturforschenden Erkenntnisinteressen und -methoden.[158]

Mustert man die neuesten Entwicklungen der Wissenschaftsgeschichte, so erweist sich das Vorhaben, diese These im Blick auf einen tragfähigen Begriff der Säkularisierung am Material zu prüfen, als überaus traditionell: Im Rahmen einer „nicht-teleologische[n] Geschichte der Wissenschaften" – im Angesicht des „Zeitalter[s] der instrumentellen Vernunft" – geht es nicht länger um eine Fortschrittsgeschichte der Wissenschaften, sondern um die Geschichte der „Verlierer".[159] Mit dem Begriff der Säkularisierung wird demgegenüber die überlieferte Fortschrittsgeschichte betrachtet.[160] Sie beginnt mit der Einsicht, daß sich eine weltliche Wissenschaft gegen die religiöse Überformung von ‚Wissen' durchsetzt. Inwiefern dies als Fortschritt beschrieben werden kann, bleibt allerdings im Einzelfall zu fragen.[161] Es kann beispielsweise nicht darum gehen zu reformulieren, was der Physikprofessor Sir Thomas Clifford Allbutt noch im Jahr 1911 in *The Encyclopaedia Britannica* behauptet:

> In medicine as in civil history there is no real break. A continuous thread of learning and practice must have connected the last period of Roman medicine already mentioned with the dawn of science in the middle ages.[162]

Gleichwohl werden genau solche Fälle auf die Probe zu stellen sein, von denen gesagt wird, sie hätten die Säkularisierung der Wissenschaft (und damit in der Regel auch ihren Fortschritt) befördert. Was im Rahmen einer solchen auf die ‚großen' wissenschaftlichen Linien vertrauenden und auf die universitären Gebiete schauenden Ideengeschichte der Wissenschaften nur am Rande in den Blick gerät, sind die „Pseudowissenschaften", die Hermetik und die Astrologie, wie sie von Frances Yates und anderen als Gegenstand der Untersuchung eingefordert wurden.[163] Was aber gerade zum Gegenstandsbereich einer solchen Denkgeschichte gehört, betrifft die Doppelung, wie sie mit dem Begriff der Säkularisierung verbunden wird: das Wechselspiel zwischen religiösen und weltlichen Phänomenen.

Zu denken wäre in diesem Zusammenhang etwa an den Beitrag, den die Theologie auf dem Gebiet der Schöpfungstheologie zur Rechtfertigung der Naturforschung leistet.[164] Wie es in der Nachfolge solcher Rechtfertigungen bei den Hallenser Theologen (Johann Salomo Semler, Johann August Nösselt, August Hermann Niemeyer) zur Unterscheidung von wissenschaftlicher Naturerkenntnis und religiöser Betrachtung und Deutung der Welt als Schöpfung kommt, ist bekannt.[165] Bekannt ist auch, daß die Theologie, für die ‚exempla' aus dem Bereich der Naturforschung einstmals Bestandteil von Predigttexten waren,[166] angesichts von Naturkatastrophen ebenso wie angesichts der zunehmenden Differenzierung seitens der Naturforschung in Fragen der Naturerklärung immer mehr ins Hintertreffen gerät.[167] Die naturforschenden Wissenschaften etablieren sich, setzen sich als Erklärungs- und Entscheidungsinstanzen durch.[168]

Privatglaube und wissenschaftliche Debatte sind dabei aber soweit als möglich zu unterscheiden, denn schließlich argumentieren frühneuzeitliche Gelehrte nicht gegen vom göttlichen Willen abgeleitete Deutungen und Begründungen, sondern versuchen – im Rahmen ihrer konfessionellen Bindungen, Beschränkungen und Möglichkeiten – Begründungsformen zu finden, die auf eine bereichsspezifische Autonomisierung wissenschaftlicher Analyse, Interpretation und Argumentation zielten.[169] Kemper verleiht der Physikotheologie und damit der Lyrik Brockes' für die genannten These paradigmatischen Stellenwert. An ähnliche Konstellationen läßt sich erneut anknüpfen,[170] um den Komplex zu prüfen, der mit der Säkularisierung für die Schnittmenge der Gebiete ‚Naturforschung', ‚Religion' und ‚Literatur' angesprochen ist.[171]

Für die Beschreibung einer Säkularisierung in Brockes' *Irdisches Vergnügen in Gott* und in anderen physiko-theologischen Schriften nimmt Kemper auf ein einziges Element Bezug: auf das natürliche Christentum als konfessionslosem und anti-klerikalem Element für eine allen Gläubigen gemeinsame christliche Moral. Von dieser Bezugnahme ausgehend, läßt sich in Bereichen der Naturforschung ganz Ähnliches unter anderem Vorzeichen finden. Als Beispiel dient mir zunächst die Medizinethik, für die bereits eine reiche Forschung vorliegt.[172] Nicht erst am Beginn des ‚Baconschen Zeitalters' gehen in der Medizinethik der Frühen Neuzeit Vorstellungen von einer toleranten Religion, Nützlichkeitsforderung und wissenschaftlicher Anspruch miteinander einher.

Für die Medizinethik des 18. Jahrhunderts wird – wie für die Physikotheologie – eine konfessionenübergreifende, natürliche christliche Moral zum Zeichen eines aufklärerischen Aufbruchs, des selbstbewußten Ausbruchs aus dem ‚konfessionellen Zeitalter', wie er sich auch in anderen Disziplinen finden läßt. Die Intention einer solchen Entledigung von kirchlichen und konfessionellen Zwängen zugunsten eines in der Welt sich erst zeigenden Christentums führt – auf lange Sicht – zu dem, was sich als Pro-

zeß der Säkularisierung der Wissenschaften äußert. Die ursprüngliche Intention mündet in einem nicht vorhersehbaren Ergebnis.
Entkonfessionalisierung und Rechristianisierung leisten der Säkularisierung Vorschub. Inwiefern sich diese Entwicklung in enor-
men Modifikationen, Neuansätzen und Verwerfungen bis in das
ausgehende 18. Jahrhundert fortsetzt, wird zu prüfen sein.

Weil der Mechanismus als die entscheidende Bewegung für
die Entfaltung einer aufklärerischen und – im Zeitraum der Frühaufklärung – fortschrittlichen Medizin gilt,[173] beginnt nachstehende Darstellung mit Bezügen zu dieser Denkrichtung. Ich will
mich dabei allerdings nicht auf die Flut jener fachwissenschaftlichen Dissertationen einlassen, die ab 1670 ansteigen und eng
umgrenzte Themen behandeln: Asthma, Bleichsucht, Blutfluß,
Brunnenkuren, Diarrhoe, Epilepsie, Euthanasie, Hämorrhoiden,
Hausapotheken, Keuschheit, Kopfschmerz, Magenkrämpfe, Nes-
selsucht, Runzeln, schlaflose Nächte, Schnarchen, Schnürbrüste,
Skorbut, Sodbrennen, Tränen, Träume, warum Kranke ungern
Bier trinken – so lauteten die Themen der medizinischen Frühaufklärung, deren körperlichen ‚Schaden oder Nutzen' es zu ermitteln galt.[174] In solchen Untersuchungen geht es nur selten oder
nur am Rande um Religiöses. Dieser Umstand legt bereits eine
Aussage über die frühaufklärerische Medizin nahe: Sie ist insofern als eigenständiges Fachgebiet ausgebildet, als sie ihre Tätigkeit nicht in all ihren Aspekten vor der Religion oder vor einer
gestrengen theologischen Fakultät zu rechtfertigen hat. Daß sie es
dennoch tut, ist Anlaß genug, das Verhältnis von Medizin und
Religion zu diesem Zeitpunkt zu untersuchen und nach den Absichten solcher Rechtfertigungen zu fragen.

Das Spannungsfeld, das mit solchen Versuchen der Rechtfertigung eröffnet ist, bleibt in den weiteren Fallstudien bestehen:
für Wissenschaft und Glauben Albrecht von Hallers ebenso wie
für die Bilder, die Jean Paul und Goethe von der Medizin des
Jahrhunderts entwerfen.[175] Diese Fallstudien sind jedoch nicht
systematisch ‚durchgebildet'. Vielmehr sind sie historisch angelegt, um einen möglichst umfassenden Blick auf das Verhältnis
von Medizin, Medizinethik und Literatur im 18. Jahrhundert (und

darüber hinaus) zu erhalten. Sie sparen Fälle, die dem Gedanken einer Säkularisierung widersprechen, nicht aus. Vielmehr soll es die Leistung dieser Studie sein, Aussagen über die Angemessenheit und Nicht-Angemessenheit der eingeführten Interpretations– und der Prozeßkategorie aus den Studien zu gewinnen.

Um es abschließend zu betonen, sollen die vorgelegten und im historischen Detail erst noch zu entfaltenden Erklärungen des Säkularisierungs-Begriffs weder dazu dienen, beendet scheinende Diskussionen zu bewahren, noch die nach wie vor zu verzeichnende unbefriedigende Anwendungen des Begriffs bloß nachträglich zu rechtfertigen. Informiert durch jene Phase der ‚Befragung' der großen ideengeschichtlichen Thesen aus einer Vielfalt von zuvor kaum gesichteten Materialien lassen sich die ‚großen' Thesen der Säkularisierungsdebatte aber mikrologisch wie makrologisch mit Gewinn neu behandeln. In diesem Sinne erweist sich die Kategorie der Säkularisierung als unverzichtbar für eine Historiographie, die den Anspruch von Entwicklungsbeschreibungen trotz aller Konzentration auf das geschichtliche Detail und trotz der Belege für bedeutsame Gegenbewegungen nicht aufgeben will.[176]

II. Säkularisierung der Medizinethik

„Auf dem Wege zur Verweltlichung" – so bezeichnet Werner Leibbrand in seinem Standardwerk *Heilkunde. Eine Problemgeschichte der Medizin* (1953) die Entwicklung der Medizin von Fortunatus Liceti (1577–1657), dem Professor der Logik und aristotelischen Physik in Pisa, bis hin zu Gustav Theodor Fechner (1801–1887), dem Vertreter des Panpsychismus.[1] Während die Jahrhunderte von Gregor von Nyssa (331–394), dem kappadokischen Kirchenvater, bis hin zu Jean Baptiste van Helmont (1577–1644), dem der Ketzerei angeklagten Paracelsisten, als „Christliches Zeitalter" beschrieben werden, beginne, so Leibbrand, mit der Sammlertätigkeit spätbarocker Pathologen Neues: nicht selten christlich Motiviertes, aber ganz auf innerweltliche Ergebnisse Zielendes.

Seinen Begriff der Verweltlichung führt Leibbrand nicht ein. Dennoch gibt der Begriff der historischen Untersuchung die Richtung vor. Ziel ist es, eine Fortentwicklung der Medizin nachzuzeichnen, die zu einem ungeheuren Erkenntniszuwachs auf der Grundlage vernünftigen Denkens geführt hat.[2] Dieses Denken verkörpern Gelehrte wie der Leidener Erfahrungskliniker Hermann Boerhaave (1668–1738), der Hallenser Anatom Friedrich Hoffmann (1660–1742) und der Göttinger Professor für Anatomie, Chirurgie und Botanik Albrecht von Haller (1708–1777). Was als Verweltlichung gilt, läßt sich der normativ angeleiteten Darstellung des Materials entnehmen: Gemeint ist das als positiv bewertete Wirken einer weltzugewandten, einer die Natur rational und mechanistisch deutenden Medizin der Aufklärung.

Daß Leibbrand den Begriff der Verweltlichung nutzt, kennzeichnet seine *Heilkunde* als geistes- bzw. problemgeschichtliches Werk. In expliziter Abgrenzung zu Diltheys Gruppierung der Disziplinen in Geisteswissenschaften einerseits und Natur-

wissenschaften andererseits fordert Leibbrand eine geisteswissenschaftliche Methodologie auch für die Medizingeschichte. Weil
sich die Medizin in erster Linie mit dem Menschen befasse, also
immerhin mit einem geistigen Wesen, nehme sie „zumindest ak-
zidentiell am ‚objektiven Geist' teil", dessen Erschließung die
Aufgabe von Leibbrands „Problemgeschichte der Medizin" sein
soll.[3] Leibbrand kann vor diesem Hintergrund auf eine reiche
Historiographie zurückblicken: der Aufstieg und Fall des „Fort-
schrittsoptimismus" (Heinrich Damerow) wurde bereits nachgezeichnet; auch eine Kulturgeschichte der Medizin (Heinrich Hae-
ser) wurde schon geschrieben.[4]

In einer hegelianischen Geistesgeschichte der Medizin wie
derjenigen Leibbrands wird – immer im Blick auf die Untersuchungen Damerows und Haesers – dialektisch interpretiert, nach
Thesen, Antithesen, Synthesen und nach einem Fortschritt im
Sinne des allüberall waltenden Weltgeistes gesucht. Leibbrand
verfügt über einen klaren Begriff von dem, was die Medizin vo-
rangebracht habe und was nicht: Als ‚Synthese', der zunächst
wesentlich Epigonales oder Falsches gefolgt sei, gilt Leibbrand
die als Beitrag zur „Verweltlichung" angesprochene Medizin der
Frühaufklärung. Er sieht in ihr die dynamische Kraft, den Welt-
geist des 18. Jahrhunderts. Entsprechend beachtet er ‚irrationale
Strömungen' der Frühen Neuzeit nur, insofern sie einen Beitrag
für den Fortschritt der Medizin – und nichts anderes meint „Verweltlichung" – leisten. Weder berücksichtigt er die Physikotheologie eingehend noch beschäftigt er sich mit der romantischen
Naturphilosophie. Die ‚Pseudowissenschaften' werden mit Ver-
achtung gestraft.[5]

Um so mehr rücken die religiösen und philosophischen Interessen derjenigen Mediziner in den Blick, denen sich Leibbrand
wohlwollend zuwendet. Mitunter gelten ihm diese Interessen als
tatsächliche Beweggründe für medizinische Studien: Boerhaaves
Mitleid, Hoffmanns von Leibniz übernommene Sicht eines alles
anstoßenden und bewegenden Schöpfergottes zählen für Leibbrand zu den geistigen Fundamenten der vernünftigen Medizin.[6]
Zwar sei diese Medizin christlich geprägt; sie ziele aber auf in-

nerweltliche Objekte – und strebe eine rein innerweltliche Erklärung dieser Gegenstände an. Inwiefern sich beide, christliche
Prägung und innerweltliche Erklärung, beeinflussen, lasse sich
nur am jeweiligen Beispiel beschreiben.

Leibbrands *Heilkunde* erweist sich aufgrund dieser Verbindung von historischem Detail und ergebnisorientierter Geistesgeschichte als ein ‚reiches‘ Unternehmen, an das sich noch immer,
wenn auch in mancherlei Hinsicht nurmehr kritisch anknüpfen
läßt. Was von Leibbrand und anderen Medizingeschichten her
bekannt und genau nachgezeichnet ist, sind die tatsächlichen
Fortschritte des Faches hinsichtlich der Diagnostik und der er-
folgversprechenden Heilmethoden. Ziel der nachstehenden Untersuchung kann und soll es daher nur sein, Ergebnisse der Medi-
zingeschichtsschreibung in bezug auf das Verständnis von „Verweltlichung“ in Frage zu stellen und zu ergänzen. Darüber hinaus
soll die Textbasis über Leibbrands Auswahl hinaus erweitert
werden, und zwar vor dem Hintergrund einer möglichst quellen-
nahen Anwendung der im vorhergehenden Kapitel erläuterten
Kategorie der Säkularisierung. Von Leibbrands Verständnis einer
„Verweltlichung“ weicht diese erheblich ab: Die eingeführte Kategorie der Säkularisierung ist um die geschichtsphilosophische
Perspektive gekappt, die Leibbrands Begriff der „Verweltlichung“ anhaftet. Erst auf diese Weise wird sichtbar, welche Verbindungen Religion und Naturforschung in der Medizinethik der
Frühen Neuzeit eingehen.

Denn der geschichtsphilosophische Versuch, Religion und
Medizin im Schema von These und Antithese gegeneinanderzu-
stellen, führte in der Wissenschaftsgeschichte zu einer folgenrei-
chen und historisch problematischen Schwerpunktsetzung: zu der
Annahme eines latenten und manifesten ‚Zwiespalts‘ zwischen
Religion und Medizin, der die Gelehrten beständig geplagt und
‚eigentliche‘ Wissenschaft – im Zweifel mit Gewalt – verhindert
habe. Demgegenüber soll hier gezeigt werden, was sich unter der
‚christlichen Prägung‘ frühaufklärerischer Medizinethik verstehen läßt und inwiefern diese mit der Suche nach innerweltlichen
Erklärungen einhergeht: Die im Ergebnis weltliche Medizin, so

wird die Antwort lauten, ist aus dem Entgegengesetzten entstanden, nämlich aus Versuchen, eine christliche Medizin zu begründen.

Um diese These zu belegen, läßt sich auf eine lange Text-Tradition verweisen: auf jene Pflichtenlehren der Mediziner, die vom *Corpus hippocraticum* ausgehen.[7] Mit Hippocrates zielen sie auf eine Medizinethik, die in erster Linie auf das Wohl des Patienten achtet, die gelehrte Streitigkeiten zugunsten der Beschäftigung mit dem Kranken, der Krankheitsdiagnose und der Heilung zurückstellt.[8] Antike, mittelalterliche und frühneuzeitliche Bezugslinien dieser medizinischen Ethik sind längst vermessen.[9] Besondere Aufmerksamkeit erfuhr dabei die ‚Medicus politicus'–Literatur, über die in der Frühen Neuzeit – in vorgegebener oder tatsächlicher Anknüpfung an Machiavelli – manche Kontroverse zu berichten ist.[10] Als Prototyp kann der *Medicus politicus* (1614) des in deutschen Herrscherhäusern sehr gefragten jüdischen Arztes Rodericus à Castro gelten:[11] eine Zusammenschau ganz unterschiedlicher Themen und Ansichten über die ärztliche Pflichtenlehre in Form der ‚Quaestiones' (2.).

Während die Medizingeschichte für die Interpretation ethischer Schriften – mit Gotthard Frühsorge – einen umfassenden Begriff von ‚Politik' ins Zentrum ihrer Untersuchungsinteressen rückt,[12] wurden im Rahmen der heute fast vergessenen Pastoralmedizin, einem Teilgebiet der Pastoraltheologie, theologische Inhalte derselben erschlossen.[13] Erst in der Zusammenschau beider Forschungsbereiche lassen sich auch die noch wenig berücksichtigten medizinethischen Traditionslinien beschreiben: die ‚Medicus religiosus'-Literatur, die der ‚Medicus politicus'-Literatur in der Frühen Neuzeit programmatisch entgegengesetzt wird (3.), und die im Sinne umfassender Systeme angelegten medizinischen Theologien, in denen es vor allem um das Verhältnis von Theologie und Medizin geht (4.).[14]

Dabei will ich die ‚Volksmedizin', heute „medikale Kultur" genannt,[15] weitgehend ausblenden und mich auf die universitäre Medizin, besonders auf die medizinische Fakultät der Universität Halle konzentrieren. Neben der Leidener Fakultät ist sie die innovativste im Mitteleuropas des ausgehenden 17. und beginnenden 18. Jahrhundert.[16] Darüber hinaus will ich die Aufmerksamkeit auf zweierlei lenken: auf die im jeweiligen Text geäußerte Idee des idealen Mediziners, für deren Entfaltung – je nach Genre ('Medicus politicus'- oder 'Medicus religiosus'-Literatur) – eine Fülle von Aussagen über das Verhältnis von Religion, Theologie und Medizin auf den Punkt gebracht wird. Diese Aussagen dienen (werdenden) Medizinern als Antworten auf Grundfragen ihres Faches: auf die Frage über die Ethik im Umgang mit Patienten und Konkurrenten und über ein dem Berufsstand angemessenen Verhalten.

Dabei deuten die titelgebenden Begriffskombinationen dieser medizinethischen Genres nur vage thematische Richtungen an.[17] Mit den begrifflichen Zusammensetzungen wird jeweils ein „character-type, or the idealized portrait of a particular character"[18] entworfen. Als idealer Mediziner gilt zumeist derjenige, der christlich denkt und handelt, sich außerdem höflich und gesellig verhält. Religion und Politik werden darüber hinaus als Wissensgebiete auf die Medizin bezogen – nicht zuletzt, um Aussagen über einen zweiten Themenkomplex zu treffen, der hier auch interessieren soll: über interdisziplinären Beziehungen von 'Theologie' und 'Medizin' und über intradisziplinäre Beziehungen der Medizin. Diese entfalten sich – zumindest in den (wirkungsmächtigen) Textcorpora der 'Medicus religiosus'- und der 'Medicus politicus'-Literatur – in den Mustern von wechselseitigem Einfluß und Konkurrenz.[19]

Für die Idee des idealen Mediziners und für die inter- bzw. intradisziplinären Konstellationen soll geprüft werden, ob und – wenn ja – inwiefern sich der Begriff der Säkularisierung anwenden und gegebenenfalls (als Emanzipation, Funktionalisierung, Christianisierung oder Differenzierung) spezifizieren läßt. Dieses Unterfangen läßt sich am besten mit der Interpretation einer ebenso programmatischen und wirkungsmächtigen wie kontroversen Rede über das Verhältnis von Theologie und Medizin beginnen. Überraschenderweise bestätigt diese Schrift in einer Hinsicht die mittlerweile nur noch selten angewandte Erklärung des-

Begriffs ‚Säkularisierung' als einer ‚Emanzipation' von ‚der Theologie' (1.).[20]

1. Säkularisierung als Emanzipation –
Medizin als Vorbild für die Theologie

Moderne Wissenschaftstheorie gehe, angeleitet durch den Siegeszug der empirisch-induktiven Wissenschaften des 19. Jahrhunderts davon aus, daß Wissenschaftlichkeit erst durch die Emanzipation der Medizin von der Theologie errungen werden konnte, so vermerkt Fritz Krafft im Blick auf den ‚Kulturkampf' um 1900.[21] Wissenschaftlichkeit bemißt sich nach diesem wissenschaftstheoretischen Modell nach dem Grad der Ablösung naturforschender Disziplinen von der Theologie. Bis in die sechziger Jahre des vorigen Jahrhunderts wurde diese Auffassung befördert, besonders in Alasdair C. Crombies *Von Augustinus bis Galilei. Die Emanzipation der Naturwissenschaft* (engl. 1959/dt. 1964). Allerdings spricht Crombie für die Entwicklung wissenschaftlicher Methodologie von einer bloßen Verkürzung der Naturwissenschaft auf eben diese Methodologie, nämlich davon, daß zum Zweck der Ausbildung wissenschaftlicher Methodologie auf religiöse bzw. theologische Rechtfertigungen verzichtet werde.[22] ‚Säkularisierung' bezieht sich hier also auf die Ebene der Normen und Geltungsansprüche. Sie läßt sich als ‚Wegfall religiöser bzw. theologischer Muster der Rechtfertigung' übersetzen.

Daß diese Beschreibung einer Säkularisierung als Emanzipation von der Theologie (nicht allerdings von der Religion) aus der Sicht frühaufklärerischer Zeitgenossen angebracht ist, läßt sich am Beispiel Hoffmanns zeigen. Allerdings ist es nicht möglich, das ‚Modell Crombie' ohne weiteres auf Hoffmann zu übertragen. Seine Überlegungen sind vielschichtiger: Er vertritt für das Verhältnis von Religion, Theologie und Medizin eine Position, die über den ‚status quo ante' hinausgeht – so viel läßt sich behaupten. Religiöse Überzeugungen bleiben dabei aber grundlegend. Sie gewinnen sogar an Bedeutung, und zwar gegen eine, so

Hoffmann, bloß dogmatisch interessierte Theologie. Diese wiederum fällt nicht einfach weg, wie Crombie es nahelegt. Vielmehr kehrt Hoffmann die Verhältnisse um: die Methodologie der Medizin wird einem bestimmten Typ der praktischen Theologie als methodologische Grundlage empfohlen.

Doch erfährt Hoffmanns vielschichtiges Werk zu Recht unterschiedliche und mitunter widersprüchliche Deutungen:[23] hinsichtlich seiner naturphilosophischen Quellen (Neoplatonismus, Descartes, Leibniz usf.) und hinsichtlich der Einordnung seines medizinischen Systems als mechanistisch, animistisch oder dynamistisch.[24] Die Medizingeschichte hat sich mittlerweile darauf verständigt, Hoffmann als Iatromechaniker zu betrachten, der alle nicht-mechanistischen Prinzipien und Erklärungsmodelle ablehne,[25] der eklektisch, in praxi weniger mechanistisch als vielmehr traditionell galenistisch vorgehe,[26] obwohl er mit seinem Hauptwerk, der *Medicina rationalis* (1729), den Galenismus schon überwinde.[27] Es gilt als Synthese von experimentellem Ansatz rationalistisch-mechanistischer Wissenschaft, die alles aus dem Prinzip der Bewegung erklärt.[28]

Schon im Jahr 1702 hält Hoffmann die ebenso berühmte wie umstrittene Promotionsrede *De officio boni theologi ex idea boni medici*.[29] Über die Rede liegt keine Interpretation vor, obwohl sie nicht nur Hoffmanns Thesen über das Verhältnis von Theologie und Medizin, sondern auch den später systematisch entfalteten Mechanismus bereits im Kern enthält. Die Rede gibt Aufschluß darüber, wie Hoffmann über den von ihm selbst beschriebenen ‚status quo ante‘ hinausgehen will, um Theologie und Medizin christlich zu begründen.

Der Titel der *Oratio* ist Programm. Aus der Idee des guten Mediziners leitet Hoffmann durch Analogien und Parallelen die Pflichten des guten Theologen ab. Sein Ziel ist es, die mechanistische Harmonie der Bewegungen des menschlichen Körpers und der Seele für Theologen wie Mediziner zu entdecken und im Sinne der ‚Menschlichkeit‘ („humanita[s]“) zu interpretieren.[30] Ein solch mechanistisches Vorhaben setzt eine Einschränkung voraus, was den Adressaten anbelangt. Was Hoffmann allgemein als ‚Theologie' anspricht, meint die ‚praktische Theologie', mit Philipp Jacob Spener (1635–1705) die ‚praxis pietatis', die in Glaubenspraktiken umgesetzte Theologie.[31] Diese aber lasse sich in vielerlei Hinsicht mit der Medizin gleichsetzen: in bezug auf ihr praktisches Anliegen und vor allem in bezug darauf, daß vor allem der Heilungserfolg zählt. Subtiles Disputieren und doktrinäre Gewandtheit gelten nichts. Vielmehr wird geschätzt, was heilt, was gut auf die Seele respektive auf den Körper wirkt. Eine weitere Gleichsetzung betrifft die Aufgaben von Medizin und ‚praktischer Theologie'. Während die Medizin die Gesundheit des Menschen wiederherstellen und wahren wolle, richte sich die Theologie auf den ‚korrumpierten' Geist, der auf den „status integritatis" rückgeführt und in diesem erhalten werden solle.[32] Darüber hinaus wenden Medizin und Theologie, so Hoffmann, vernünftige und experimentelle Arten der Heilung an.[33]

All diese Gleichsetzungen erscheinen Hoffmann als sinnvoll, weil, so nimmt er an, Medizin und Theologie von jeweils einem unveränderlichen Prinzip regiert werden: Die menschliche Natur, der Gegenstand der Medizin, folge der eingangs angesprochenen gottgewollten Harmonie, indem sie sich auf bestimmte Ziele richte, welche zu beobachten die Pflicht des wahren Mediziners sei.[34] Auch der Theologie gelte Gott als Quelle. Allerdings spreche diese nicht von der gottgewollten Harmonie, sondern vom Willen Gottes, der sich in Wort und Schrift offenbare. Gott sei aber darüber hinaus als ‚Urheber' („auctor") der Heilmittel auch für das Seelenheil der Gläubigen verantwortlich, für sanfte, regelmäßige und harmonische Bewegungen, die ein wahrhaft christliches Leben ‚in Einheit und Geschaftlichkeit' („in unione & socialitate") auszeichnen.[35] Sünde, Krankheit und Laster sind demnach nichts als Abweichungen von der gottgewollten Ordnung, die sich in der mittelbar als ‚materiell' verstandenen Seele äußern. Aus diesen Abweichungen folgen entsprechende körperliche Symptome. Denn sündigt der Mensch, so gerät die körperlich gedachte Seele in Unordnung. Der Mensch wird unruhig und zieht sich schneller Krankheiten zu als einem harmonischen Zustand. Sünde wird auf diese Weise gleichbedeutend mit körperlicher Disharmonie. Zugleich läßt sich sich aber aus der Betrachtung dieser Disharmonie erkennen und behandeln.

Im Prinzip unterscheiden sich Medizin und ‚praxis pietatis' für Hoffmann nur in bezug auf ihren Gegenstand; für beide legt er diesen körperlich an. Ein Unterschied zwischen den beiden praktischen Wissenschaften besteht aber dennoch. Er liegt in den Heilverfahren. Während sich die Mediziner bemühen, die ‚schädigenden Ursachen' („causas laedentes") mit Hilfe ‚verschiedener Zeichen' („varia signa") zu ermitteln,[36] also nicht nur auf Effekte und Symptome zu achten, gehen die Theologen den umgekehrten und – nach Hoffmann – den falschen Weg. Sie begnügen sich mit allgemeinen Betrachtungen über das Heil und die Integrität der Seele, schauen nur nach dem Grad der ‚Mißratenheit' („corruptionis"), nach der Abweichung von den Regeln.[37] Indem sie bloß Symptome kurieren, vermeiden sie jede Ursachenerkenntnis, die doch erst zu wahrem Heil führen könne. Ausschließlich derjenige, der gut erkenne, kuriere auch gut, so Hoffmann.[38]

Theologen hingegen täuschten sich und andere, weil sie ‚mehr auf die Sünden und die Laster des Menschen blickten als auf deren Quelle',[39] die freilich auch bei Hoffmann unbekannt bleibt. Letztere ‚verstopften' die Theologen aber bloß; sie schafften es nicht, sie zum Versiegen zu bringen. Ähnlich wie der Palliativmedizin, die nur die Symptome lindere,[40] ergehe es auch der Theologie. Mehr noch: Die theologischen Heilverfahren seien wider die gottgewollte Natur. Ein alter ‚Sinnspruch' („sententia") der Mediziner besage, daß die Natur die beste Medizin gegen Krankheiten sei. Entsprechend müsse sich der Arzt als ‚Diener' („minister") der Natur und nicht als ihr ‚Lehrmeister' („magister") verstehen.[41] Theologen aber irrten, indem sie glaubten, die gottgewollte Natur des Menschen, nämlich seine Seele, ändern zu können. Ihnen wird die Sentenz der Mediziner empfohlen, um zu wahrer Erkenntnis und zu wirksamen Heilungsverfahren zu gelangen. Schließlich habe Gott längst mitgeteilt, wie das Seelenheil erreicht werden könne. Als ‚Diener' der Natur sollen Pastoren seine Lehre nur verbreiten, sein Werk unterstützen. Denn bei den Geistlichen ersetze das ‚Evangelium, übervoll mit Gnade und

Heil' (evangelium gratiae et salutis plenissimum") die ‚natürlichen Beruhigungsmittel' („genuini sedativi").[42] Ob Theologe,
Mediziner oder bloß gläubiger Christ – für sie alle gelte, daß sie
sich ein reines Gewissen bewahren und jede Gelegenheit meiden
sollen, die sie zu Sünde verführen könnte:[43]

> Glücklich also, dreimal, ja viermal glücklich ist, wer demütigen Geistes
> seine Schwäche, seine Unvollkommenheit erkennt und also täglich beson-
> ders wirksame Heilmittel sowohl zur Vorbeugung als auch zur Heilung ge-
> braucht.[44]

Mit diesen Bemerkungen schließt Hoffmanns Rede – und bleibt
damit letztlich inkonsistent. Denn wenn die Sünde die Ursache
für körperliche Gebrechen ist, dann zielen die Theologen genau
darauf – und der Mediziner heilt nur sekundäre Ursachen, nur die
körperlichen Symptome unchristlicher Handlungen, deren Quelle
im Dunkeln bleibt.

Um die Medizin aber dennoch als methodologisch weltliche,
aber in ihrer Idee gottgewollte und daher wahrhaft christliche
Wissenschaft zu rechtfertigen, zitiert Hoffmann all jene Topoi
und Glaubensüberzeugungen, die in erster Linie aus der protestantischen Theologie bekannt sind: die Schriftgläubigkeit, die
heilende Rolle des Evangeliums, die Reinheit des Gewissens und
die Tugendpraktiken, die natürliche Instinktschwäche und die
Unvollkommenheit des Menschen. Diese Topoi werden gegen
mißliebige Theologen vorgebracht; aus der Idee des guten Mediziner werden die Pflichten des guten (praktischen) Theologen
abgeleitet. Als Feindbilder gelten Hoffmann sophistische Dogma-
tiker und machtbewußte Kleriker – diejenigen Theologen also,
die sich in ihrer Hybris nicht nur über die Natur des Menschen
erheben, sondern sich damit auch gegen den Willen Gottes wenden.

Demgegenüber bestehen die aus der Idee des guten Mediziners
abgeleiteten Pflichten des ‚einfachen' christlichen Theologen in
der Rückbesinnung auf das Evangelium. Als Erweis für die Rich-
tigkeit des zum Zweck der Ableitung vorausgesetzten mechanistischen Welt- und Menschenbildes dient eine überlieferte medi-

zinische Sentenz. Dieser zufolge ist die Welt ganz und gar nach
Gottes Willen eingerichtet; Gottes Wille gilt als Quelle aller Bewegungen und zugleich als Antrieb für ein möglichst harmoni-
sches Fortkommen der Menschen. Damit ist das mechanistische
Verständnis, das auf Nützlichkeit und Wirksamkeit zugunsten
einer Wiederherstellung der gottgewollten Harmonie zielt, als
wahrhaft christlich gerechtfertigt: eine Argumentationslinie, wie
sie aus der Hallenser Aufklärung bekannt ist und von Christian
Wolff für fast jeden belebten und unbelebten Bereich entwickelt
wird.

Mit Hilfe der Gleichsetzung von mechanistischen Vorstellungen und christlichen Glaubensüberzeugungen läßt sich die Überlegenheit der Medizin über ‚die Theologie' glaubhaft versichern.
Dabei emanzipiert sich die Medizin in gewisser Weise von der
Theologie – auch, wenn von letzterer nurmehr ein schemenhaftes
Bild gezeichnet wird, wie es aber im Ausgang aus den konfessionellen Disputen des 17. Jahrhunderts typisch war. Genauer gesagt
‚emanzipiert' sich die Idee von einer mechanistischen Medizin
von einer – nach Hoffmann – dogmatischen, sophistischen, im
Grunde unchristlichen und menschenfeindlichen Theologie.[45] Es
geht also um eine Denkbewegung, die von Verkürzungen und
rhetorischen Übersteigerungen, aber auch von Glaubensüberzeugungen lebt. Bemüht wird ein ‚einfaches Christentum', das im
Ausgang aus den konfessionellen Streitigkeiten zumindest im
Protestantismus als irenisches Denkmuster galt.[46] Doch nutzt
Hoffmann dieses Denkmuster, um mit seiner polemischen Rede
eine aufgeklärte Medizin in Halle zu begründen und sie der ‚praxis pietatis' zu empfehlen – eine Medizin, die sich auf den reinen
Schriftglauben besinnt und mit dem Bezug auf die Bibel zugleich
eine populäre Basis für ihre Lehren gewinnt. Letztere Absicht
wird in Hoffmanns deutschsprachigen Gesundheitslehren deutlich. Die Heilige Schrift wird dort zur Quelle für Geschichten
über Krankheiten, ihr werden Empfehlungen für (potentielle)
Patienten entnommen. Ziel der deutschsprachigen Traktate
Hoffmanns ist es, „die Methode aus der Heiligen Schrifft zu zei-

gen, vermöge welcher ein Mensch gesund und lange leben kann."[47]

Für das Verhältnis von Medizin und Theologie kann also von einer Emanzipation im emphatischen Sinne gesprochen werden: Hoffmann erachtet die mechanistisch-biblizistische Medizin einer nicht-schrifttreuen ‚Theologie' als überlegen. Danach treffen sich Medizin und Theologie im Blick auf einen ‚Gegenstand', nämlich auf die Seele, die als materielles Objekt in den Zuständigkeitsbereich der Medizin, als spirituelles Objekt in denjenigen der Theologie gehört.[48] Spirituelles lasse sich jedoch besser und einsichtiger ‚materiell' erklären: Sünden beförderten – wie schon erwähnt – körperliche Symptome, eine verräterische Unruhe etwa, die den reibungslosen Ablauf des körperlichen Mechanismus störe. Auch in bezug auf ihre Verfahren treffen sich Medizin und Theologie, wobei sich letztere erst auf ihre Pflichten, auf die Auslegung der wahren (mechanistischen) Schöpfung und des Evangeliums besinnen müssen, um im Rahmen einer produktiven Aufgabenteilung zwischen beiden Fächern entsprechende Leistungen erbringen zu können. Zugleich wird das Materiell-Mechanistische als gottgewollt und als wahrhaft christlich überhöht. Die Medizin wird zur wahrhaft christlichen Disziplin erklärt. Weltlich-Christliches wird dem – nach Hoffmann – Scheinreligiös-Theologischen als Vorbild gegenübergestellt.

Infolgedessen kann nur in einem sehr eingeschränkten Sinne von einer Säkularisierung der Medizin und von einer Säkularisierung der Disziplinen überhaupt gesprochen werden. Methode, Gegenstand und Mittel der Medizin (und damit auch der Theologie) werden als weltlich betrachtet; von ihnen wird behauptet, sie seien vormals ‚theologisch' überformt gewesen. Dieser Kontext wird gekappt; Naturforschung wird des Theologischen entledigt. Aber ist damit tatsächlich etwas ‚verweltlicht' worden? Im Gang der Argumentation erscheint die weltliche Wissenschaft Hoffmanns gerade nicht als solche; ihre Legitimität bezieht sie erst aus christlichen Überzeugungen. Nach wie vor gelten der christliche Glaube und die Heilige Schrift als Fundamente der Medizin. Noch immer wird der ‚Streit der Fakultäten' im Blick auf den

Glauben entschieden. Denn um eine neue Leitwissenschaft auszurufen, ist es unverzichtbar, die Medizin als die eigentlich christliche Wissenschaft zu begründen. Vor dem Hintergrund des ‚wahren Christentums', kann die Theologie als der mechanistischen Medizin unterlegen erwiesen werden. Am Ideal des christlichen Mediziners wird dabei ebenso festgehalten wie an einem übergeordneten (‚wahren') christlichen Ideal für die Begründung aller Disziplinen. Abgeschafft werden soll gerade nicht dieses christliche Fundament für die Wissenschaften. Vielmehr kämpft Hoffmann dafür, theologisches Machtstreben, theologische Hybris und dogmatische Engstirnigkeit zu beseitigen. Die christliche Prägung der Mediziner, von der Leibbrand spricht, um sie im Gegenzug mit den innerweltlichen Objekten und Zielen der Medizin zu konfrontieren, läßt sich auch für Hoffmann entdecken: Hoffmann säkularisiert die Methode und die Mittel der Medizin und der Theologie, um sie zu ‚christianisieren'.

Daß weniger konfessionspolemische als vielmehr theologieskeptische Äußerungen aus Hoffmanns *Oratio* klingen, erscheint als typisch für die Hallenser Situation am Beginn des 18. Jahrhunderts. Es dominierte die Kritik am ‚Papismus', an den orthodoxen Fraktionen innerhalb einer pietistischen Obrigkeit. Die Kritik verblüfft, denn noch im ausgehenden 17. Jahrhundert war Hoffmann mit dem Pietisten August Hermann Francke (1663–1727) gut befreundet. Im Jahr 1697 stiftete er die Hälfte des Einkommens aus dem Collegium Clinicum für die Unterhaltung des von Francke gegründeten Waisenhauses.[49] Doch muß das Verhältnis beider in den folgenden Jahren abgekühlt sein.[50] Ein Blick in die „Ego-Dokumente" (Winfried Schulze) des Mediziners könnte hier weiter helfen,[51] aber Briefe Hoffmanns sind so gut wie nicht erhalten.[52] Sein Testament allerdings ist überliefert. Es stammt aus dem Jahr 1742. Ausgerechnet den Theologen der Hallenser Fakultät erweist Hoffmann ganz besonderes Vertrauen: Sie sollen nicht nur einen erheblichen Anteil seiner Barschaft, eine Spende für die Bedürftigen, verwalten.[53] Der Dekan der theologischen Fakultät soll außerdem helfen, das gesamte Testament zu vollstrecken.[54] Über den unmittelbaren historischen und religiösen

Kontext der *Oratio* lehrt das Testament Hoffmanns zwar wenig, aber es zeigt, daß Hoffmann bei aller Polemik und trotz des Konfliktes, den er mit der Rede riskierte, nicht mit den Hallenser Theologen brach.

Hoffmanns Rede kann auch nicht als eine Parteinahme für seinen Hallenser Kollegen Christian Thomasius verstanden werden, der als ‚Verfolger der Ketzermacher‘ und Kritiker der ‚Papisterey‘ so berühmt wie berüchtigt war. Hoffmann gilt spätestens seit seiner Dissertation *Theoremata physica* (1694) nicht als Gleichgesinnter des Kollegen.[55] Die Dissertation des Anatomen wurde nicht nur als eine Antwort auf Thomasius‘ Poiret-Dissertation verstanden, sondern auch als Forderung nach einem akademischen Spezialistentum, nämlich dafür, daß Thomasius Fragen der Physik besser den Naturforschern überlassen solle.[56] Denn die Thomasische Unterscheidung zwischen Körper, Geist und Seele verkenne den aktuellen Stand der naturforschenden Disziplinen und bemühe längst überholte Urteile.

Enttheologisierung, Entdogmatisierung und Christianisierung – so könnten die Stichworte lauten, die auf die Bemühungen vieler Frühaufklärer zutreffen, auf Thomasius wie auf Hoffmann. Will man eine Säkularisierung der Medizin jedoch aus der Mechanisierung und aus der ‚Rationalisierung‘ des Welt- und Menschenbildes erklären, wie Leibbrand u.a. es unternehmen, so trägt diese Erklärung nur für den weltlichen Teil der Lehre Hoffmanns. Anderes könnte für ein Erklärungsmodell gelten, das ebenfalls mit dem Begriff der Säkularisierung verbunden und vor allem auf die Staatslehren der Frühen Neuzeit angewendet wurde. Gemeint ist die Überlegung, daß in der höfischen Politik, in der Moralistik und vor allem in den Klugheitslehren Machiavellis die Religion nurmehr ‚funktionalisiert‘ oder ‚instrumentalisiert‘ werde, daß sie ihre christlichen Werte zugunsten von ganz und gar weltlicher Arkanlehre, zugunsten von Machtkalkül und politischer Strategie verliere. Für die im Heiligen Römischen Reich entstandenen politischen Lehren wurde das Vorkommen dieser Argumentationsfigur mit Verweis auf die christliche und neo-stoizistische Basis fast jeder politischen Lehre bestritten.[57] Es läßt sich auch für jene medizinethischen Schriften bezweifeln, die sich dem ‚politischen Machiavellus' widmen.

2. Säkularisierung als Funktionalisierung – Klugheitslehren in der Verhaltenstraktatistik

In der Medizinethik wird immer wieder an die Ausbildung der als unverzichtbar geltenden humanistischen Kenntnisse appelliert.[58] Der ‚Machiavellismus' hingegen wird als Schimpfwort aufgefaßt. Er steht für eine mißachtete Lebens- und Arbeitsform des Mediziners. Der ‚medicinische Machivellismus' widerspricht christlich-humanistischen Werten; der bloß auf den Eigennutz, auf das gute Geschäft und auf sein gesellschaftliches Ansehen bedachte Arzt fällt nicht unter das Ideal des Mediziners. Ahasver Fritschs Sündenregister *Medicus Peccans* (1684) veranschaulicht, was mit dem Feindbild des machiavellistischen Arztes verbunden wird.[59] Demgegenüber ist es das Ziel der ‚Medicus politicus'-Literatur, beruflichen Erfolg und moralisches Verhalten in Einklang zu bringen. In der frühen Literatur diesen Typs (de Castro) wird das Ideal des politischen Mediziners umfassend vorgestellt. In späten Beispielen desselben Typs (Hoffmann, Carl) werden die Streitigkeiten der zu Beginn des 18. Jahrhunderts erst entstehenden Hallenser Ärzteschulen, der Mechanisten (Hoffmann) und der Stahlianer (Alberti, Carl) deutlich.[60] Strittig ist dabei vor allem eines, nämlich die Religion.

Diese jedoch steht in de Castros (1555–1637) *Medicus-Politicus: Sive de Officiis Medico-politicis Tractatus* (1614) bezeichnenderweise nicht im Vordergrund.[61] Er zitiert zwar aus dem Alten Testament, um zu zeigen, daß die Medizin eine Gabe Gottes sei.[62] Einen Beleg dafür findet er im Buch des Propheten Hesekiel. Dieser spricht von einem Tempel, aus dem Wasser für die umliegende Landschaft fließt; die dort wachsenden Blätter sollen als Arznei dienen.[63] Doch müssen diese Gaben in der Weise bewahrt werden, wie es die Gesetze vorgeben, die Mose von Gott empfing. De Castro erwähnt in diesem Zusammenhang die Vergehen gegen Leib und Seele, in denen Gott durch Mose festlegen läßt, wer im Falle eines Streits das Arztgeld zahlt.[64] Was das Verhältnis von Medizin und Religion anbelangt, so gelangt de Castro aber nur zu wenig kontroversen Aussagen, die noch in der Medizinethik des frühen 18. Jahrhunderts zustimmend aufgenommen werden.[65] Von ‚Christus medicus' ist im *Medicus-Politicus* bezeichnenderweise keine Rede; dafür prangert de Castro – ganz typisch für jede Kritik am Berufsstand der Mediziner – ‚Begierde' („Concupiscentia"), ‚Genußsucht' („Luxuria") und ‚Unmäßigkeit' („Intemperantia") als ärztliche Kardinallaster an;[66] er betrachtet den idealen Mediziner demgegenüber als gut und rechtschaffen.[67] Doch geht der letzte Aspekt in dem Unternehmen auf, eine Klugheitslehre, eine Politik und zugleich eine „Haushaltskunst" für den Mediziner zu formulieren.[68] Denn de Castro, der in Salamanca studierte, zieht im Jahr 1596 nach Hamburg, steht sich dort mit den Behörden gut, hat als Jude aber mit Anfeindungen der Geistlichkeit zu kämpfen und gibt sich deshalb zunächst als Katholik aus.[69] Nicht umsonst ist der Text also den Hamburger Konsuln Vincenz Möller und Hieronymus Vogler gewidmet:[70] Mit dem *Medicus-Politicus* geht es de Castro nicht nur um die Institutionalisierung Medizin in der Hansestadt, sondern auch um die moralische Verteidigung seiner Tätigkeit und seiner Lebensweise als Mediziner.[71]

Anders verhält es sich mit der umstrittensten Schrift über den ‚Medicus politicus', in der aus der Erfahrung bloß nachgezeichnet werden soll, wie die medizinische Praxis funktioniere. Dem anonymen, sich ‚Philiater' nennenden Autor des *Machiavellus Medicus* (1698) geht es nicht darum, den beschriebenen ‚empirischen Machiavellismus' als akzeptabel zu preisen, sondern vielmehr – man mag es dem Autor abnehmen oder nicht – um die Beschreibung von moralisch höchst zweifelhaften Beispielen für ‚machiavellistisches' Fehlverhalten.[72] Gottlieb Stolle, der Thomasius-Schüler und produktive Kompilator, glaubt Philiater diese Absicht nicht und fordert in seiner *Anleitung zur Historie der Medicinischen Gelahrtheit* (1731) eine Übersetzung des als skandalös empfundenen Textes im Sinne eines Negativbeispiels.[73]

Über die Religion ist Philiaters ‚Negativbeispiel' verdächtig wenig zu entnehmen. Den ‚machiavellistischen Mediziner' wird sie nicht interessiert haben – es sei denn, er konnte sie zu seinen Zwecken verwenden. So lautet die einzige den Bereich der Religion berührende Regel:

> Wenn du eine vielbesuchte Praxis haben willst, schaue nach einer gewinnbringenden Ehe und verhandle vertraulich mit den Predigern, damit du empfohlen wirst.[74]

Wie die Regel sagt, geht es im Blick auf die Religion zum einen um die Funktionalisierung bzw. um die Instrumentalisierung eines kirchlichen Rituals, nämlich der Hochzeit, und zum anderen darum, Verbindungen zum Klerus aufzubauen und diese geschickt zu nutzen. Der Arzt wird zum Kostgänger der Priester; er soll sich mit diesen gut stellen.[75] Denn die Prediger ‚bedienen' die gleiche Klientel wie der Arzt; als ‚Seelsorger' besuchen sie die Patienten genauso oft wie der um das physische Heil bemühte Arzt. Sie können diesen außerdem an potentielle ‚Kundschaft' weiterempfehlen. Um die Gunst der Kleriker zu erwerben, wird dem Neuling am Ort empfohlen, ihnen Arznei zu schenken, „[...] denn sie sind sehr neugierig darauf."[76] Werden die Umworbenen selbst krank, dann soll der Mediziner nichts für seine Dienste verlangen: Wohlversorgte Prediger erwiesen sich allzuoft als geizig, könnten dem Mediziner aber durch einen Dank von der Kanzel erst recht zu großem Ansehen, Zulauf und damit zu materiellem Wohlstand verhelfen.[77]

Philiaters Text stellt also selbst im ‚machiavellistisch-politischen' Schrifttum der Mediziner eine Ausnahme dar, was die Säkularisierung der Religion im Sinne einer Funktionalisierung bzw. Instrumentalisierung derselben anbelangt. Blickt man auf Hoffmanns *Medicus politicus sive regulae prudentiae* (1736) / *Politischer Medicus, oder Klugheits-Regeln* (1752), der nicht nur in der Auflagenhäufigkeit mit de Castros *Medicus-Politicus* vergleichbar ist,[78] so zeigt sich, daß Hoffmann – vielleicht auch um die Skandalschrift Philiaters vergessen zu machen – der Religion einen zentralen Stellenwert in seiner medizinischen Pflichtenlehre zubilligt. Sie wird im ersten Kapitel beschrieben. De Castro beispielsweise handelte an derselben Stelle zwar über den religiösen Ursprung der Medizin, aber in erster Linie über die Medizin als Disziplin. Bei Hoffmann hingegen stimmt die Beschäftigung mit der Religion auf die nachfolgenden insgesamt 200 Verhaltensregeln für den idealen Mediziner in seinen unterschiedlichen Lebens- und Berufssituationen ein. Das Kapitel ‚Von der Religion und den Studien eines Mediziners' beinhaltet aber nur acht Regeln, von denen wiederum nur vier auf die Religion zutreffen. Im Blick auf die Gesamtlänge des Kapitels (im lateinischen Original) ist der Religion gerade ein Viertel der Seitenzahlen gewidmet.[79]

Betrachtet man Hoffmanns Regeln eingehend, so leuchtet unmittelbar ein, warum die Religion zwar an zentraler Stelle, aber dennoch nicht übermäßig ausführlich behandelt wird: ‚Der Arzt sei Christ' („Medicus sit Christianus"), so lautet die erste Regel.[80] Der Mediziner beweist sich – gut protestantisch gedacht – durch Werkheiligkeit, durch das, was er glaubt und vor allem dadurch, wie er es umsetzt. Zu den obersten Christen-Pflichten des Mediziners zählen daher das ‚Mitleid' oder die ‚Barmherzigkeit' („misericordia[]") – praktisch ausgeübt durch die kostenlose Behandlung Armer –, die Unterdrückung von ‚Hoffart' („superbia") und die Demut.[81] Er soll gegenüber allen Menschen gleichermaßen höflich und in seiner Haushaltung bescheiden sein, denn gerade er, der so oft mit dem Tod konfrontiert sei, müsse um die Endlichkeit des bloß äußerlichen Lebens wissen: ‚Was ist demnach das Leben des Menschen? Nichts, als ein Schatten.'[82]

Mit der zweiten Regel wird die erste in ihrer Ausrichtung auf ein tätiges Christentum unterstützt: ‚Der Arzt soll mäßig sein und nicht viel über Religions- und Glaubenssachen mit den Zuschauern erörtern.'[83] Viel mehr läßt sich darüber nicht sagen. Der Arzt gehe mit gutem Beispiel voran, er soll ‚der Christlichste' („christianissimus") unter allen Bürgern sein und gerade deshalb in Fragen der Religion ‚viel Vernunft und Kontroversen' („multum rationibus & controversiis") meiden.[84] Schließlich soll sich der Arzt nicht als Kontroverstheologe beweisen.

Auf die zweite und dritte Regel verwendet Hoffmann vergleichsweise mehr Mühe, weil beide Regeln Probleme behandeln, die in einen umstrittenen Grenzbereich von Religion und Medizin hineinfallen. ‚Der Arzt soll kein Atheist sein‘ („Medicus non sit Atheus"), fomuliert Hoffmann für die zweite Regel, mit der er sich gegen gleich zwei Gruppierungen wendet.[85] Bei der ersten Gruppe handelt es sich um die ‚groberen‘ („crassiores") Atheisten, um diejenigen, die – der stoischen Philosophie folgend – Unterschiede zwischen Natur und Gott leugnen.[86] Noch weitaus schlimmer und wirkungsvoller erscheint Hoffmann aber die zweite Gruppe. Es handelt sich um die ‚subtileren‘ („subtiliores") Atheisten, die sich als Pseudo-Cartesianer auf die Philosophie Descartes‘ bloß berufen, ohne Descartes richtig auszulegen.[87] Diese überspitzten und verfälschten das von Descartes angeführte Gleichnis des Uhrmachers, der eine Uhr verfertige, welche fortan auch ohne ihn laufen könne. Hoffmann besteht demgegenüber – mit Descartes – darauf, daß Gott nicht nur die Ursache aller Dinge sei, sondern diese auch erhalte: Er sei es, der täglich Gnade erweise und damit für den sittlichen Fortgang des irdischen Lebens sorge.[88]

‚Der Arzt soll nicht abergläubisch sein‘ („Medicus non sit superstitiosus"),[89] so lautet die vierte Regel. Sie wird ausführlich erläutert und wiederum auf zwei Gruppen, auf eine ‚grobere‘ und eine ‚subtilere‘ Gruppe, angewendet. Zur erstgenannten zählen die Enthusiasten, Schwärmer und Quäker, wobei Hoffmann den Ursprung aller drei Richtungen im Platonismus vermutet. Angespielt wird damit aber nur auf die Annahme, das „lumen naturale", die Annahme quasi-religiöser und immaterieller Prinzipien, reiche schon aus, um zu glauben. Hier vertraut Hoffmann demgegenüber auf die ‚Vernunftschlüsse‘ der Theologen, genauer auf deren Gnadenlehre: ‚Licht der Natur‘ und Gnade werden insofern unterschieden, als daß die letztere erst durch das Wort und durch die Sakramente gewirkt werde und nicht durch bloße Vernunfteinsicht erreichbar sei. Mit diesem theologischen und offenbarungsreligiösen Einwand trifft Hoffmann auch seine Gegner Georg Ernst Stahl (1659–1734) und dessen Schüler Michael Alberti

(1682–1757),[90] deren animistisches System er zum Aberglauben des ‚groberen' Typs zählt.[91]

Doch bleibt noch der ‚subtilere' Aberglaube zu widerlegen, der sich in der Chiromantie, in der Alchemie, in der Astrologie, in der Physiognomie und in der Zauberkunst finde.[92] Allem Anschein nach geht es Hoffmann hier um den Nachweis, daß aus den genannten ‚Pseudo-Wissenschaften' keine Erkenntnis erwachse, also ist es ihm – strenggenommen – nicht um ein Phänomen zu tun, das auf ‚Religion' zu beziehen wäre. Er erläutert, daß man mit Hilfe der Astrologie nichts vorhersagen könne, in der Physiognomie und Chiromantie nur zu falschen und verwirrenden Ergebnisse komme, daß sich die Alchemie darüber hinaus als aus rein materiellen Interessen erwachsene Pseudo-Kunst erweise. Dennoch verhandelt Hoffmann die Pseudo-Wissenschaften im Kapitel über die Religion: Sie sind für ihn nicht mehr als ein Aberglaube, dem (quasi-)religiöse Wahrheiten entgegengehalten werden sollen. Der Student der Medizin soll diese Wahrheiten nicht prüfen, sondern als ‚Religion der Mediziner' glauben. Dieselbe religiöse Überzeugung kommt zum Tragen, wenn es darum geht, den medizinischen Gegner zu widerlegen, der – wie Stahl und Alberti – gerade nicht auf dem Feld der Naturforschung, sondern auf dem Feld der Religion geschlagen wird.

Wolfgang Eckart beschreibt den ‚Medicus politicus' Hoffmanns als einen professionellen Mediziner mit Esprit.[93] Blickt man auf Hoffmanns Aussagen über die Religion des ‚Medicus politicus', so erweist sich diese Kennzeichnung als ungenau. In der Rückschau auf Hoffmanns *Oratio* läßt sich seine Position im Jahr 1736 (also vor dem Hintergrund seines nicht mehr eindeutig als offenbarungsgläubig zu verstehenden Alterswerk *Exercitatio de optima philosophandi ratione,* 1741)[94] in ihrem Spannungsverhältnis zur Theologie kennzeichnen: einerseits soll die Medizin als eigenständige Disziplin gegen die Theologie nicht nur abgegrenzt werden, sondern dieser hinsichtlich eines gemäßigt-aufklärerischen ‚wahren Christentums' und hinsichtlich der ebenso einfachen, nicht-sophistischen und nicht-dogmatischen, dafür aber vernünftigen Methodologie sogar als Vorbild dienen. Andererseits kann Hoffmann – auch in Abgrenzung gegen seine schwärmerisch-animistischen Gegner – nicht auf die Theologie in ihrer ur-protestantischen Form verzichten: Der Bezug auf die universalistische Gnadenlehre dient als Beleg dafür, daß nur dort die Glaubenswahrheit zu suchen sei. Darüber hinaus speist sich das Ideal des ‚wahren Christentums‘ als eine Praktik des einfachen, armen und gottgefälligen Lebens aus protestantischen Grundsätzen.

Seitens der Stahl-Schule besteht dieses Spannungsverhältnis zur Theologie nicht. Als Beispiel dient mir ein Text, der im Zusammenhang mit der ‚Medicus politicus‘-Literatur behandelt wird, obwohl sich die Einordnung des Textes als schwierig erwies. Gemeint ist die *Vorstellung vom decoro medici* (1723) des radikalpietistischen Stahl-Schülers Johann Samuel Carl (1667–1757),[95] gegen die Hoffmann möglicherweise implizit polemisiert. Denn er spricht vom ‚groberen‘ Aberglauben und damit über solche Mediziner, die – wie Carl – an ein „lumen naturale" glauben.[96] Barbara Elkeles‘ Ansicht, die Schrift falle von ihrer Entstehungszeit her und durch ihre pietistische Prägung aus dem Genre heraus,[97] will schon aufgrund dieser Polemik Hoffmanns nicht einleuchten. Bezeichnenderweise ordnete Eckart Carls Text als christlich und als gegen den medizinischen Machiavellismus gerichtet in die Genre-Entwicklung ein.[98] Dem Gegenstand angemessen rechtfertigt er seine Einordnung damit, daß ethische Schriften nicht nur über die Festlegung von Pflichten handelten, sondern über die „Etikette" der Mediziner[99] – oder, um es mit Thomasius zu sagen, über das „decorum", das Carl sogar in den Titel seines Traktats aufnimmt.

Doch geht es mir hier nicht um die bereits bekannten Beziehungen der Stahl-Schule zu Thomasius,[100] sondern um das Verhältnis von Medizin und Theologie. Carl beschreibt es als eine enge Verbindung. Der Mediziner solle sich nicht nur (anders als später bei Hoffmann) ‚in praxi‘ religiös ‚verhalten‘, sondern sich auch ‚in theoria‘ mit der Theologie auseinandersetzen, um „das Mysterium vitalitatis [d.i. das ‚lumen naturale‘] [...] deutlich mit einer mathematischen Demonstration der Gewißheit" einsehen und darstellen zu können.[101] Danach erweist sich die Theologie als Lehre über diese Einheit, die durch „den physicalischen Mechanismum", so Carls implizite Polemik gegen Hoffmann und Wolff, ketzerischerweise verbannt werde.[102] Die ‚praktische Theologie' der Mediziner ist als „Decorum Theologiae Practicae" formuliert:

> Daß das innere Christenthum sey die reine/ treue/ aufrichtige Liebe Gottes/ das äussere aber eine ungeheuchelte/ un-interessirte/ redliche Liebe des Nächsten/ worinnen wir uns täglich zu üben/ ja täglich mehrern Unterricht wider alle Schlangen-Tücke und Fleisches-Vortheil nehmen müssen.[103]

Anders als Hoffmann in seiner *Oratio* und später in seinem *Medicus Politicus* das ‚wahre Christentum' des Mediziners beschreibt, befördert Carls praktisch-theologisches „decorum" durch die Zweiteilung in eine ‚innere' und ‚äußere' Sphäre – wie auch durch die Hinwendung zu einem „lumen naturale" – eine dualistische Sicht.[104]

Nimmt man all diese Beobachtungen zusammen, so läßt sich die Verhaltenstraktatistik, wie sie in der ‚Medicus politicus'-Literatur des 18. Jahrhunderts angelegt ist, als Streit medizinischer Schulen beschreiben, in dem es aber bezeichnenderweise um theologische Fragen geht: um den ‚wahren Gott' („lumen naturale" oder Offenbarung) als den Schöpfer der Natur, um das ‚wahre Christentum' (dualistische Vorstellung oder ‚einfacher' Protestantismus) als Grundlage medizinischen Glaubens und damit insgesamt um die ‚wahre Lehre'. Es scheint, als werde die Bedeutung, die diesen theologischen Fragen zugemessen wird, erst in die ‚Medicus politicus'-Literatur importiert. Für de Castro jedenfalls spielte die Religion überhaupt nur eine sehr eingeschränkte Rolle; sein *Medicus-Politicus* wird aber dennoch von protestantischen Gelehrten der deutschen Frühaufklärung gelesen.

Blickt man nach dieser Christianisierung der ‚Medicus politicus'-Traktate auf die in Hoffmanns Kapitel über die Religion angelegte Verhaltens- und Glaubenslehre, so liegt es nahe, Max Webers Säkularisierungsbegriff zur Erklärung derselben heranzuziehen: Werkheiligkeit, das in das irdische Leben verlegte Ideal tätiger Nächstenliebe, die „innerweltliche Askese" desjenigen, der sich bescheiden verhält und um die Vergänglichkeit des bloß Äußerlichen weiß – all das beschreibt Weber plausibel als Säkularisierung des Protestantismus aus sich selbst heraus.[105] Für die Medizinethik läßt sich zeigen, wie religiöse Ideen dort nach und nach in einem weltlichen Erkenntnisinteresse und in einer weltlichen Methodologie aufgehen. Diese dient zwar nach wie vor zur Ehre Gottes, doch verändert sich die Art und Weise dieser ‚Verehrung' im Gang der Frühen Neuzeit erheblich.

Demgegenüber läßt sich das hier angesprochene Erklärungsmodell der Funktionalisierung bzw. der Instrumentalisierung von ‚Religion', das mit dem Begriff der Säkularisierung – vor allem im Blick auf den Namen Machiavellis – verbunden wurde, nur für den Ausnahmefall Philiaters anwenden. Gemeint ist das eingangs erläuterte Erklärungsschema, demzufolge ‚Religion' für Weltliches in den Dienst genommen werde. Es betrifft – im Blick auf die Beispiele – zwei Ebenen: erstens die tägliche Praxis des Mediziners. In den meisten Traktaten über den ‚medicinischen Machiavellus' ist allerdings davon die Rede, daß die Mediziner ihren Christenpflichten Genüge tun sollen. Sie entsprechen den Aufgaben des Mediziners. Zweitens könnte unter dem Aspekt der Funktionalisierung bzw. der Instrumentalisierung aber auch der Stellenwert von ‚Religion' für medizinethische Kontroversen etwa an der Universität Halle beschrieben werden. Ich will diese Überlegung später aufgreifen.

Doch zunächst soll es um die Verbindung von Christenpflicht und medizinischer Tätigkeit, um den Gehalt der religiös begründeten Medizinethik gehen. Denn die Ärzte folgen – zumindest ihrem schriftlich verbürgten Selbstverständnis nach – dem, was in der Bibel über sie ausgesagt und von ihnen gefordert wird: der Frömmigkeit, die schon ‚Christus medicus' vorführt.[106]

3. Christianisierung und Theologisierung –
Biblizistische Vorstellungen für eine christliche Iatrotheologie

Blickt man in die Medizingeschichte, so läßt sich vom langfristigen Erfolg Hoffmanns und seiner Vorstellungen sprechen. Doch stellt sich die Geschichte als komplizierter dar, betrachtet man andere theologisch-medizinischen Dispute in Halle sowie im Hallenser Umfeld. Diese verbinden sich vor allem mit dem Namen Albertis.[107] Bereits Karl Eduard Rothschuh berichtet ausführlich über den Werdegang und über die Anliegen des Nürnberger Predigersohns, der zunächst in Altdorf bei seinem Schwager Joachim Lange Theologie und später in Halle Medizin studiert.[108] Gefördert von August Hermann Francke und – wie Carl – von dem Hoffmann-Kontrahenten Stahl, promoviert er bei Stahl und vertritt als Medizinprofessor dessen Lehren. Doch gilt ihm die Theologie nach wie vor als oberste Wissenschaft;[109] wohl deshalb spricht Heinrich Pompey von Alberti als dem „erste[n] eigentlich[n] pastoralmedizinische[n] Schriftsteller".[110] Aus einem charakteristischen Amalgam von Theologie und Medizin entsteht hier, was Rothschuh treffend als Hallensischen Typ der christlichen Iatrotheologie kennzeichnet.[111] Diese Iatrotheologie gilt ihm aber nicht als innovativ – im Gegenteil:

> A[lberti] war einer der eifrigsten und relativ bedeutendsten Anhänger Stahl's; sein ganzes Streben ging dahin, die animistische Lehre seines Meisters zu predigen, zu verbreiten, aufzuklären, sie gegen alle Angriffe zu vertheidigen, und er ist dieser Aufgabe nicht ohne Geschick gerecht geworden. Mit einer, wenn auch seichten, philosophischen, und mit ästhetischer Bildung verband er eine umfassende medicinische Gelehrsamkeit und so hat er sich auf den verschiedensten Gebieten, so im Leben, wie in der Wissenschaft mit gleicher Mittelmäßigkeit bewegt.[112]

Albertis Lehre findet sich zusammengefaßt in seinem opus magnum, dem *Specimen Medicinae Theologicae* (1726), auf das ich an anderer Stelle eingehen will. Einzelne Kapitel desselben stimmen allerdings Wort für Wort mit Dissertationen überein, denen Alberti präsidierte.[113] Hier will ich ein Teilproblem betrachten, das Alberti ebenfalls vor Erscheinen des *Specimen* in einer Dissertation behandeln ließ. Es interessierte auch die theologischen Gegner Hoffmanns. Gemeint ist die Idee des ‚Christus medicus‘.

a) ‚Christus medicus‘ als Vorbild

Ignatius von Antiochia bezeichnete Christus um 110 erstmals als ιατρος (Arzt) und prägte damit den Begriff ‚Christus medicus‘.[114] Doch erwies sich der Begriff – wohl durch die Nähe zu heidnischen und gnostischen Vorstellungen – als interpretationsbedürftig:[115] In der frühchristlichen Gemeinde des zweiten und dritten Jahrhunderts hallten die Mythen über die Wundertaten des vorgriechischen Erdgottes Asklepios, des Patrons der Ärzte, der später als Sohn des Heilgottes Apollon in die Ahnenreihe der griechischen Götter aufgenommen wurde, noch nach.[116] ‚Apollo medicus‘ wiederum war nicht zuletzt deshalb der Gott der Musik und des Gesangs, weil beidem heilkräftige Wirkung zugesprochen wurde.[117] ‚Christus medicus‘ aber sollte nicht durch die erfolgreiche Anwendung medizinischen Geheimwissens auf den bloß ‚äußerlichen‘ Körper als anbetungswürdig erscheinen, sondern der frühchristlichen Gemeinde als Sohn Gottes vorstehen, als der stellvertretend für alle am Kreuz Gestorbene, als derjenige, der sich der Gemeinde anteilnehmend und fürsorgend zuwendet.[118] In der frühchristlichen Literatur galt er darum als Arzt des Leibes *und* als Arzt der Seele.[119] Augustinus spitzte dieses Verständnis in charakteristischer Weise zu: Das den Taten den Heilands innewohnende therapeutische Element wurde zur Metapher für die Suche des einzelnen Menschen nach seelischem Heil.[120]

Diese Christianisierung der antiken Medicus-Idee zur ‚Christus medicus‘-Idee setzte sich durch. Philologen, Theologen und Mediziner der Frühen Neuzeit nutzen sie topisch, und zwar sogar für Paracelsus,[121] forschen aber auch nach ihrer Herkunft und nach ihrem genauen Inhalt. Sie fahnden im frühen Christentum ebenso danach wie bei den Kirchenvätern oder bei Galen.[122] Auch für Mediziner pietistischer Prägung wie Alberti gehört die Idee zu

den Topoi medizinischer Theologie. Dabei hegt er keine ‚Berüh-
rungsängste‘, was die Herleitung der Idee des idealen Mediziners
aus der ‚heidnischen‘ Antike anbelangt – vorausgesetzt, die
christliche Tradition ließ sich als überlegen erweisen.[123] In der
Hallenser Dissertation von Christian am Ende, der Alberti im Jahr
1725 vorsitzt, wird deutlich, wie sich dieser Topos noch immer
ganz unzeitgemäß aufgreifen und der Hallenser Situation anpas-
sen läßt.[124]

Immer wieder bezieht sich Alberti – und mit ihm auch am Ende – auf eine Autorität: auf den Dresdener Hofprediger, den
schon angesprochenen wirkungsmächtigen lutherischen Pietisten
Philipp Jacob Spener. Seit Herausgabe der *Pia Desideria* (1675)
zählte Spener zu den bekanntesten Theologen seiner Zeit; die ihn
auszeichnende Mischung aus orthodoxem Pietismus und aufklä-
rerischem Engagement zog jedoch nicht nur Pietisten an; auch
Hoffmann schätzte Spener, und zwar für sein naturforschendes
Engagement. Spener war es, der die Studenten der Theologie mit
den Grundlagen der Naturforschung vertraut machen wollte. In
Die Evangelische Glaubens-Lehre, der Sammlung von Speners
Kanzelansprachen über die sonntäglichen Perikopentexte, ist u.a.
eine Predigt über Petri Fischzug enthalten, in der er ‚Wunder‘ als
ein theologisches und naturwissenschaftliches Problem untersucht.[125] Daran anknüpfend geht es am Ende und Alberti in *De
Medicina Christi Divina et Miraculosa* um zwei Fragen, die aus
ihrer Sicht einer ebenso pietistischen wie biblizistischen Klärung
bedürfen: Was unterscheidet die Wunder Christi von den Wirkungen medizinischer Kuren und wie hat sich der Arzt im beginnenden 18. Jahrhundert angesichts dessen zu verhalten?[126]

Auf den Punkt gebracht wird, was noch immer als Motivation
für christliche Medizin gelten kann: Christliche Medizin definiert
sich aus den Bedürfnissen des per se ‚kranken‘ Menschen. Denn
‚nach dem Sündenfall‘ („post lapsum“) ist der „status integritatis“
des Menschen verloren; die ‚Vergänglichkeit‘ („corruptibilitas“)
– und damit auch die erst im Jenseits beendbare seelische (sowie
die physische) Krankheit – haben den gefallenen Menschen eingeholt.[127] Vor dem Sündenfall habe der Mensch noch über unend-

liche psychische Kräfte verfügt, von dem ihm nurmehr „verborgene[]/ heimliche[]/ zum Theil unbekannte[] Kräffte[] und Würk-
kungen der Menschlichen Seele" blieben.[128] Auf dem Prüfstand
stehe hier aber nicht die seelische Heilung des Menschen, sondern die Erklärung von wundersamen Heilungen der körperlichen
Leiden. Schließlich wirkten die Kuren mancher Ärzte besser als
die anderer. Haben die erfolgreichen Mediziner etwa einen Pakt
mit Satan geschlossen?[129] Am Ende und Alberti verneinen diese
Frage mit Spener: Es gebe geschickte, in der Medikamentenlehre
ebenso wie in der Anwendung medizinischer Kuren erfahrene
Ärzte, deren Taten nur so erschienen, als seien es „Wunder-
Wercke[e]".[130] Wunder, die Auferweckung von Toten etwa, seien
Gott selbst und seinem eingeborenen Sohn vorbehalten. Es handele sich dabei um heilende Wirkungen, die ganz plötzlich und
‚wider die Natur' erfolgten.[131] Medizinische Kuren hingegen
könnten erst im Laufe der Zeit wirken.

Alberti und am Ende geben sich mit dieser Unterscheidung
von Wundern und medizinischen Heilungserfolgen zufrieden, wie
Spener sie traf.[132] Ihre Eigenleistung bezieht sich vordringlich auf
die zweite Frage: auf die Frage, was für den Mediziner aus dieser
Unterscheidung folgt. Der Mediziner verhalte sich demütig, übe
sich in tätiger Nächstenliebe und vertraue im komplizierten medizinischen Fall auf die Allmacht Gottes, so läßt sich ihr Plädoyer
für eine christliche Medizin zusammenfassen. Sie gehen dafür
von der Idee des ‚Christus medicus' aus:

> Christus [...] ist Arzt hinsichtlich des Namens und hinsichtlich der Pflicht,
> hinsichtlich der Verheißung und hinsichtlich der Erfüllung, hinsichtlich des
> Geistlichen und hinsichtlich des Fleischlichen, alles in allem durch Worte
> und Tatsachen, durch Kraft und Tat, bei dauerhaft weisester, gerechtester
> und heilsamster Leitung und Tätigkeit [...].[133]

Christus also ist der wahre Arzt.[134] Er wirkt durch sein moralisch
gutes Beispiel und – nicht zuletzt – durch Wunder. Er zückt weder Messer noch Skalpell, sondern setzt um, was am Ende und
Alberti den neutestamentarischen Berichten über die Heilung
Kranker und den Psalmen entnehmen.[135] Nach wie vor wird

‚Christus medicus' aber auch als Metapher für die göttliche Botschaft des Heilands betrachtet. Wieder orientiert sich die Iatrotheologie eng an der Theologie, deren „Magd" sie – bei Alberti und seinen Schülern – noch in der ersten Hälfte des 18. Jahrhunderts ist.[136] Entsprechend hält diese christliche Medizin nicht nur eine Sündenlehre, sondern auch eine Lehre der Gnadenwahl – für Kranke wie Ärzte – bereit, die auf dem Gebot der Nächstenliebe ruht. ‚Krankheit' gilt dabei einerseits als Ausdruck persönlicher Sünde, andererseits aber auch als göttliche Auszeichnung, als eine Auszeichnung für den Kranken, den Gott – wie seinen Sohn – durch Leiden prüft.[137] Für alle Beteiligten wird ‚Krankheit' zur Probe der Barmherzigkeit, zum Anlaß für einen tätigen Dienst am Nächsten. Nicht die körperliche Heilung steht hier im Zentrum, sondern die Heilsbotschaft Christi, die der Kranke im Diesseits wie im Jenseits empfangen könne.

Auf diesen Prozeß könne der weltliche Arzt bloß helfend einwirken, und zwar nur dann, wenn er der Anweisung folge, es ‚Christus medicus' gleichzutun: Christus werde ‚nachgeahmt' („imitetur"), so heißt es.[138] Was das bedeutet, läßt sich aus der Erläuterung der Idee von ‚Christus medicus' erschließen. Der Arzt soll durch sein moralisches Beispiel beeindrucken – dadurch, daß er selbst vorbildlich handelt und sich dem Kranken mildtätig zuwendet. Denn ärztliches Handeln ist – nicht anders als im frühen Christentum, im Mittelalter und danach – Gottesdienst, Verehrung des Schöpfergottes. Doch benötige der Arzt medizinisch-weltliche Hilfsmittel. Wunder wirken könne er nicht.[139] Ob Medizin Übernatürliches leisten kann und soll, das fragen sich viele Zeitgenossen dennoch. Für Spener bzw. Alberti und am Ende ist diese Frage aber längst – mit Eusebius – entschieden: ‚Der vollkommene (kunstfertige) Mediziner nimmt es nicht auf sich, unheilbare Krankheiten zu heilen.'[140] Es ist ‚Christus medicus' vorbehalten, Den Menschen von unheilbaren Krankheiten zu erlösen.[141]

Während am Ende in der Dissertation noch ganz traditionell und ‚scholastisch' argumentiert, die Medizin unumwunden der Theologie (Speners) unterordnet, wendet Hoffmann diese Ver-

hältnisse in ihr Gegenteil. Es verwundert daher nicht, daß Hoffmanns *Oratio* Theologen und theologie-gläubige Mediziner gerade hinsichtlich der zentralen Idee des ‚Christus Medicus' provoziert. Schon die unter dem Mediziner Christian Benedict Carpzov
im Jahr 1709 gehaltene theologische Dissertation von Johann
Christian Moerlin belegt diese provokante Wirkung.[142] Carpzov
und Moerlin allerdings knüpfen positiv an Hoffmanns *Oratio* an,
indem sie die Leistungen der Kleriker auf dem Gebiet der Medizin in Erinnerung rufen:[143] Kosmas und Damianos, die berühmten
Mediziner-Brüder, die als Opfer der diokletianischen Verfolgung
zu Märtyrern und später zu Schutzheiligen der Mediziner geworden sind, Hildegard von Bingen u.a. – sie alle werden angeführt
und für ihre christliche Medizin gepriesen. Allerdings begannen
solche Lobpreisungen nicht erst als Reaktion auf Hoffmanns *Oratio*; vielmehr gehörten sie zum bekannten theologisch-medizinischen Schrifttum, das aber im 18. Jahrhundert besondere Be-
deu-tung gewann. Denn es ging nunmehr um die Frage, ob
(Land-)Pfarrer medizinisch tätig sein sollten – eine Debatte, die
für das katholische Schrifttum in Johann Heinrich Cohausen *Cle-
ricus Medicaster* (1748), für den protestantischen Bereich in Samuel Wilhelm Oetter *Bestättigte Wahrheit daß die Geistlichen in
Deutschland seien ehehin die Lehrer der Arzneikunst und auch
zugleich Aerzte gewesen* (1790) u.a.m. ihren Ausdruck fand und
zur Begründung der Pastoralmedizin als eigenständigem Gebiet
der Pastoraltheologie führte.[144]

Aber auch unabhängig von dieser späten Entwicklung berührt
Hoffmanns *Oratio* den Kern medizinischer Theologie und damit
auch das Verhältnis von Theologie und Medizin, weil Hoffmann
der zentralen christlichen Idee des ‚Christus Medicus' eine neue
entgegensetzt: Der vernünftige und kluge Arzt, wie Hoffmann
und andere ihn sich wünschen, begnügt sich nicht damit, theologische Lehren für die Medizin umzuschreiben, Christus nachzu-
folgen, biblische Worte für ein zureichendes ‚vademecum' zu
halten. Trotz der Betonung des ‚wahrhaft' christlichen Charakters
seiner Medizin stößt Hoffmann ungewollt an, was später als Reaktion auf eine Säkularisierung medizinisch-theologischen Den-

kens interpretiert wird. Im frühaufklärerischen Halle stehen sich
also zwei Typen christlicher Medizin gegenüber, die sich mit den
Namen Hoffmanns und Albertis verbinden lassen.

Während Hoffmanns ‚Emanzipation' von der Theologie und
von – aus seiner Sicht – falschen medizinischen Vorstellungen als
Strategie der Säkularisierung mit dem Ziel einer Christianisierung
der Wissensgebiete gekennzeichnet werden kann, läßt sich für
Alberti von einer Theologisierung der Medizin sprechen: Speners
Schriften entnimmt er nicht nur Anregungen, sondern auch Ideen
und Begründungsmuster, die als Grundlagen der eigenen Aufas-
sungen über den medizinisch-theologischen Bereich dienen. Der
orthodox-aufgeklärte Pietismus ist bei Alberti nicht nur Bezugs-
kontext für die Überlegungen zur Frage des ‚Christus medicus';
er stellt vielmehr die Glaubenswahrheiten zur Verfügung, an denen sich die Medizin messen lassen muß. Am Ende und Alberti
‚theologisieren' die Praxis medizinischer Kuren, indem sie sich
allein auf die physische und psychische ‚Heilsmittlerfunktion'
des Arztes konzentrieren. Im Gebet sehen sie das beste Medika-
ment und nehmen damit – vom aufklärerisch-mechanistischen
Standpunkt – eine religiöse Verklärung der Medizin in Kauf.
Zwar ist auch für sie die Bibel ein zentraler Bezugstext, aber er
kommt nur unter anderen vor. Hoffmann hingegen gewinnt seine
populären Gesundheitsregeln vor allem aus der Bibel. Er zielt
damit weniger auf eine gelehrte, als auf eine allgemeinverständli-
che biblische und undogmatische Medizin. Schon deshalb erscheint es mir – anders als Jürgen Helm – nicht ohne weiteres und
im Blick auf die Bekehrungsabsichten Albertis erklärbar, daß
dieser die als rein mechanistisch vereinseitigte Lehre des Kollegen angreift.[145] Denn Hoffmann ist weit davon entfernt, die Herrschaft Gottes über die Natur und in der Natur zu leugnen.

Sowohl der Alberti- als auch der Hoffmann-Typ christlicher
Medizin tauchen immer wieder auf – beispielsweise dann, wenn
es um die ‚Religion der Mediziner' allgemein geht und nicht
mehr nur um ‚Christus medicus' als ihrem höchsten Ideal. Wie in
bezug auf die Darlegungen über ‚Christus medicus' spielt die
Heilige Schrift auch für die Entwicklung der grundlegenden Mu-

ster jener Reflexion über die Medizinerreligion eine entscheidende Rolle. Hinter diese Muster darf der theologisch interessierte
Mediziner ebensowenig wie der medizinisch interessierte Theologe zurückfallen. Doch für die Weiterführung dieser Muster, für
die Anwendung derselben auf konkrete medizinisch-theologische
Fragen nimmt der durch die Entwicklung einer Theologisierung
gekennzeichnete Typ christlicher Medizin auf die Schriften des
pietistischen Vordenkers Bezug; dem als Christianisierung ge-
kennzeichneten Typus hingegen genügen medizinische Senten-
zen.

b) ‚Medicus religiosus' oder die Religion der Mediziner

Wenn nicht mehr offenkundig ist, von welcher christlichen Reli-
gion die Rede ist, ob es etwa um eine bestimmte konfessionelle
Prägung geht, dann muß das Vorbild des ‚Christus Medicus' seiner Zeit angepaßt werden. Frühneuzeitliche Traktate, die über die
Medizinerreligion handeln, widmen sich diesem Problem. Geäu-
ßert werden zeitbezogene Vorstellungen über den christlichen
Arzt, über Glaubensüberzeugungen, aber auch über die biblische
Begründung medizinischen Handelns. Traktate wie diese heißen
‚Medicus religiosus', ‚Der christliche Medicus' oder ‚De religio-
ne medici'; sie wurden bislang weder in einer kurzen Abhandlung
noch monographisch dargestellt.

Der sozialhistorische Hintergrund dieses Traktat–Typs ist mit
demjenigen der ‚Medicus politicus'- und der ‚Christus medicus'-
Literatur identisch. Es geht auch hier um die unterschiedlichen
Berufsgruppen, die im weitesten Sinne medizinisch tätig sind.[146]
Vorrang hat hier aber die Abgrenzung gegen Quacksalber, gegen
Zauberei, Magie und okkulte Heilpraktiken – kurz:[147] die Vertei-
digung der Religion gegen Typen des ‚subtileren' Aberglaubens,
wie Hoffmann sie beschreibt.[148] Wie problematisch dieser Aber-
glaube ist, erläutert Ahasver Fritsch in *Der Christliche Medicus*
(1684) anhand des dort abgedruckten *Mandat[s], Die in denen
Sachsen-Gothanischen Fürstenthum und Landen verordnete
Land-Medicos, Wund-Aerzte/ und andere Wund-Artzeney Erfah-*

rene betreffend (1667).[149] Es geht um die finanzielle Absicherung erfahrener und studierter Ärzte gegen die kostengünstigen „Land-fahrer (Störcher) und andere/ so doch der Artzeney gantz uner-fahren."[150] Zur Sicherheit ‚des Leibes' der Patienten wird eine „Tax-Ordnung" für Ärzte entworfen, die auch für die weniger angesehenen Landärzte verbindlich ist und in der die Einkom-menserwartungen der Mediziner festgelegt sind.[151]

Was aber hält die ‚Religion' zusammen, die als ideenge-schichtliches Fundament der Traktat-Gruppe über den ‚Medicus religiosus' gilt? Wie für die anderen Traktat-Gruppen läßt sich auch hier zeigen, daß man sich untereinander liest und zitiert, wenn auch mitunter nur implizit und polemisch. Blickt man dar-über hinaus aber in das wohl bekannteste Beispiel für diesen Traktat-Typ, in Sir Thomas Brownes *Religio medici* (1642), so zeigt sich bereits dort, wie vielfältig der Begriff von ‚Religion' angelegt und wie unterschiedlich der Bezug auf ihn gestaltet wird. Doch wird eben dies als charakteristisch für die beginnende Aufklärung betrachtet; mit Browne ende das Baconsche Zeitalter, so lautet die Einschätzung der angelsächsischen Wissenschaftsge-schichte:

> Bacon was pleading for science in an age dominated by ‚religion'; Browne is already – at least in the *Religio medici* – pleading for religion in an age which was beginning to be dominated by science.[152]

Browne wird als Gegentypus zu Bacon vorgestellt, als Vertreter einer ‚janusköpfigen' Sicht auf das Verhältnis von Naturfor-schung und Religion, der einerseits – nicht anders als Bacon – experimentierfreudig seiner Forschung nachgehe, andererseits aber religiösen, mitunter sogar magischen und hermetischen Vor-stellungen anhänge.[153]

Schon mit dreißig Jahren hat Browne seinen Traktat verfaßt – wohl zur Selbstorientierung als junger Arzt. Denn der in zwei Teile mit insgesamt 75 „Sections" geteilte Text enthält nicht ein-mal vordringlich Gedanken über die Religion des Mediziners im allgemeinen, sondern vielmehr Reflexionen über die eigene Her-kunft, über das eigene Weltbild, über Philosophie und Poesie.[154]

Browne selbst beschreibt den Traktat als private Übung, als Zeitvertreib, als in vielem bloß rhetorische und nicht aus großer
Textkenntnis, sondern als aus der Erinnerung entstandene Schrift
eines Dilettanten auf dem Gebiet der Religion.[155] Entsprechend
streift Browne viele Gebiete nur, behandelt das Verhältnis von
Medizin und Religion als eines unter anderen – etwa, indem er
von einem „general scandal of my profession" spricht, von der
irreligiösen Überzeugung, die den Medizinern zugeschrieben
werde.[156] Doch nimmt er für sich in Anspruch, Christ zu sein. Wie
sich (medizinische) Naturforschung und Religion verbinden lassen, führt er im Gang des Traktats bildreich aus.

Als neu und – nicht nur für das zeitgenössische kontinentale
Verständnis – ungewöhnlich undogmatisch erscheint Brownes
Herangehensweise an dieses Problem. Was mit ‚Christentum'
noch gemeint sein könne, möchte der Verfasser der *Religio Medici* gleich eingangs wissen,

> [...] because the name of a Christian is become too general to express our
> faith – there being a geography of religions as well as lands [...].[157]

Browne entscheidet sich für einen Ort auf dieser Landkarte der
Religionen, der jedoch nicht eindeutig lokalisiert wird. Einerseits
bekennt er sich entschieden zur anglikanischen Kirche, andererseits nimmt er die eigene „private reason or the humour and fa-
shion of my devotion" zum einzigen Maßstab, um über religiöse
Phänomene zu urteilen.[158] Während die Kirchentreue gerade im
Blick auf die „Church of England" ein besonderes Problem darstellt, auf das ich hier nicht eingehen will, läßt sich der letztge-
nannte Aspekt ohne Schwierigkeiten mit Brownes weiteren Ausführungen über ‚sein' Christentum verbinden: Schon vom Eltern-
haus her nach den „Gesetzen der Nächstenliebe" („laws of charity") erzogen,[159] macht er keine Unterschiede zwischen den Menschen; sie alle stellten für ihn Brüder im Glauben dar.[160] Mit Gisela Hack-Molitor lassen sich diese toleranten, eklektischen und
anti-dogmatischen Einstellungen als „extrem liberaler Anglika-

nismus" beschreiben.[161] Nicht ohne Grund äußerte sich Browne aber in seinen späteren Werke vorsichtiger über die Religion.[162]

Blickt man auf Hoffmanns medizinisch-religiöse Schriften, so kommen diese Muster bekannt vor. Beide, Hoffmann wie Browne, neigen vor ganz unterschiedlichem Hintergrund zu einem ‚einfachen Christentum'. Es bestimmt für sie nicht nur die private Moral, sondern auch die Ethik des Mediziners. Anders als später Hoffmann wendet sich Browne allerdings entschieden dem Jenseits zu, lehnt aristotelische Vorstellungen von einer irdischen Glückseligkeit ab, betrachtet das weltliche Treiben – durchaus mystisch – als Zeichen der ‚Vanitas':[163] eine Vorstellung, die typischerweise von einer strengen privaten und beruflichen Moral begleitet ist. Medizin und Naturforschung sind danach nicht mehr und nicht weniger als Dienst an Gott, an dem Schöpfer der Natur und an seinen Werken. Doch wird Gott nach diesem Verständnis nicht auf die Funktion des Schöpfers verkürzt: Browne glaubt an Wunder und verteidigt die ‚Mosaische Erzählung'.[164] Daß er dies selbst unternimmt, unterscheidet ihn wiederum von Hoffmann, der komplizierte theologische Fragen den ‚Spezialisten' überläßt. Hoffmann zitiert Browne in seinen Schriften nicht. Bezeichnenderweise nimmt der Mediziner-Poet Daniel Wilhelm Triller (1695–1782), der mit Hoffmann befreundet war,[165] Brownes *Religio medici* aber als ein eigenartiges Dokument wahr, wie sein satirisches Gedicht *Zufällige Gedanken über Den seltsamen und ungereimten Einfall des Thomas Browne, daß es viel besser und anständiger sey, wenn sich die Menschen an statt der gewöhnlichen Weise, allein wie die Bäume, fortpflanzeten und vermehrten* bezeugt.[166]

Auch Hoffmanns Gegner Alberti äußert sich – vermittelt durch die Disputation seines Schülers Johann Friedrich Brösike aus dem Jahr 1722 – *De religione medici*.[167] Für diese Dissertation gilt wie für diejenige *De Medicina Christi*, daß eine Fülle der verhandelten Gedanken in Albertis großer medizinischer Theologie, im *Specimen* wieder auftaucht.[168] Zu den Gewährsmännern von Alberti und Brösike gehört auch Browne, und zwar mit seiner *Religio medici*.[169] Sie beziehen sich allerdings ernsthaft auf Browne,

erkennen in der visionär entworfenen Religion Verbindungen
zum eigenen Glauben. Es liegen also bei Hoffmann und Alberti
ganz unterschiedliche Niveaus der Bezugnahme auf dieselben
Texte und des Verständnisses von denselben Texten vor.

Über Brownes *Religio medici* hinaus, dessen Nennung wesentlich dazu dient, die Bedeutung des Themas zu betonen, verdeutli-
chen Brösike und Alberti gleich eingangs, wen sie als wahrhaft
religiösen Mediziner verstehen: den gottergebenen Pietisten,[170]
denjenigen, der sich vom „lumen divinum" inspirieren lasse.[171]
Um diese Auffassung zu begründen gilt es, die ‚Verbindung zwischen Gott, Religion und Mediziner' („Deum, Religionem & Medicum connexio") zu erhellen,[172] denn ohne Gott und Religion
gebe es keine ‚wahrhafte Medizin'. Die ‚Religion ist eigenständi-
ger und wesentlicher Teil der Medizin' („Religio est pars propria
& essentialis Medicinae").[173] Gerade deshalb dürften Religion
und Medizin nicht miteinander verwechselt werden. Gott habe
die Medizin absichtlich als eigenständigen Bereich geschaffen.
Alberti und Brösike zitieren als Belegstelle Jesus Sirach 38,2:
„Der Herr hat den Arzt geschaffen und die Artzeney kommt von
dem Höchsten."[174] Entsprechend wird ein Wechselverhältnis von
Gott und Mediziner gezeichnet, das den Kern der ‚Medizinerreligion' darstellt. Gemeint ist die Verehrung Gottes durch den Mediziner, der sich durch diese Einstellung und durch die daran ge-
knüpften Praktiken der Liebe Gottes sicher sein kann: ‚Ist Gott
für uns, wer kann gegen uns sein?'[175] Dargestellt wird eine Art
spirituelles Lehensverhältnis, in dem der Lehensnehmer Verehrung, der Lehensgeber Liebe und Schutz zollt.

Derart auf die gottgewollten Aufgaben des Mediziners einge-
stimmt, läßt sich die zentrale Kontroverse in Augenschein nehmen, der sich Brösike unter dem Vorsitz von Alberti zu stellen
hat. Es geht um die Unterscheidung von heidnischen und religiösen Medizinern, also um einen unverzichtbaren Bestandteil der
Dissertation *De religione medici*. Argumentiert wird in Analogie
zu Luthers Tischreden, zu Luthers Polemiken gegen die Astrologen, gegen diejenigen, die „[...] träumen, daß ihr Creutz und Un-

glück nicht von GOtt, sondern vom Gestirn herkomme,"[176] die also Gott nicht als Schöpfer und Lenker der Natur anerkennen.[177]

Fast wie die von Luther aus religiösen Gründen bekämpften Astrologen verhalten sich nach Alberti und Brösike die heidnischen Mediziner: Sie glauben nicht an einen Zusammenhang von Medizin und Schöpfung. Anders als die Astrologen bei Luther verfügen sie aber immerhin über zwei Eigenschaften, die einen guten Mediziner auszeichnen, nämlich über Gelehrsamkeit und Erfahrung.[178] Doch leisten die heidnischen Mediziner mehr als die christlichen? Alberti und Brösike verneinen diese Frage und schaffen damit eine Voraussetzung dafür, den Geltungsanspruch christlicher Medizin zu erweisen.[179] Das eigentliche Argument, mit dem dieser Geltungsanspruch begründet wird, ist aber nicht mehr als eine religiöse Prämisse: Jede Gabe, jede Heilung einer Krankheit sei Zeichen des ‚summum bonum‘; hier handele Gott. Entsprechend erkenne nur der ‚Medicus religiosus‘, wie der Heilungsprozeß ‚wahrhaft‘ von statten gehe. In der ‚Religion der Mediziner‘ muß also gezeigt werden, daß sich der christliche Mediziner das ‚Bewußtsein‘ („conscientia[]“) von einem über die eigenen Fähigkeiten hinaus wirkenden Gott bewahre.[180] Genau dieses Bewußtsein und die aus ihm folgenden christlichen Praktiken, das Vermeiden von Luxus und von übergroßer ‚Curiosität‘ etwa,[181] unterscheiden den ‚Medicus religiosus‘ vom ‚heidnischen Mediziner‘.

Das Stichwort für diese Argumentation, nach der die ‚Heiden‘ – anders als die Astrologen bei Luther – positiv betrachtet werden, was ihre weltlichen beruflichen Fähigkeiten anbelangt, gibt einmal mehr Spener. Allerdings blickt er auf den Gottesgelehrten, der zwar glaubt, aber „den Geist GOttes nicht hat."[182] Er meint damit den Prediger, der zwar als Christ über Gottes Wort Auskunft gebe, dem aber dennoch jede Inspiration fehle. Diese Argumentation ließe sich auf die zeitgenössische Medizin übertragen. Es könnte sein, daß sich Alberti mit diesem Übertragungsversuch gegen den zwar religiösen, aber in der Medizin scheinbar ausschließlich an der Sache orientierten Hoffmann wendet. Doch gibt es keine direkten Hinweise darauf, daß auch diese Dissertation in erster Linie auf die Hallenser Schulstreitigkeiten gerichtet ist.

Gleichwohl läßt sich in Fragen ‚De religione medici' nicht von einem Konsens unter den Hallenser Gegnern sprechen. Vielmehr geben auch diese Traktate einen Einblick in die verschiedenen und einander widersprechenden Arten und Weisen, die Religion der Mediziner zu bestimmen. Als weiteren Beleg möchte ich die Dissertation *De religione medici* von Christian Sendel unter Vorsitz von Johann Adam Kulmus (1740), dem Verfasser der bis ins 19. Jahrhundert hinein vielfach neu aufgelegten *Anatomische[n] Tabellen* (1722), anführen. Sie ist vor allem einem Zweck gewidmet, nämlich der Verteidigung des Mechanismus in der Medizin und steht damit auf seiten derer, die – wie Hoffmann – an Wolff anknüpfen. Sendel und Kulmus versuchen, Wolffianismus und Christentum zu harmonisieren: ‚Daß der Mechanismus aber vielmehr zu Gott hinführt als ihm wegführt, ist schon außerhalb des Zweifels gelegen.'[183] Wie bei Hoffmann heißt es darüber hinaus, der Mediziner müsse auch Philosoph sein.[184] Anders als bei Hoffmann wird der ‚Weltweise' Wolff, dessen Schriften man auslegt, um die Auslegung auf die Medizin zu übertragen, namentlich erwähnt.[185]

Im einzelnen arbeiten sich Sendel und Kulmus mit Hilfe Wolffscher Begriffe („ratio" etc.), im Gang durch die drei Teile der Medizin (Hygiene, Therapie, Physiologie) zu ihrem Ziel einer Bestimmung der Medizinerreligion vor. Logische Grundlage für die Definitionen und Ableitungen ist der Satz vom zureichenden Grund; er beweist nicht zuletzt die Existenz Gottes.[186] Im Ergebnis steht, was gleich eingangs vorausgesetzt wird: daß der religiöse Mediziner zum einen Gott, aber auch die medizinischen Sachverhalte erkennen müsse, sich zum anderen in seinen drei Tätigkeitsfeldern, in Hygiene, Therapie und Physiologie, durch ‚Frömmigkeit' („Pietas") auszeichnen sollte.[187] Wie diese Frömmigkeit die Handlungen des Mediziners gottgewollt-mechanistisch bestimmen soll, wird ausführlich dargelegt. Jede Handlung des Mediziners soll sich durch ein (am Patienten) tätiges Christentum in die göttliche Harmonie des Universums fügen.

Der Mediziner übt danach bloß aus, was Gottes Weisheit für die Heilung physisch Kranker vorsieht.

Letztere Auffassung eint die Traktate ‚De religione medici‘. Quelle dieser Auffassung ist zunächst die Heilige Schrift selbst, und zwar das schon erwähnte Buch Jesus Sirach, in dem Gott als Schöpfer und Lenker betrachtet und Medizin als Gottesdienst beschrieben wird. Mediziner verpflichten sich mit diesen und anderen Rekursen auf die Bibel selbst auf die schriftgemäßen Grundlagen des christlichen Glaubens, ohne ihre Medizin jedoch ausdrücklich biblisch zu begründen. Als biblizistisch orientiert erweisen sich demgegenüber Schriften, die wiederum ein eigenes Genre medizinischer Ethik darstellen: Johann Georg Grossius *Compendium Medicinae ex Scripturâ Sacrâ depromtum* (1620) und die medizinische Disputation von Gottfried Miekisch unter dem Vorsitz von Hieronymus Ludolff *[...] Circa Medicinam in S.[acra] Script.[a] fvndatam* (1726). Medizinische Erkenntnisse, Überlegungen und Verhaltensregeln werden in solchen Abhandlungen an der Heiligen Schrift gemessen. In den besprochenen Traktaten über die Medizinerreligion hingegen werden der Bibel zwar Grundmuster der Reflexion entnommen, doch sollen biblische Bezüge hier vor allem Ähnlichkeiten erweisen, die Aussagen stützen oder entkräften sollen. Für beide Genres gilt jedoch, daß sie Profanes – mehr oder minder entschieden – aus dem Christlichen deuten. Damit wird das ‚Buch der Natur‘ dem ‚Buch der Heiligen Schrift‘ untergeordnet.[188]

Die Zielsetzung und die Art und Weise der mehr oder minder implizit biblischen Begründung einer allgemeinen ‚Medizinerreligion‘ weichen trotz grundsätzlichen Übereinstimmungen im Detail erheblich voneinander ab: Browne versichert sich der eigenen Religion – als Mediziner und Privatmann. Alberti und Brösike wenden sich zum einen gegen eine als heidnisch beschriebene ‚Artzeneykunst‘ und plädieren zum anderen für eine pietistisch inspirierte Medizin. Kulmus und Sendel hingegen verteidigen genau diejenige medizinische Richtung, die Alberti und Brösike vermutlich als ‚heidnisch‘ ausweisen wollen. Unbestritten ist folglich nur, daß es eine Religion für den Mediziner geben muß und daß diese der Begründung bedarf. Erneut zeigt sich, daß der Disput über die ‚wahre Medizin' im ausgehenden 17. und beginnenden 18. Jahrhundert auch als ein Streit über die ‚wahre Religion' geführt wird.

Für diese Muster der Auseinandersetzung kann insofern von einer nicht-intendierten Säkularisierung gesprochen werden, als daß die Religion hier wie in den zuvor besprochenen Schriften in eine Doppelrolle gerät: einerseits kann nur sie der Maßstab für eine richtige und akzeptable Medizin sein; andererseits läßt sich ihr kaum etwas entnehmen, was im medizinischen Disput nicht als Argument für oder gegen Beliebiges eingesetzt werden könnte. ‚Religion' wird zum Argument in weltlichen (oder besser: in nicht vordringlich religiösen) Debatten, ohne daß mit diesen Debatten rein weltliche Absichten verknüpft oder religiöse Absichten ausgeschlossen werden dürfen.

Ermöglicht wird diese Verkürzung der Religion auf eine Argumentationsfigur für medizinisch-theologische Debatten nicht zuletzt durch den Prozeß der Differenzierung der Wissenschaften.[189] Unter Differenzierung soll mit Niklas Luhmann die Form der funktionalen Differenzierung verstanden werden, die sich für das ‚Sozialsystem Wissenschaft' im späten 18. Jahrhundert ausmachen lasse.[190] Gemeint ist, daß sich zum Zweck der Erkenntnis von Wahrheit ein bestimmtes System ausbildet, in dem eigene Typologien und Problemlösungen entwickelt werden.[191] In der Religionssoziologie, so Monika Wohlrab-Sahr und Michael Krügeler daran anknüpfend, bestehe ein

> [...] relativ breiter Konsens darüber, dass der schwindende Einfluß des Religionssystems auf andere gesellschaftliche Teilbereiche – also funktionale Differenzierung – eine wesentliche Dimension dieses Prozesses [gemeint ist der Prozeß der Säkularisierung] darstellt und in adäquater Weise als Säkularisierung zu bezeichnen ist.[192]

4. Säkularisierung als Differenzierung – Theologie und Medizin

Für das Verhältnis von Medizin und (praktischer) Theologie stellt Pompey eine anthropologische Wende der Geisteswissenschaften fest, die von der Säkularisierung beider Fächer ihren Ausgang nehme und den Prozeß der Säkularisierung vollende, insofern sich Medizin und praktische Theologie im ausgehenden 18. Jahrhundert immer weiter voneinander entfernten.[193] Besiegelt ist dieser Prozeß – nach Pompey – mit der Selbsternennung der „Pastoralmedicin" zu einer eigenständigen Disziplin innerhalb der Theologie durch Franz Xaver Mezler im Jahr 1794.[194] Doch Tendenzen zu einer solchen Differenzierung gab es längst, nämlich – notwendigerweise – seit Beginn der Naturforschung und, wie sich bereits im Blick auf Hoffmann zeigt, auch in der Frühen Neuzeit.[195] Naturforschung hatte – mit Luhmann – einen eigenen Code auszubilden, um sich im System der Wissenschaft durchzusetzen, zu stabilisieren und zu erhalten.

In seinem *Didascalion* (ca. 1127), der einflußreichsten Wissenschaftslehre der Frühscholastik, nennt der Pariser Theologe Hugo von Sankt Viktor (1095–1141) die wesentlichen Wissensgebiete. Danach fällt die Medizin unter die Mechanik, die wiederum – neben Theorik, Praktik und Logik – als Untergruppe der Philosophie gilt.[196] Die Medizin jedenfalls befaßt sich – nach Hugo – mit den körperlichen Bedürfnissen des Menschen;[197] sie behandelt sie entweder innerlich oder äußerlich.[198] Insofern ist sie bereits zu diesem Zeitpunkt klar von der Theologie geschieden; diese wiederum wendet sich den seelischen Bedürfnissen des Menschen zu. Doch will ich nicht in die Früh- und Vorgeschichte dieser Debatte über die Ordnung der Fächer abschweifen, sondern zeitlich nahegelegene Beispiele heranziehen, um die Vermutung Pompeys weiterzuführen. ‚Systemische' Entwürfe für die Ordnung der Fächer bieten sich als Quelle an. Sie tragen Namen wie ‚Theologia medica' und handeln ‚Von der Übereinstimmung der Medizin mit der Theologie' (‚De convenientia medicinae cum theologia'). Soweit als möglich soll der Hallenser Diskussionszusammenhang auch hier besonders berücksichtigt werden. Alberti etwa bezieht sich ausdrücklich auf fast alle der im folgenden angeführten Systeme.

Doch zuvor will ich die Aufmerksamkeit auf eine der umfangreichsten medizinischen Theologien überhaupt lenken, auf ein Kompendium des Jesuiten Maximilianus Sandaeus (van der Sandt, 1578–1656), der in Würzburg und Mainz Theologie lehrte, später in Köln als Studienpräfekt tätig war und u.a. auf Angelus Silesius [d.i. Johannes Scheffler] wirkte, auf den Leidener Studenten der Medizin und Philosophie, auf den späteren Leib- und Hofmedicus im schlesischen Oels, der als mystischer Dichter der Gegenreformation bekannt wurde.[199] In seiner *Theologia medica, seu commentationes De Medicis, Morbis, Et Medicinis Euangelicis* (1652)/*Medicvs Christianvs* (1656) stellt Sandaeus umfassend dar, was die spirituelle, also die theologisch-christliche Medizin abhängig und unabhängig von der weltlichen auszeichne.

Auf den Umstand, daß die theologisch-christliche Medizin ihre Heilmittel und Heilungsziele aus den Evangelien entnimmt, lassen schon die eindrucksvollen Titelkupfer schließen. Sie dokumentieren jene Wunder, die „Christus Medicus" vollbrachte: Er machte die Blinden sehend (Matthäus 9, 27–31), die Tauben hörend (Marcus 7, 31–37), die Lahmen gehend (Matthäus 8, 16–17; 9, 1–8); er heilte die Wassersüchtigen (Lucas 14, 1–6), die Stummen (Marcus 7, 31–37), die Leprösen (Matthäus 8, 1–4; 12, 9–14), die Blutsüchtigen (Matthäus 9, 20–26) usf.[200] Was Hoffmann im Jahr 1702 gefordert hat, findet sich bei Sandaeus längst: Die Pflichten des um das seelische und körperliche Heil seiner Gemeindemitglieder besorgten Theologen werden aus der Heiligen Schrift abgeleitet und darüber hinaus am Exempel Jesu veranschaulicht.

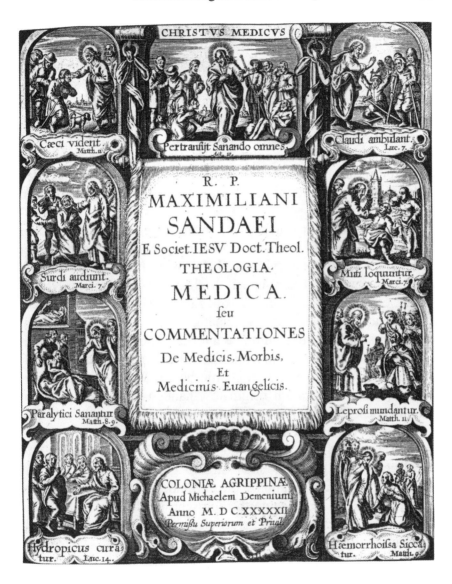

CHRISTVS MEDICVS

Cæci vident. Matth. 11

Pertranſijt Sanando omnes. Act. 10.

Claudi ambulant. Luc. 7.

Surdi audiunt. Marci. 7.

Muti loquuntur. Marci. 7.

Paralytici Sanantur. Matth. 8. 9.

Leproſi mundantur. Matth. 11.

Hydropicus curatur. Luc. 14.

Hæmorrhoiſsa Siccatur. Matth. 9.

R. P.
MAXIMILIANI
SANDAEI
E Societ. IESV Doct. Theol.
THEOLOGIA.
MEDICA.
ſeu
COMMENTATIONES
De Medicis, Morbis,
Et
Medicinis Euangelicis.

COLONIÆ AGRIPPINÆ
Apud Michaelem Demenium.
Anno M. D C. XXXXXII.
Permiſsu Superiorum et Priuil.

In drei Büchern handelt Sandaeus über seine Vorstellung des christlichen (oder spirituellen) Mediziners: über Gottes Wort, das alle wesentlichen Auskünfte über diese Medizin beinhalte und von Jesu, von den Propheten, von den Aposteln und von ihren Nachfolgern, von den Priestern, von den Oberpriestern etc. verkündet werde. Ausführungen über die Krankheiten im spirituellen Bereich folgen im zweiten Buch: über die Heilung dieser Krankheiten, über den ‚status integritatis‘ etc. Sandaeus schließt mit den Heilmitteln, nämlich mit den christlichen Tugenden und den Sakramenten – kurz: mit all dem, was das Evangelium für den Kranken bereithält.

Entsprechend gilt – ganz wie Hoffmann es fordert –, daß der Theologe ein Mediziner sein müsse, der sich der Erkenntnis der Krankheit ebenso zu widmen habe wie ihrer Behandlung.[201] Gleich im zweiten Buch jedoch erfährt man, um welche Krankheiten es in erster Linie gehen soll. Es liest sich wie ein Sündenregister aus der Feder eines Anhängers der ‚vera ecclesia‘. Im Zentrum steht der Sündenfall, denn er ist es, der den „status integritatis" beendet. Über die Erbkrankheit der menschlichen Natur, nämlich über die Erbsünde („De morbo Hereditario humanæ naturæ, quod est peccatum originale") handelt das gesamte fünfte Kapitel des zweiten Buches.[202] Aus ihr fließen die übrigen Gefährdungen der menschlichen Seele, die ‚Fleischeslust‘ („concupiscentia carnis") etwa.[203] Ob die Nächstenliebe, ob Gebete und die Eucharistie, ob schließlich Strafen gegen solche ‚Krankheiten‘ helfen, bleibt fraglich.[204] Der Sündenkatalog des Jesuiten zeigt, wie dogmatisch seine theologische Medizin angelegt werden sollte, daß sie nicht zuerst auf den ‚kranken‘ Menschen, sondern auf die Lehre der Evangelien blickt.

Von einer Säkularisierung der Theologie durch die Berücksichtigung der Medizin ist Sandaeus *Theologia medica* demzufolge weit entfernt. Vielmehr sollen Elemente der Medizin in die Theologie zurückgeführt werden; weltliche Gegenstände werden theologisch überformt. Die Grenzen für eine solche Rückführung hat die ‚vera ecclesia‘ bereits ausgelotet. In seinem *Nomenclator sanctorvm professione medicorvm* (1612) listet der polnische

Dominikaner Abraham Bzouij (1567–1637) die wesentlichen Irrtümer der Naturforscher seines Zeitalters auf, die es zu bekämpfen gelte. Dazu zählen an erster Stelle paracelsische Lehren und überhaupt all die Gedankengebäude, die in dem Ruf stehen, nicht in erster Linie christlich, sondern magisch, hermetisch oder in irgendeinem Sinne ‚abergläubisch' geprägt zu sein. Darüber hinaus erachtet Bzouij aber auch cartesianische und mechanistische Vorstellungen vom Universum, das Leugnen der ersten Ursache (also Gottes) u.a.m. als bekämpfenswert. [205]

Zeitlich spätere (protestantische) Modelle für eine medizinische Theologie gehen demgegenüber von einem ausgeglichenen Verhältnis zwischen Medizin und Theologie aus. Als Beispiel dient mir die oft zitierte *Theologia medica catechetica, oder Geistliche Krancken-Kur* (1693) des Lübecker Superintendenten und Orientalisten August Pfeiffer (1640–1698).[206] Pfeiffer spricht von einer „gleichsam schwesterliche[n] Verwandtschaft" zwischen Medizin und Theologie. Sie äußere sich in der Zuständigkeit des Mediziners für den Leib und des Theologen für die Seele.[207] In Anlage und Argumentation ähnelt Pfeiffers Text demjenigen von Sandaeus. Denn auch für Peiffer sind „Seelengebrechen" mit Sünden identisch; Adams Fall habe weiteres Sündigen in Gang gesetzt.[208] Um den Seelenkrankheiten entgegenzuwirken, die im Gang der *Theologia medica* untersucht werden,[209] wird die geistliche Medizin aus dem Katechismus hergeleitet: aus den zehn Geboten und den übrigen Teilen des Katechismus, dem apostolischen Glaubensbekenntnis etwa. Die „Methode" für die theologische Heilkunde über die Seele jedoch sei der Medizin entnommen:[210] Es werden Symptome beobachtet, mit der Verletzung der Gebote erklärt und mit Bibelworten oder fallbezogenen Anleitungen für die ‚praxis pietatis' geheilt.

Genau ausgeführt – und damit in einem gewissen Sinne neu – ist aber die Bestimmung des Verhältnisses von Medizin und Theologie. Pfeiffer preist den Medicus als wahrhaft gottesfürchtigen, erfahrenen, wohlstudierten, als Tag und Nacht um Wohl und Weh seiner Patienten besorgten idealen Christen.[211] Quelle dieser Vorstellungen ist vor allem de Castros *Medicus politicus*; zu seinen Gegnern zählt Pfeiffer (nicht anders als Bzouij) Paracelsus und Jacob Böhme, die Alchemisten und die Kabbalisten – kurz: all diejenigen, die der religiösen und vernünftigen Moral für den Mediziner und den Theologen widersprechen.[212] Noch vor Hoffmanns Rede nimmt der Superintendent Pfeiffer auf die Probleme des Verhältnisses von Theologie und Medizin Bezug und ist sich sogar über die methodischen Leistungen der Medizin im Klaren. Er löst das Verhältnis beider Disziplinen, indem er eine gegenstandsbezogene Trennung vorschlägt. Danach kommt der Theologie – wie schon bei Hugo – die Deutungshoheit in Fragen der Seele zu; der Medizin hingegen diejenige in Fragen des körperlichen Wohl- oder Unwohlseins.

In seinem *Specimen* bzw. in den vorhergehenden Dissertationen legt Alberti die Theologie umgekehrt als Maßstab und Problem für die Entfaltung der Medizin hinsichtlich ihres Gegenstandes und ihrer Methodologie an. Denn notwendigerweise gebühre der Theologie die Deutungshoheit, weil Gott der ‚Urheber‘ („auctor") aller natürlichen und übernatürlichen Phänomene und nicht zuletzt der ‚natürlichen Regeln‘ („regularum naturae") sei, wie sie für den (medizinischen) Einsatz von ‚Nahrungsmitteln und Medikamenten‘ („alimentis & medicamentis") festgelegt sind.[213] Johann Michael Lange (1664–1731) aber, der des Chialismus‘ und der Abweichung von der lutherischen Kirche verdächtigte dichtende Pietist, stellt dieses Verhältnis in seinem Vorwort zu Albertis *Specimen* noch einmal ausführlich dar. Er erlaubt sich, es entgegen der Absichten Albertis einzuordnen. Das Werk gehöre in die Reihe derjenigen Schriften, die Gottes Weisheit erst naturphilosophisch belegen: in die Reihe der Schriften Johann Christoph Sturms und der berühmten *Oratio* Friedrich Hoffmanns.[214]

Ob Alberti dieser Zuordnung widersprochen hätte? Dem Vorwort Langes folgend scheint es, als stelle schon allein der Bezug auf theologische Fragen die Basis für einen Konsens unter den sich befehdenden Medizinerschulen in Halle dar. Doch ist das Vorwort zu Albertis *Specimen* aus der Perspektive eines Theologen verfaßt, der vielleicht kaum über medizinische Belange in-

formiert war. Möglicherweise will er nur den bekannten Naturforschern, die sich auch der Religion widmen, die ‚honneurs'
erweisen. Im Blick auf das Vorwort ist die Frage nicht entscheid-
bar; erst die Untersuchung des *Specimen* erhellt (erneut), wo die
Konflikte hinsichtlich des interdisziplinären Verhältnisses – nicht
nur unter den prominenten Hallenser Gegnern Hoffmann und
Alberti – lagen.

Alberti zählt Hoffmann seinerseits nicht zu den Vorläufern
von Idee und Anliegen des *Specimen*: Hoffmann fehlt in der von
Alberti angeführten Reihe derer de Castro, Peiffer, Stahl, Sandaeus, Fritsch und Spener.[215] Die schon in verschiedenen Dissertationen verhandelten Themen hinsichtlich des Verhältnisses von
Medizin und Theologie tauchen unter Kapitelüberschriften wie
„De religioni medici", „De conscientia medica", „De superstitio-
ne medica", „De confessione aegri erga Medicum", „De Potestate
Diaboli in corpus humanum" und „De Medicina Christi divina &
miraculosa" erneut auf. Wie schon am Beispiel von *De Medicina
Christi* und *De religione medici* dargelegt – fließt alles, was sich
über die ‚Nützlichkeit und Notwendigkeit der Theologie in der
Medizin' („utilitatem & necessitatem Theologia in Medicina")
sagen läßt, aus der Urheberschaft Gottes.[216] Entsprechend muß
sich der ‚wahre' Mediziner in all seinen Handlungen auf Gott
besinnen, sich davon leiten lassen, daß er zuletzt nur ihm huldi-
gen soll, und zwar durch physikalische, chemische und anatomische Experimente[217] und durch den fürsorglichen Umgang mit
seinen Patienten.[218]

Dabei wird eine Beziehung von Medizin und Theologie nur
insofern beschrieben, als daß die medizinische Tätigkeit als Gottesdienst gilt. Sie diene denselben Zwecken, wie die Königsdiszi-
plin, die Theologie: der Heilung des Menschen und der Ehre Got-
te – nicht unbedingt in dieser Reihenfolge. Wenige Jahre nach
dem Erscheinen des *Specimen* bestimmt Alberti dieses Verhältnis
anders und wesentlich ‚medizinischer'. Seine erste Bestimmung
ist eine Einschränkung. Es geht Alberti – wie fast allen ‚Medizin-
theologen' vor ihm – nur noch um die praktische Theologie: *De
convenientia medicinæ cum theologia practia* (1732), so lautet

die Dissertation von Joachim Abraham Rothe unter Albertis Vorsitz. Auch die zweite Bestimmung betrifft eine Einschränkung: Betrachtet wird nur die ‚Übereinstimmung' („convenientia") zwischen praktischer Theologie und Medizin. Diese wiederum wird hier – um das Ergebnis der Dissertation vorwegzunehmen – auf die ‚Frömmigkeit' („pietas") eingegrenzt. Sendel und Kulmus werden diese Vorstellung – wie erläutert – mechanistisch umdeuten.

Alberti und Rothe definieren ‚Theologie' als ‚Kunst': Sie ziele darauf, die Gesundheit des Menschen zu bewahren, ihn von Krankheiten zu schützen und Verletzungen zu heilen.[219] ‚Praxis pietatis' und ‚Frömmigkeit' werden gleichgesetzt, denn sie dienen diesem gottgewollten Ziel in gleicher Weise.[220] Die „Frömmigkeit" wiederum gehe von der Seele aus, deren Zustand sich maßgeblich auf Leben und Gesundheit auswirke.[221] Seit dem Sündenfall aber sei das Seelenheil zerstört, und zwar ‚in spirituellen, aber auch in natürlichen Dingen' („in spritualibus, verum etiam in naturalibus").[222] Mit dieser Unterscheidung sind die Zuständigkeitsbereiche von Theologie und Medizin bezeichnet, die sich in Fragen des Seelenheils berühren. Denn eine reine Seele neige nicht zu physischen Gefährdungen, zu Lastern, sondern sie übe sich in Frömmigkeit, in einer gemäßigten Lebensführung. Aus dem Spirituellen, aus dem Glauben erwachse, was für das ‚natürliche' Wohl der Menschen gut sei und vor Krankheiten schütze:[223] Die mit der ‚Frömmigkeit' verbundene ‚Ruhe des Geistes und [die] Versöhnung mit Gott' („tranquillitas mentis & reconciliatio cum Deo") führen zu positiven körperlichen (natürlichen) Wirkungen.[224]

Was Hoffmann, Kulmus und Sendel mit Hilfe mechanistischer Erklärungen verbinden, bleibt bei Alberti und Rothe streng in Spirituelles und Natürliches getrennt: Die Seele ist immateriell, wirkt aber – insofern die Theologie praktisch wird – auf die (materielle) natürliche Welt. Doch interessiert in diesem Zusammenhang weniger Albertis Position hinsichtlich der Seelenlehre, sondern vielmehr seine Konzeption des Verhältnisses von Theologie und Medizin. Während unter ‚Theologie' im Gang des *Specimen* unspezifisch all das verstanden wird, was Gottes Urheberschaft in allen Dingen bestätigt und preist, fassen Alberti und Rothe die Theologie als praktische Theologie auf. Medizin und Theologie treffen sich in erster Linie dort, wo die Theologie praktisch wird: wenn sich Ähnlichkeiten von ‚Theologie' und ‚Medizin' für die ‚Lebenspraxis' herstellen lassen, wie in den Fragen nach dem Sinn und Zweck von Wallfahrten und Predigten.[225] Praktisch wird die Theologie aber auch dann, wenn es um gerichtsmedizinische Grundprobleme geht, beispielsweise um die Frage, wann der Fötus beseelt und seine Tötung strafbar sei.[226] Die Antwort lautet selbstverständlich, daß sich der ‚Fötus bereits bei der Empfängnis eines vernünftigen Geistes erfreut' („foetus â prima conceptione anima rationali jam gaudet").[227] Entscheidend ist, daß es den Medizin-Theologen vorbehalten bleibt, solche Antworten zu geben. Ich breche die Darstellung der frühaufklärerischen Systeme medizinischer Theologie hier ab, um einen Ausblick auf die ganz anders gelagerten Diskussionen zu geben, die im Ausgang des Jahrhunderts aber bezeichnenderweise noch immer im Rahmen desselben Text-Typs geführt werden.

Für seine Begründung der Pastoralmedizin widmet sich der katholische Mediziner Franz Xaver Mezler (1756–1812) dem Verhältnis von praktischer Theologie und Medizin. Der Titel seines 1794 erschienenen Kompendiums lautet *Ueber den Einfluß der Heilkunst auf die praktische Theologie*. Einleitend gibt er einen Überblick über neuere Tendenzen (nicht nur) der Medizin im ausgehenden 18. Jahrhundert. Spezialisierung und Differenzierung – so läßt sich das Skizzierte schlagwortartig benennen: Medizin und Theologie entwickelten sich auseinander, so Mezler, was unter moralischem Aspekt negative Folgen habe. Die Beispiele für diese Entwicklung liegen auf der Hand; Mezler beginnt mit Johann Georg Sulzers Kritik an Johann Caspar Lavaters Physiognomie:

Sie [die Physiognomie] enthält tieffsinnige Einsichten, sagte er [Sulzer], aber wehe dem, der glaubt, daraus die Kunst zu lernen, wenn er nicht Lavaters Aug und Herz hat. – Die Verfasser der Bücher *vom Geist*, des *Systems der Natur*, des *Horus*, des *Menschen eine Maschine*, und der übrige

Schwarm sonst guter Schriftsteller haben, anstatt ihre vortrefflichen physischen Bemerkungen an die theologische Moral anzuknüpfen, dieselben auf die politische angewendet, und jene mit den erniedrigendsten Ausfällen über den Haufen geworfen [...].[228]

Der Kritik des Reformierten Sulzer an Lavater und an seinen materialistischen Zeitgenossen Helvétius und La Mettrie entnimmt Mezler die wesentlichen Stichworte für die Erklärung des eigenen Anliegens. Dieses betrifft zwei Ebenen: zum einen die religiös-moralischen Überzeugungen des Naturforschers, zum anderen die Ersetzung der Bezugsdisziplin für die Medizin, nämlich die Ersetzung einer moralisch wertvollen Theologie durch eine amoralische Politik.

Beides ist neu. Ging es in den medizinisch-theologischen Traktaten und Systemen des 16., des 17. und des frühen 18. Jahrhunderts noch darum, dem (werdenden) Mediziner eine religiöse Standesethik darzubieten, die den Bereich des Politischen in einem weiten Sinne ganz selbstverständlich mit einschloß, so scheint sich dieser Bereich – nach Mezler – im Sinne einer Sphäre der ‚dissimulatio‘, einer Sphäre reiner Machtinteressen, zu verselbständigen und aus dem Zusammenhang der Medizinethik zu lösen. Während der Mediziner noch wenige Jahrzehnte zuvor als vorbildliche Persönlichkeit galt, beobachtet Mezler nurmehr, daß sich ein kluger „Kopf" in der Medizin nicht mehr mit einem „gute[n] Herz[en]" verbinde.[229] Mezlers Vorwürfe liegen also auf wissenschaftlicher Ebene ebenso wie auf privat-persönlicher. Den Grund dafür sieht er im „Sittenverfall" seiner Zeit, der sich u.a. in der französischen Revolution ausdrücke.[230] Damit ist die Richtung von Mezlers Kritik deutlich: Er wendet sich – ganz und gar zeittypisch – gegen die radikale französische Aufklärung (auch in der Medizin), als deren Konsequenz er die Revolution betrachtet. Vor dem Hintergrund von Versatzstücken frühneuzeitlicher Moral und katholischer Lehre wird verdammt, was diese Ausrichtung kennzeichne.

Mezler argumentiert für ein im Detail wenig bestimmtes „Menschenwohl";[231] das Programm der Pastoralmedizin ist von dieser moralischen Vorstellung motiviert. Adressaten desselben sind vor allem Mediziner, aber auch Theologen. Es geht darum, beide Berufsstände wieder zu verknüpfen – „in praktischer Hinsicht".[232] Dabei wird den Seelsorgern – ganz traditionell – die Zuständigkeit für das Gemüt, für das seelische Wohl der Menschen zugewiesen; im engeren Sinne medizinische Aufgaben werden ihnen nicht zugesprochen, obwohl sie für den gesamten Bereich der Temperamentenlehre verantwortlich sein sollen:[233] Zwar sollen sich Mediziner und Prediger wechselseitig unterstützen, doch sollen sie sich nicht zu sehr ‚ins Gehege kommen'.

Um unter diesen Voraussetzungen zu gewährleisten, daß beide Berufsstände optimal zusammenwirkten, gelte es zunächst, einige Mißstände zu beseitigen: die durch die Lande ziehenden Quacksalber oder „Afterärzte" beispielsweise.[234] Von besonderem Interesse sei es in diesem Zusammenhang, dem ungebildeten Landvolk „ein bischen Aufklärung" über Moral und Krankheit zuteil werden zu lassen.[235] Während diese Hinweise ganz auf Praktisches gerichtet sind, werden heikle medizinisch-theologische Fragen an die Seelsorger delegiert. Sie sollen in Anbetracht von schweren Krankheiten Sinn stiften. Daß ihre Gebete natürliche Ereignisse beeinflussen, hält Mezler – nicht anders als die Kollegen im frühen 18. Jahrhunderts – aber für unwahrscheinlich.[236] Über die Unterscheidung von Wundern und Heilungseffekten will er sich als Mediziner gar nicht äußern. Gleiches gilt für die Hexerei und für „Teufelsbeseitigungen".[237]

Mezlers Versuch der Überwindung von ‚Differenzierung' überrascht, blickt man auf die medizinischen Theologien seiner Vorgänger zurück. Was Wunder sind, wollten Mediziner noch in den 1730er Jahren selbst entscheiden. Daß der Theologie die Zuständigkeit für das Seelenheil zukomme, wurde demgegenüber schon weit vorher überlegt. Je nachdem, welches Verständnis von ‚Theologie' zugrundelag, ist das Verhältnis von Theologie und Medizin in einer Weise bestimmt worden, daß der Theologie infolge ihrer Nähe zu Gott letztlich die Hoheit über die Medizin zukam. Sandaeus plädierte entschieden für eine Rückführung medizinischer Fragen in die Theologie; Pfeiffer und Alberti sprachen sich – bei gewissen Sympathien für die Deutungshoheit der

Theologie – für eine gegenstandsbezogene Trennung aus. Mezler
bestätigt und überbietet diese Tendenz aus einer Polemik vor allem gegen die radikalaufklärerische Ausrichtung in einigen wenigen, aber gefährlichen Schriften. Diese sollten energisch widerlegt werden. Im Ergebnis stellt sich eine Säkularisierung der Medizinethik aber nicht als Folge radikaler Ansichten heraus. Sie
zeigt sich vielmehr im Blick auf einen Aspekt der Differenzierung: Mezler überantwortet entscheidende moralische und religiöse Fragen den Seelsorgern und säkularisiert die Medizin dabei
insofern, als daß er sie von theologischen Fragen abkoppelt, die
sich Mediziner der Frühaufklärung noch stellten. Doch Mezler
deutet sein Vorhaben ganz anders, nämlich nicht aus dieser Geschichte, sondern aus den eigenen Absichten heraus: als Wiederaufnahme des Gesprächs zwischen Medizin und Theologie.

Erst für jüngere Entwicklungen stellt Mezler (mit Sulzer) eine
‚Differenzierung' von Theologie und Medizin fest, von Herz und
Kopf, gegen die er sich mit dem Ziel der Wiedervereinigung der
Wissensgebiete wendet. Ganz im Gestus der medizinischen Theologien vorhergehender Jahrhunderte formuliert Mezler – allerdings in erster Linie praktisch interessiert – Regeln für eine Wie-
derbelebung des scheinbar beendeten Dialogs zwischen den Disziplinen. Im Ergebnis erhält die Theologie ein Deutungsmonopol
für den Zwischenbereich beider Fächer. Damit übertrifft Mezler
die Zugeständnisse seiner Vorläufer an die Theologie. Zwischen
Medizin und Theologie sind die Aufgaben neu verteilt, und zwar
zugunsten der Theologie.

Hoffmann ist für die Frühaufklärung der einzige, der diese
Aufgabenteilung früh zugunsten der Medizin anlegt: Die Medizin
gilt ihm als Vorbild für die Theologie, gerade weil die (‚wahre')
Religion in der Medizin angewendet werde. Doch führt diese
Auffassung nicht zu jenen radikalaufklärerischen Sichtweisen,
die Mezler so bedauert. Hoffmann kritisiert zwar die Theologie,
bemüht sich aber um eine neue Verbindung von Medizin und
Religion. Ein eindrucksvolles Zeugnis dafür legt noch der König-
lich-Preußische Consistorialrat, Minister, Pastor und Schulmann
Johann Georg Francke in seiner Leichenpredigt auf Friedrich

Hoffmann ab. Sie trägt den programmatischen Titel *Ein christlicher Medicus als ein Ehrwürdiger Medicus* (1743).[238] Francke setzt mit einer Interpretation der Apokryphen ein, und zwar mit dem für die Medizin so bedeutsamen Buch Jesus Sirach *Kapitel 38:*

> Ehre den Arzt mit gebührender Verehrung, damit du ihn hast, wenn du ihn brauchst; denn der Herr hat ihn geschaffen, und die Heilung kommt von dem Höchsten [...].[239]

Gebot der Apokryphen ist es also, nicht nur Christus, sondern auch Gott als obersten Arzt zu verehren. Der irdische Medicus hingegen muß sich – wie Hoffmann – seine Ehre erst verdienen, und zwar durch zweierlei: durch Erfahrung, durch maßvolle Kuren und durch Kenntnis einerseits, durch Gottesfurcht andererseits.[240] Hoffmann wird als Vorbild für die Verbindung von Christentum und Medizin gepriesen. Francke predigt über ihn als christlichen und daher verehrungswürdigen Arzt. Zu diesem Zweck bleibt der Prediger bei der Interpretation jener zitierten Stelle aus den Apokryphen; er erklärt die Bedürftigkeit des Menschen – ganz topisch – aus dem Sündenfall und betrachtet den Arzt als ein „Werckzeug der Gnade Gottes."[241]

Neben Hoffmanns vorbildlichem Leben und seiner ebenso vorbildlichen medizinischen Tätigkeit bietet der von Hoffmann selbst gewählte Leichenspruch nach Francke den besten Beweis für die christliche Überzeugung dieses idealen Medicus': „Die auf den Herrn hoffen, die werden nicht fallen, sondern ewig[lich] bleiben wie der Berg Zion."[242] Hoffmanns Wahlspruch gibt Auskunft über das Gottvertrauen und die Demut dieses „Dieners" der Natur. Schenkt man Franckes Rede Glauben, so ist Hoffmann für die Zeitgenossen zum Exempel dessen geworden, was er in seiner *Oratio* selbst gefordert hatte: Er lebte eine ‚wahre' christliche Medizin als Christ und Arzt vor. Christliche Medizin entfaltet sich in der Frühaufklärung – und selbst bei Alberti – also längst nicht mehr nur als Gottesdient, sondern als Wechselspiel zwischen Ratio, Observatio, Speculatio und Empiria:[243]

DISSERTATIO INAUGURALIS MEDICO - FORENSIS,
DE

TERMINO ANIMATIONIS
FOETUS HUMANI,

Wenn das Kind im Mutter-Leibe die Seele empfängt;

QVAM

AUSPICE DEO PROPITIO
Et Consensu atque Auctoritate Gratiosæ Facultatis Medicæ,
IN ALMA REGIA FRIDERICIANA,
PRÆSIDE

DN. D. MICHAELE ALBERTI,

POTENTISSIMI REGIS BORUSSIÆ CONSILIARIO AULICO,
MEDICINÆ ET PHILOSOPHIÆ NATURALIS PROFESSORE PUBLICO ORDINARIO
FACULTATIS MEDICÆ DECANO SPECTATISSIMO,
Domino Patrono, Præceptore ac Promotore suo omni honoris cultu prosequendo,

PRO GRADU DOCTORIS,
SUMMIS IN MEDICINA HONORIBUS, ET PRIVILEGIIS
DOCTORALIBUS LEGITIME IMPETRANDIS
HORIS LOCOQVE CONSVETIS,
ANNO MDCCXXIV. D. XI. NOVEMBR.
PUBLICAE AC PLACIDAE ERUDITORUM VENTILATIONI SUBJICIET,
AUCTOR ET RESPONDENS

LUDOVICUS HANSEN,

GRABOVIO - MEGAPOLITANUS.

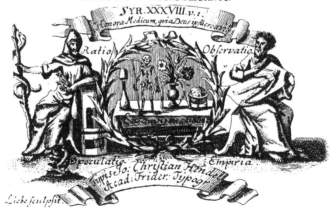

5. Zusammenfassung: einfaches Christentum

Gleichwohl sind Mediziner des 18. Jahrhunderts – mit Leibbrand – nur „Auf dem Wege zur Verweltlichung". Sie ‚verweltlichen' die Welt nicht, zumindest nicht aus eigenem Antrieb, sondern leben in einem Zeitalter vor der Säkularisierung: ‚post-dogmatisch', aber noch nicht säkularisierend. Nach wie vor ist die Medizin christlich gerechtfertigt. Die Grundmuster dieser Rechtfertigung stammen aus der ‚ursprünglichen Christianisierung', aus der Christianisierung der ‚heidnischen', der griechischen, römischen und frühchristlich-häretischen Medizin der Antike durch Christus selbst, durch die Apostel und durch die Kirchenväter. Diese ‚post-dogmatische' und noch nicht säkularisierende Phase wurde daher in ihrer Wissenschaftsgeschichte als ‚janusköpfig' beschrieben, indem heuristisch getrennt und betrachtet wurde, was für die Zeitgenossen noch zusammenging: die religiöse Überzeugung einerseits und die Naturforschung andererseits. Man unterstellte Naturforschern der Frühen Neuzeit in gewissem Sinne ‚schizophrene' Intentionen, weil sich für das gleichzeitige Vorkommen von Frömmigkeit und Forscherinteresse keine plausible Erklärung finden ließ.

Für die medizinethischen Schriften, über die hier gehandelt wurde, sind dabei unter sozialgeschichtlichem Aspekt zwei Zusammenhänge erwähnenswert: erstens die Versuche der Mediziner, den eigenen Berufsstand mit dem Ziel der Ausbildung idealer christlicher, politischer und religiöser Mediziner gegen Quacksalber und andere Pseudo-Mediziner zu behaupten, ihr eigenes Ansehen institutionell zu stärken und zu schützen. Zu diesem Zweck ist es für Mediziner notwendig, ihresgleichen auf eine verbindliche christliche Ethik einzuschwören, die nicht von abergläubischen Praktiken eingeholt werden kann. Disziplin-interne Anläße für Standesethiken und standesethische Kontroversen bieten demgegenüber die Streitigkeiten der medizinischen Schulen. Sie werden zu einem beträchtlichen Teil auf religiösem und theologischem Gebiet ausgetragen, denn es geht in vielerlei Hinsicht zunächst darum, medizinische Anschauungen durchzusetzen, die mit bestimmten religiösen oder philosophischen Vorstellungen einhergehen (z.B. Wolffianismus und Mechanismus vs. Pietismus und Animismus).

Entsprechend breit ist das Spektrum der von der Medizinethik angesprochenen Bereiche. Es reicht vom privaten Glauben, von der Sozialisation des idealen Mediziners in religiöser Hinsicht (Browne) bis hin zu Fragen der Differenzierung der Disziplinen (medizinische Theologien). Doch läßt sich das gesamte Bereichsspektrum auf wenige Themen begrenzen, die für das Verhältnis von Religion, Theologie und Medizinethik unter dem Aspekt der Säkularisierung wichtig sind: Es geht immer wieder um den Ursprung der Natur und der Wissenschaften, um den Gegenstand derselben, um die Motive und das Selbstverständnis des Mediziners, um die angemessene wissenschaftliche Methodologie, um die Aufgaben, um die Mittel und um die Ziele der Disziplinen. Die dabei angeführten Analogien zwischen Medizinischem und Religiösem oder Theologischem tragen als Sprachregelungen mittelbar auch zu einer Säkularisierung – in diesem Fall der Religion oder der Theologie – bei. Für die Medizinethik bedeutet die Analogie zunächst aber eine Christianisierung der Natur, des Körpers und der Beschreibung von beidem.

Für die Erklärung von ‚Natur' erlaubt nur die Ursprungsfrage keinen Dissens: Gott ist der Urheber und Lenker allen Seins und Werdens und damit auch der Urheber der Medizin und der Theologie. Auf dieses Faktum müssen sich alle Naturforscher besinnen – unabhängig davon, wie sie es konkret deuten. Daß der Gegenstand der Naturforschung und damit der Theologie (Körper vs. Seele, Materielles vs. Immaterielles), Motive und Selbstverständnis (‚magister' vs. ‚minister' der Natur), Methodologie (Naturbetrachtung und -untersuchung vs. Gottesdienst), Aufgaben und Ziele (Heilung vs. Verehrung des Höchsten) sowie Mittel der Medizin (Medikamente und Kuren vs. Gebete) immer wieder anders bestimmt wird, läßt sich den vorangestellten Interpretationen entnehmen. Bezugstext dieser ansonsten ganz unterschiedlichen Auffassungen ist die Heilige Schrift, die dem ‚Buch der Natur' übergeordnet wird. Das ‚Buch der Natur' wiederum ist mit dem ‚Buch der Heiligen Schrift' in Einklang zu bringen. Weltliche und religiöse Lehre müssen harmonisiert werden, was für die Medizinethik des 17. und des frühen 18. Jahrhunderts aber kein Problem darstellt. Für die Rechtfertigung spezieller und nicht biblisch verbürgter Auffassungen beziehen sich christliche Mediziner sowohl auf die Tradition des eigenen Faches als auch auf die Ansichten von Theologen, wobei gewisse Neigungen zu solche Theologen zu entdecken sind, die sich ihrerseits der Naturforschung zuwenden.

Im Blick auf den Ausgang des 17. Jahrhunderts läßt sich daher zeigen, daß die Zeitgenossen damit befaßt sind, konfessionelle und theologische Bindungen für die Naturforschung zu lockern — im Sinne einer Emanzipation vom ‚status quo ante' und zugunsten eines ‚wahren Christentums'. Nicht nur die Rhetorik naturforschender Zeitgenossen spricht für diese Vermutung, sondern auch die wissenschaftsinterne Dynamik des Zeitalters, die sich in den besprochenen Schriften ausdrückt. Über die Konfessionsgrenzen hinweg — selbst über den Protestantismus hinaus — befehdet man dieselben Gegner: die ‚Irrationalisten'. Das Gespräch über den Zwischenbereich von Medizin und Theologie beschäftigt vor allem aufgeklärte Theologen, die sich mitunter sogar medizin-freundlicher äußern als manche Mediziner.

Diese Dynamik nimmt — zumindest für die Frage nach der Methode, den Mitteln und dem Gegenstand der Medizin — selbst in kontroversen Schriften einen ‚säkularisierenden' Umweg (Hoffmann): Theologisches wird in medizinisch-philosophische Terminologie überführt, um das Ergebnis als ‚wahres Christentum' darzustellen, um es also erst ‚eigentlich' zu christianisieren. Verweltlicht wird nur unter dem Vorzeichen eines diesen Vorgang legitimierenden Christentums, das es erlaubt, Theologie und Medizin hinsichtlich ihrer praktischen Wirkung gleichzusetzen und beide Disziplinen gegeneinander abzugrenzen. Im ausgehenden 18. Jahrhundert geschieht dies zugunsten einer Deutungshoheit der Theologie für den Bereich zwischen beiden Disziplinen. Ein weiter und unterschiedlich angelegter Begriff von ‚Religion' ist für diese Debatte Voraussetzung und Maßstab zugleich. Histo-

risch angemessen läßt sich gerade deshalb von einem Emanzipa-
tionsbestreben sprechen, das auf eine Enttheologisierung, eine
Entkonfessionalisierung und eine Entdogmatisierung von Methodologie und Gegenständen zielt: also darauf, ein solche Elemente
abzustreifen, die den Erkenntnisfortschritt nicht befördern.

Versuche der Differenzierung der Disziplinen allerdings führen – zumindest für das angesprochene Beispiel – zur Theologisierung des umstrittenen Bereiches zwischen Theologie und Medizin. Dabei gibt die Medizin ihre Deutungskompetenz für Phänomene dieses Bereichs ab. Insofern sie sich mit der Diagnose,
der Heilung und der Erforschung von Krankheiten befaßt, wird
sie nunmehr als weltliche Disziplin entworfen. Für diese Entwicklung läßt sich von einer Säkularisierung ‚contra intentionem‘, aber ebenso von einer Theologisierung und Christianisierung der Medizinethik (‚pro intentionem‘) sprechen. Anderes gilt
für ganz ‚empirische‘ Zuständigkeiten der Medizin: für die Diagnose und Behandlung von Krankheiten, aber in letzter Konsequenz nicht für ihre Bewertung. Dadurch, daß es Elemente der
Medizin gibt, die nicht mehr christlich motiviert werden müssen,
kann sich die Medizin als weltliche Wissenschaft entwickeln.
Zwar ist eine solche ‚Verweltlichung‘ nicht beabsichtigt, doch ist
die Möglichkeit ihrer Durchsetzung schon deshalb gegeben, weil
die christliche Rahmen-Argumentation wegfallen kann.

Für den Gesamtprozeß läßt sich daher im Sinne der hier vorgelegten Erklärung der Kategorie der Säkularisierung festhalten,
daß Mediziner das Christentum bis etwa zur Mitte des 18.
Jahrhunderts nicht aus dem naturforschenden Bereich verabschieden wollen. Ausnahmen bestätigen auch diese Regel (Philiatro);
sie werden von der Mehrheit der naturforschenden Gelehrten als
Negativbeispiel gebrandmarkt. Gleichwohl führt gerade solches
Auszeichnen von Mißliebigem zu der wissenschaftshistorisch
problematischen Wahrnehmung, es habe im 17. und 18. Jahrhundert eine Neigung zu einer gewollten Säkularisierung (und auch:
zu einer Funktionalisierung oder Instrumentalisierung der Religion) gegeben – unabhängig davon, daß die kontrovers diskutierten
Schriften der wenigen radikal-weltlichen Geister vom ‚gros‘ der

Gelehrten nicht akzeptiert, sondern entschlossen widerlegt werden. Dasselbe Problem besteht für die meist nicht zutreffende, mal strategisch, mal sittlich motivierte, in der Regel aber wirkungsmächtige Beschimpfung manches christlichen Gelehrten als ‚skeptisch' oder ‚freygeistig'. Es wurde durch eine Wissenschaftsgeschichte bestärkt, die sich auf die wenigen großen Fälle der durch die katholische Kirche verketzerten Gelehrten konzentrierte. Wissenschaft scheint, wenn man durch ihre Brille blickt, durch große Dispute und durch ‚Ketzer' vorangetrieben worden zu sein. Diese Sichtweise aber verkennt das rege und das streitfreudige Milieu der Frühen Neuzeit. Es zeichnet sich nicht nur durch das gleichzeitige Vorkommen ganz unterschiedlicher Positionen über das Verhältnis von ‚Religion' und ‚Medizin', sondern auch – in diachroner Perspektive – durch Fortschritte und Rückschritte hinsichtlich wissenschaftlicher Erkenntnis aus.

Was aber setzt sich im ausgehenden 18. Jahrhundert durch: die religiöse Selbstpositionierung oder der verunsicherte Blick auf die wissenschaftlichen ‚Libertins' der vorhergehenden Jahrhunderte? Welche Kräfte erweisen sich als so treibend, daß von einer dauerhaften Säkularisierung der Wissenschaften gesprochen werden kann? Als ein Beispiel für die „Verweltlichung" der Medizin dient Leibbrand die Pathologie: die aus dem „konnotative[n] Denken" entstandene Sammlertätigkeit des 17. Jahrhunderts ebenso wie die Sektionsprotokolle Albrecht von Hallers,[244] das Einfügen pathologischer Befunde als Abfolge von „Anamnese, Sektion, Scholium" in die traditionelle Konsiliarliteratur bei Theophile Bonet und Giovanni Maria Lancisi.[245] Zwar seien, so Leibbrand, Pathologie und Anatomie im 18. Jahrhundert noch nicht „selbständig", doch wenden sie sich ‚der Klinik' zu, d.h. sie fragen nach ‚Gründen' („sedes") und ‚Ursachen' („causae").[246] Nicht zuletzt aus Mitleid mit den Patienten setze sich Boerhaave für das Sezieren ihrer Leichen ein, für eine erfolgversprechende Suche nach den Ursachen ihrer Erkrankungen.[247]

All das kennzeichne den Umbruch vom 17. Jahrhundert zur Aufklärung, von der geistlosen Sammlertätigkeit zur vernünftigen,[248] auf die Ursachen schauenden Auswertung von ‚Tatsa-

chen'. Als entscheidend für diesen qualitativen Sprung zur hö-
herwertigen Wissenschaft gilt Leibbrand – wie eingangs erläutert
– die aufklärerische Vernunft, die er in Hoffmann, Haller u.a.
verkörpert sieht.[249] Dabei führt Haller allerdings nicht das mechanistische Denken Hoffmanns fort.[250] Zwar schätzt er den Hallenser Mediziner; er besuchte ihn sogar selbst. Aber als Schüler
Boerhaaves ist er Empiriker. Er kommt von ‚außen', nämlich aus
Bern bzw. aus Leiden und beschäftigt sich schon deshalb mit
anderen Diskussionen und Problemen als der sehr viel ältere Hallenser Kollege.

Gleichwohl läßt sich – vermittelt über die Medizinethik – ein
enger sachlicher Zusammenhang zwischen Hoffmann und Haller
knüpfen. Dieser bezieht sich erstens auf den Gegenstand und auf
die Methodologie der Medizin. Waren medizinische Methodologie und einfaches Christentum für Hoffmann noch eng verbunden, so begründet Haller seine Methodologie nicht mehr in gleicher Weise. Zwar gilt ihm die Naturforschung insgesamt als Gottesdienst, doch ist sie für die Untersuchung zunächst aus der
christlichen Deutung ausgenommen. Zweitens betrachtet Haller
ebenso wie Hoffmann die Bibel als wichtige Bezugsquelle der
Naturforschung. Er entnimmt ihr allerdings keine diätetischen
Regeln mehr, sondern widmet sich den Problemen, die sich aus
der neueren Naturdeutung für die Genesis ergeben. Daß das
‚Buch der Natur' dabei Vorrang hat, daß es nicht immer mit dem
Buch der ‚Heiligen Schrift' übereinstimmt, stört Haller dabei
nicht. Drittens wechselt der Gegner: Während sich Hoffmann
noch mit einer ‚orthodoxen Theologie' auseinandersetzte, bekämpft Haller die ‚Zweifelsüchtigen'.

In der nachstehenden Binnenmonographie über Haller sollen
diese drei Aspekte systematisch und historisch dargestellt werden.

III. Zwischen Gottesdienst und ‚Freygeisterei'

Naturforschung als Dienst an Gott, an der ‚societas civilis' und am Nächsten – diese Formel gilt nicht nur für die gesamte Frühe Neuzeit, sondern noch für Goethe: für Goethes Entscheidung gegen eine zerteilend-analytische Farbwissenschaft zugunsten einer integrativen Farbentheologie.[1] Vor dem Hintergrund der naturforschenden Tradition der Frühen Neuzeit erhalten seine Forschungserträge und Forschungsinteressen einen besonderen Stellenwert. Denn Goethe führt das humanistische Erbe der Frühen Neuzeit fort, das seine Zeitgenossen unter sich aufteilen: Mancher Naturforscher begnügt sich fortan mit dem Faktenwissen seiner Disziplin; mancher Literat sinnt – mit Blick auf die Französische Revolution – nurmehr auf die Besserung der großen und kleinen Gesellschaften. Im *Faust* veranschaulicht Goethe diesen Konflikt zwischen ‚scholastisch'-traditionaler Ordnung und neuen, ‚gefährlichen' Wissens- und Verhaltensformen.

Doch was ist – auch über das schon im vorhergehenden Kapitel Dargelegte hinaus – mit jener Tradition gemeint, auf die sich die Literatur im ausgehenden 18. Jahrhundert beziehen kann? Beziehungen zwischen Religion, Medizin und Literatur haben sich längst in vielfacher Hinsicht etabliert. Mediziner schreiben selbst – u.a. ‚schöne Literatur'.[2] Umgekehrt beziehen sich auch die Verfasser ‚belletristischer' Schriften auf die Medizin – als des Tätigkeitsfeldes eines moralisch gut oder verwerflich handelnden Berufsstandes. Anatomie, Chirurgie und Physiognomie stellen einen reichen Bilder- und Assoziationsvorrat zur Verfügung. Periodica wie diejenigen der naturforschenden Akademien informieren über die entdeckten ‚Curiositäten' und über die Fortschritte in der Medizin. Später werden sie durch populäre Schriftenreihen ergänzt, die – wie etwa Johann August Unzers *Der Arzt* (1759–1764)[3] – medizinisches Wissen zum Gemeingut werden lassen.[4] Vor allem in diesem Fall dient die Literatur der Medizin; sie hilft, medizinische Entdeckungen verständlich oder schön zu beschreiben.

Im Ausgang des 18. Jahrhunderts aber wird in der Literatur ein Bild des Medizinerberufs geschildert, das christliche Motivationen, ihn auszuüben nicht einmal mehr durchscheinen läßt. Von einer christlich begründeten und nicht selten im Mittel der Satire formulierten Kritik am ‚Machiavellus Medicus', wie sie die gesamte Frühe Neuzeit kennt, ist nurmehr das Abziehbild geblieben: Der Arzt erscheint als fanatisch forschender, als sezierender Sklave einer ihrer menschenfernen und seelenlosen Eigenlogik gehorchenden Wissenschaft. Wie kommt es zu dieser Entwicklung?

Daß die ‚wahre' medizinisch-religiöse Position im Gang des 18. Jahrhunderts zwar wandelbar und individuell je spezifisch ausgeprägt ist, aber doch der Sache nach erhalten bleibt, soll die Binnenmonographie zeigen, die im Zentrum dieses Kapitels steht: Albrecht von Haller ist nicht nur einer der herausragenden Ärzte des Jahrhunderts; mit seinen zahlreichen Schriften steht er auch für den eingangs beschriebenen Zusammenhalt von gelehrter Tradition, religiöser Orientierung und ‚schöner Literatur'. In seinen Abhandlungen gegen die naturforschenden ‚Freygeister', kämpft er nicht nur gegen die moralischen Skeptiker, sondern auch gegen all diejenigen, die die Offenbarung in der Naturforschung leugnen. Damit lehnt er sich an Vorstellungen seines Lehrers Boerhaave an. Wie dieser – und anders als Hoffmann, Stahl und Alberti – zielt Haller nicht auf eine systematische, sondern auf eine ‚experimentelle' und christliche Medizin.[5] Hier soll gezeigt werden, daß sich im Ausgang des Jahrhunderts zwar eine ‚freygeistige' Fraktion der Naturforschenden herausbildet, daß diese in Deutschland aber keineswegs akzeptiert wird. Mit diesem Vorhaben wird jene mit Mezlers „Pastoralmedicin" angedeutete Debatte über die Differenzierung von Religion und Naturforschung erneut aufgenommen (1.). Durch „de[n] unsterbliche[n] Haller" (Goethe) findet diese Debatte zwischen ‚säkularisierter' und traditional-religiöser Naturforschung schon in ihrer frühen

Form Eingang in die Lyrik: in diejenige Lyrik, die am Beginn des Jahrhunderts für ihre mikroskopisch genauen Naturbetrachtungen bekannt wurde (2.).[6] Für Haller erweist sich dabei ein komplexes Verhältnis zur Religion als typisch: Ihn kennzeichnet ein methodologischer Atheismus – als ein Bestandteil seines medizinischen Gottesdienstes. Dieser ist wiederum dadurch bestimmt, daß Haller unaufhörlich den eigenen Glauben prüft, daß er sich selbst vor einem drohenden Verlust des Glaubens durch skeptische Neigungen warnt. Trotz dieser fast mönchischen Selbstkasteiung für Gott und für das eigene Seelenheil lassen sich für Haller zwei Typen von ‚Säkularisierung' beschreiben: erstens die Säkularisierung der gegnerischen, der skeptischen Position. Zweitens läßt sich von einer Säkularisierung der Methodologie sprechen – nicht jedoch von einer Säkularisierung des ‚gesamten' Hallerschen Denkens (3.).[7]

1. Albrecht von Haller –
Säkularisierung durch Skeptizismus in der Medizin

Auch am Beispiel Hallers läßt sich aus der Sicht eines ebenso prominenten wie umstrittenen protestantischen Theologen des 19. Jahrhunderts eine bezeichnende Entwicklung abbilden. In seinen *Vermischte[n] Schriften größtentheils apologetischen Inhalts* (1839) nimmt Friedrich August Gottreu Tholuck Lektüren aus den Werken von Leibniz, Haller und Euler zusammen, um „eine[] Geschichte der Umwälzung" zu schreiben, „welche seit 1750 auf dem Gebiete der Theologie in Deutschland statt gefunden."[8] Tholucks Ankündigung verblüfft in Anbetracht der genannten Namen. Denn weder sind Leibniz, Haller und Euler ausgebildete Theologen noch vertreten sie einen gemeinsamen Denkansatz – im Gegenteil: Haller und Euler bewundern Leibniz zwar für seine intellektuelle Leistung, schätzen den von ihm vertretenen Determinismus jedoch nicht. Wie Haller und Euler zueinander stehen, bleibt außerdem zu fragen.

Tholuck jedenfalls erläutert sein Vorhaben im angedeuteten Sinne: Immer schon habe der geistige Stand das Christentum verteidigt. Um 1750 aber hätten sich dieser geistliche Stand und der „Unglaube" in einer Weise entwickelt, daß die Verteidiger des Christentums in Deutschland „vorzugsweise" nicht mehr der Theologie entstammten.[9] Für die Erklärung dieses Phänomens müsse zum einen der Mangel an selbständigen und mächtigen Kirchenbehörden, zum anderen die in erster Linie „der Wissenschaft zugewendete theoretische Richtung des Deutschen" berücksichtigt werden.[10] Erklären läßt sich Tholucks eigenwillige Sicht auf die Geschichte der polemischen und apologetischen Literatur aus seinem Versuch, seine eigene – bis heute umstrittene – theologische Position in den geschichtlichen Prozeß einzuordnen:[11] In einer Historiographie, die die Naturforscher für die Erweckungstheologie gewinnen kann, liegt für ihn eine besondere Geltungskraft dieser Theologie. Für die Apologetik der Naturforscher werden daher – ganz im Sinne einer solchen Theologie – Herzenserfahrungen und ein ‚wahrer' Glaube als charakteristisch erachtet. Gerade deshalb überzeuge ihre Polemik gegen die ‚Freygeister', gegen die Deisten und gegen die Materialisten.

Trotz dieser selektiven Betrachtung erweisen sich die von Tholuck angeführten Charakteristika als hilfreich für eine Interpretation der polemischen und ‚apologetischen' Schriften Hallers. Haller soll hier als Wissenschaftler und laientheologischer ‚Apologet' ganz im Sinne von Tholuck verstanden werden, wobei keine verspätete Bestätigung von Tholucks tendenziöser Historiographie beabsichtigt ist. Während die Haller-Forschung lange von einem „Zwiespalt" in Hallers Leben und Werk ausging, der sich in der Teilung in einen religiösen und in einen naturwissenschaftlichen Tätigkeitsbereich äußere,[12] entwickelt Tholuck aber eine zwar problematische, aber den historischen Umständen mehr entsprechende ‚einheitliche' Sicht Hallers.

Diese ‚einheitliche' Sicht soll hier aufgelöst und im Blick auf die Geschichte genauer begründet werden. Als Autor der achtbändigen *Elementa Physiologiae* (1757–1766), der beeindruckenden Dokumentation des physiologischen Wissens im 18.

Jahrhundert, versteht Haller die Anatomie als „religiöse Erbauung".[13] Dient die Medizin also ganz selbstverständlich dem Wohl der Menschen, so betrachtet Haller aber dessen seelisches Wohl als gefährdet: Seine religiösen Schriften sind aus der Verteidigung des christlichen Glaubens gegen die drohende ‚Freygeisterei' gerechtfertigt, wie er sie vornehmlich seinem Gegner Julien Offray de La Mettrie zuschreibt.[14] Religiös motivierte und philosophisch informierte Widerlegungen solcher ‚Freygeisterei' findet Haller zu diesem Zweck bereits vor: Gemeint ist der *Examen du pyrrhonisme* (1733) des reformierten schweizerischen Philosophen Jean-Pierre de Crousaz, den der Prediger, Philosoph und Sekretär der Berliner Akademie, Jean Henri Samuel Formey, in einer gekürzten Fassung publizieren wollte. Haller übersetzt und kommentiert diese im Manuskript erhaltene Kurzfassung als *Prüfung der Secte die an allem zweifelt* (1751), um sie selbst herauszugeben (a).[15]

In den autobiographischen Dokumenten Hallers werden – auch aus dem *Examen* stammende – Überzeugungen auf den privaten Glauben angewendet. Das theoretische und in Auseinandersetzung mit La Mettrie behandelte Problem des Zweifels wird für Haller selbst zentral. An Hand von Hallers *Fragmente[n] religiöser Empfindungen* (1737–1777), die seinem religiösen Tagebuch entnommen sind, läßt sich veranschaulichen, daß sich der Mediziner einem allmächtigen Gott überantwortet glaubt, zugleich aber an der Offenbarung und am eigenen Glauben zweifelt. Als problematisch erweist sich in diesem Zusammenhang die strenge Trennung von vollkommenem Jenseits und lasterhaftem Diesseits, von der Haller ausgeht. Protestantische Selbstkasteiung, ‚Heidenmission' und wissenschaftliche Tätigkeit gehören gleichermaßen zu Hallers medizinischem ‚Gottesdienst'. Davon, daß die Naturforschung den Skeptizismus befördere, ist jedoch keine Rede. Demgegenüber speisen sich Hallers Argumente gegen die Skeptiker auch aus der Naturforschung. Denn nur sie verspricht verläßliche Erkenntnisse über Gottes Schöpfung (b).

a) Methodologischer Atheismus:
Auseinandersetzungen mit den naturforschenden ‚Freygeistern'

Die Verteidigung des christlichen Glaubens gehört – nicht nur für Haller – zu den Aufgaben des Gelehrtenstandes. Eine bloße Katheder–Weisheit gilt wenig; vielmehr zählt das Engagement für das ‚gemeine Wohl' der christlichen ‚societas civilis'. Dieser Standesethik versichert sich Haller immer wieder: in Essays, in Rezensionen für die *Göttingische Zeitungen von gelehrten Sachen*, den späteren *Göttingen Anzeigen von gelehrten Sachen*, in *Prüfung der Secte*, aber auch in seinen Gedichten und nicht zuletzt in den drei „Staatsromanen" der 1770er Jahre.[16] Die Motivation für diese Besinnung auf die Standesethik ist in Überlegungen des *Examen* bzw. der *Prüfung der Secte* begründet. Sie stammen – insofern sie auf die Medizin bezogen sind – von Haller selbst, sind allerdings eng an Crousaz' Lektüre des *Grundrisses der pyrrhonischen Skepsis* von Sextus Empiricus geknüpft. Als Arzt stand Sextus im Verdacht der Skepsis; Crousaz und Haller aber zeigen, daß Medizin und ‚freygeistige' Skepsis nichts miteinander gemein haben: Bezögen sich Mediziner auf Sinneswahrnehmungen, auf Empfindungen, so liege ganz anderes vor, als bei den moralischen Skeptikern, denen Sextus gleichwohl die Stichworte liefere. Letztere schlössen aus dem sinnlichen Sein auf ein Wollen des Menschen, auf ein Streben nach irdischem und bloß momentanen Wohlempfinden.[17] Ist diese Voraussetzung für die Argumente gegen die ‚Freygeister' einmal akzeptiert, so lassen sich moralische Forderungen daran knüpfen:

> Es ist also unser Streit mit den Freygeistern nicht eine blosse theoretische Zwistigkeit, ein Krieg über den vollen und leeren Raum, wobey der Irrende eben so rechtschaffen bleiben kann, und der Rechthabende keinen nähern Weg zur Tugend erwählt. Es ist ein *Krieg zwischen dem Guten und Bösen, zwischen dem Glüke der Welt und ihrem Elende.*[18]

Der Streit um die wahren Überzeugungen kann nicht kämpferisch genug ausgedrückt werden. Haller spitzt zu diesem Zweck zu, um was es ihm geht: um die Rettung der christlichen Welt vor dem

Unheil. Doch droht dieses nicht nur von fremden philosophischen Mächten, also von den ,Freygeistern'; seine Wurzeln liegen schon in der ,conditio humana'. „[...] [E]in jeder Christ [soll] in seinem eigenen Busen den Keim des Uebels auszurotten sich bestreben,"[19] so lautet daher sein Anspruch an die Zeitgenossen und vor allem an sich selbst.

Darüber hinaus dienen religiöse und philosophische Überlegungen auch Haller als Grundlagen für die Medizin. Anders als Alberti und Hoffmann konzentriert er sich aber auch ganz unabhängig von der Naturforschung darauf, eine strenge Morallehre zu entfalten und zu leben. Kosmologischer Gottesbeweis, Weltabkehr und ein pessimistisches Menschenbild stellen die grundlegenden Denkmuster von Hallers Morallehre dar. Diese paßt in einen Kommunikationszirkel, wie er sich um die reformierten Gelehrten Crousaz und Formey entfaltet. Haller steht mit beiden im Austausch: an Formey schreibt er in den Jahren 1740 bis 1751 insgesamt dreizehn Briefe; sechs Antworten des Sekretärs der Berliner Akademie sind erhalten. Mit Crousaz hält Albrecht von Haller in den Jahren von 1740 bis 1745 Kontakt.[20] Um die Publikation der Kurzfassung des *Examen* entwickelt sich ein Austausch der drei Gelehrten, dessen Basis die gemeinsamen (Glaubens-)Überzeugungen darstellen: Crousaz lobt Haller für seine energische Polemik gegen die ,Freygeister',[21] dieser berichtet Formey über die Arbeit an der *Prüfung der Secte*, über journalistische und naturforschende Vorhaben.[22] Doch selbst in diesem engen Kommunikationszirkel sehen die Lösungen für das Problem des Zweifels ganz unterschiedlich aus.

Drei bzw. vier Jahre nach Veröffentlichung der *Prüfung der Secte* wird beispielsweise Louis Isaac de Beausobre (1730–1783), naturwissenschaftlich interessierter Nachfahre der Theologen-Familie Beausobre,[23] in seiner Abhandlung *Le pyrrhonisme du sage* (1754), ein Jahr später unter dem Titel *Le pyrrhonisme raisonnable* (1755) in einer überarbeiteten Fassung veröffentlicht,[24] den Zweifel unter methodologischem Aspekt als nützlich erachten. Mehr noch: Der Zweifel wird als Instanz des ,bon sens' verstanden, als das gesündeste Mittel, den aus Eigenliebe motivier-

ten Vorurteilen vorzubeugen, alle Parteien zu hören, den wider-
streitenden Meinungen gerecht zu werden und auf diese Weise
Toleranz zu üben.[25] Mit dem Plädoyer für den methodologischen
Zweifel wendet sich Beausobre gegen die aktuellen ebenso wie
gegen die überlieferten Systeme, gegen Leibniz und gegen
Wolff.[26] In erster Linie setzt er sich aber kritisch mit experimen-
tierfreudigen Naturwissenschaftlern auseinander, die im naturforschenden Versuch den einzigen Weg zur Wahrheit erkennen wollen:[27] „Le hazard des découvertes ne prouve rien."[28]

Louis Issac de Beausobre formuliert das skeptische Argument
aber nicht in ewartbarer Weise: Der Zweifel soll gerade nicht als
Hilfsmittel für das naturwissenschaftliche Experiment dienen,
weil dieses nicht zur letztgültigen Prüfung zuvor formulierter
Hypothesen tauge. Experimente seien begrenzt, könnten nicht
immer gelingen und riefen bei den Betrachtern die unterschied-
lichsten Empfindungen hervor.[29] Mit der experimentierenden
Wissenschaft werde demzufolge kein wissenschaftlicher Fortschritt erreicht. Ein letzter Grund für die geringe Aussagefähig-
keit von Experimenten liege aber nicht in der Wissenschaft selbst,
sondern in der Natur des Menschen:[30] darin, daß eine bei allen
Menschen gleiche und wahre Erkenntnis nicht möglich, daß
menschliches Erkennen der Vielfalt der Natur immer unterlegen
sei. Nur Gott sei wahres Erkennen möglich. Auf diese Weise wird
der methodologische Zweifel zum religiös motivierten Argument
sowohl gegen experimentelle als auch gegen metaphysisch begründete Methoden der Naturforschung. Davon, daß es schwer
ist, aus Experimenten auf Naturwahrheiten zu schließen, überzeugt sich Beausobre selbst.

Als Mitglied der Berliner Akademie ist er über die Vorgänge
im dortigen anatomischen Theater (gegründet 1713) bestens un-
terrichtet; in Frankfurt an der Oder erteilen ihm die ortsansässi-
gen Mediziner Anschauungsunterricht. In einem 1749 verfaßten
Brief berichtet Beausobre Formey über das wissenschaftliche
Treiben in Frankfurt an der Oder. Er empört sich über die
„Métaphysique" der Naturforscher – und berichtet in diesem Zusammenhang davon, wie Carl August Bergen (1704–1759), Pro-

fessor der Anatomie, Therapie und Botanik,[31] ihn an seinen mathematischen Studien teilnehmen läßt:[32]

[...] on pose des principes qui paroissent certains; on en tire des conséquences, qui nous entraînent souvent: mais celui qui ne se précipite point, ne sçauroit ajoûter foi à toutes ces idées obscures [...].[33]

Der für seine Experimentierfreude bekannte Haller erklärt „Irrthümer" der Naturforschung ganz anders als Beausobre, nämlich mit Hilfe einer schon topischen Vorurteilskritik:

Unzählbare Irrthümer sind, zumal in der Philosophie, daraus entstanden, daß man sich auf einen einzigen, oder auf wenige Versuche verlies, da doch bey denselben ein zufälliger Umstand den Ausgang bestimmt hat; da hingegen bey den wiederholten Versuchen die unwesentlichen Umstände wegfallen, und nur dasjenige bleibt, was der Natur beständige Weise ist. [...] Mit was für einer Verfassung im Verstande man sich mit der Beobachtung der Natur abgeben könne, vor allen anderen alle Arten von Ausgang sich gleich gefallen zu lassen, und nicht denjenigen Ausgang zu wünschen, der mit unseren, oder unsers Lehrers Meynungen am besten übereinkömmt: hier wird überaus oft gefehlt! [...] Viele Irrthümer sind aus unvollkommenen Wahrnehmungen entstanden, wenn man einige Ausgänge, die man oft bemerkt, für allgemein angesehen hat. [...] Die Wahrnehmung allein lehrt uns in der Arzneywissenschaft die Wahrheit. [...] Andere Vortheile, die der Verstand aus den Wahrnehmungen zieht: sie verschafft uns auch ein zärtleres Gefühl des Schönen; und sie öffnen uns neue Auswege zur Zeit der Noth, und lehren uns, die Früchte der Natur auf neue Weise in unsern Nutzen zu verwenden. Die Wahrnehmung befreyt uns von vergebenen und eiteln Hofnungen, wie von den Versprechen der Adepten. Der Wahrnehmungen Einfluß [ist], die Grosse und Majestät des Schöpfers sinnlicher und begreiflicher zu machen, und unsere Begriffe von Gott zu erweitern und zu erheben.[34]

Während Beausobre prinzipiell an der Erkenntnisfähigkeit der Naturforschung zweifelt, glaubt an eine ‚vollkommene Wahrnehmung'. Erst diese vermittele einen Begriff von der göttlichen Schöpfung. Je vollkommener also die Experimente seien, desto genauer werde das Ergebnis und desto besser werde die Schöpfung erkannt.

Wie Formey und Crousaz sieht Haller erst im moralischen Skeptizismus das Problem einer bestimmten ‚Medizinersekte'. Ihr Kopf sei La Mettrie, der damit Sextus und Bayle nachfolge.[35] Der Streit zwischen La Mettrie und Haller, der von der Widmung des *L'homme machine* an Haller seinen Ausgang nahm, seine Ursache aber im Prioritätenstreit um die Irritabilitätslehre hat,[36] ist hinreichend bekannt und soll hier nur im Kontext des Skeptizismus-Problems erläutert werden. La Mettrie gilt dem von Newton beeinflußten Physiologen Haller als Materialist oder Naturalist,[37] weil er die Seele nicht als immateriell, sondern als materiell betrachte. Der zentrale Vorwurf Hallers lautet, La Mettrie könne die menschliche Seele aber gerade deshalb nicht angemessen erklären. Für diese Kritik an La Mettrie setzt Haller seinen eigenen Begriff der Seele voraus. Er sieht in ihr das Zentrum des menschlichen Körpers, in dem alle Empfindungen vereinigt werden:

Wenn die Seele nichts wäre, als das Ende der Schlagadern des Hirnes und der Anfang der nervichten Fasern, wie unser Verfasser annimmt, (p. 102) so würde zwar jeder Theil dieser Adern nach seinen Säzen fühlen, aber keiner würde seine Empfindung dem andern mittheilen. Das Reich der Schälle würde eine andre Provinz ausmachen, als die Gegend der Farben, es würde kein allgemeiner Herr mehr seyn, der sich alle diese Gegenden zueignet, dem sie alle ihre Empfindungen zollen: es würde aus diesen Adern zusammen keine Person, keine Seele entstehen, wie die unsrige; denn diese besitzt mit gleicher Macht, als ein einiges sich alle die verschiedenen Eindrücke der Sinne zueignendes Wesen alle diese verschiedenen Zollstätte der Sinne, sie vereinigt ihre Eindrücke in ein einiges *Uns*, und mit einem Worte, wir würden nach de la M[ettrie] nicht eine, sondern unzählbare Seelen haben, die alle auf einmal; ohne Abreden und ohne Uebereinstimmung empfinden und denken müsten, ohne daß die eine sich der Empfindung der andern bewußt wäre.[38]

Zwar schreibe La Mettrie der materialistisch(-naturalistischen) Seele ein Gewissen zu, doch sei diese Zuschreibung sinnlos. Die materialistische Seele erkenne nämlich Gott nicht als Richter über die individuellen Empfindungen an. Als ein schlimmes Vergehen erscheint es Haller daher, daß La Mettrie ausgerechnet Boerhaave zu einem „Materialisten und Deisten" machen wolle:

Boerhaave hat tausendmahl die Spinozistische Lehre aus der physiologischen Wahrheit wiederlegt, daß die Empfindungen der Seele keine nothwendige Folge der Eindrücke der Sinne, sondern eine willkührliche Sprache Gottes mit uns seyn, der uns von allen äussern Dingen nicht die nothwendigen Eindrücke ihres wahren Wesen, sondern gewisse ihm ganz freygestandene Relationen empfinden läßt. Hat nicht unser flüchtiger Verfasser [d.i. La Mettrie] selbst diese Anmerkungen aus den Boerhaavischen Prälectionen abgeschrieben? (p. 233) und was kann minder materialistisch seyn?[39]

Anders als bei Spinoza ist die Seele für Boerhaave (und Haller) nicht bloß Modus göttlichen Denkens. Vielmehr vereinige die Seele die Empfindungen der Sinne; erst durch diese physiologisch nachvollziehbare Leistung der Seele könne der Mensch denken, von den Empfindungen abstrahieren. Diese Erklärung folgt also weder derjenigen Spinozas noch derjenigen von Materialisten wie La Mettrie, die die Seele bloß als ‚Nervenende' auffassen.

Ein anderes Argument, das Haller gegen La Mettrie vorbringt, hält er auch den von Hoffmann und Kulmus her bekannten Mechanisten entgegen: Solche Mediziner unternehmen keine oder zu wenig Versuche, um ihre Lehre zu prüfen; sie sind keine ‚Empiriker'.[40] Mechanisten und Materialisten sind für Haller in diesem Punkt nicht immer klar zu unterscheiden – ein Sachverhalt, der besonders dann schwer deutbar ist, wenn sich ein solcher Materialist oder Mechanist als ganz und gar gottesfürchtig zeigt. David Hartleys *Observations on Man* (1749) sind das beste Beispiel für einen solchen Fall.[41] Körperbewegungen und Empfindungen erklärt Hartley mechanistisch. Zu diesem Zweck sucht er nach dem Sitz einer als körperlich gedachten Seele (vor allem im Gehirn, aber auch im Rückgrad), welche von einem körperlichen Wesen abhänge. Verblüffenderweise gehe Hartley, so sein Rezensent Haller, trotz dieser Annahmen von einer Vereinbarkeit seiner Lehre mit der Offenbarung aus; der zweite Teil seiner Schrift enthalte sogar eine strenge und gottesfürchtige Sittenlehre. Für Haller ist dieser Umstand nur durch die Tugend des Gelehrten selbst erklärbar:

Man muß sich überhaupt verwundern, eine so strenge Ehrerbietung für GOtt und der Tugend bey einem Materialisten anzutreffen, und man sieht daraus, daß die sichtbaren Vorzüge der Tugend manchmal (wie ehmals bey den Epicureischen Römern) stärker sind, als ein angenommenes Lehrge-bäude.[42]

Rezensionen wie diese lassen sich nicht als Symptom eines Strei-tes der ‚medizinischen Sekten' erklären. Es geht vielmehr um die einzig wahre Deutung des Menschen, seiner Handlungen und der moralischen Welt. Dabei geht Haller bereits davon aus, daß mit mechanistischen und materialistischen Erklärungen innerweltli-che Modelle vorliegen, um die Natur des Menschen unabhängig von Gott zu deuten. Stellt man also Hartleys, Hoffmanns oder auch Kulmus' Medizinethik dieser Auffassung Hallers gegen-über, so kann eine Säkularisierung aus der Rezeption heraus be-schrieben werden: Haller baut Positionen auf, die, was die Ge-nannten anbelangt, nicht in der Weise gedacht waren, wie sie aufgenommen werden. Doch aus welchen Überlegungen heraus werden mechanistische (und materialistische) Positionen als in-nerweltliche Erklärungen beschrieben? Wie ist die christliche (und empirische) Gegenpositition, die Haller vertritt,[43] in natur-forschender und religiöser Hinsicht gerechtfertigt? Beide Fragen stehen im Zentrum der nachfolgenden Abschnitte.

Haller erachtet zwei Forschergruppen als vorbildlich: erstens diejenigen Entdecker und Forscher, die Erklärungsmodelle vorle-gen, mit Hilfe derer sich die biblisch verbürgte Schöpfungsord-nung bestätigen läßt. Zweitens schätzt Haller aber auch solche Entdecker und Forscher, die Explanans und Explanandum in ih-ren Erklärungsmodellen dem unmittelbaren Zugriff Gottes ent-ziehen. Beispiele für die erstgenannte Gruppierung will ich nicht eigens diskutieren. Ihre Ziele und Argumente sind unproblema-tisch und wurden bereits im vorhergehenden Kapitel angespro-chen. Erwähnen will ich darüber hinaus nur Hallers Bemerkun-gen über Charles Bonnet *La Palingénesie philosophique* (1770), bekannt geworden durch die Kurzfassung *Untersuchungen ueber das Christenthum* (1771). Haller faßt – ohne jede Kritik – zu-sammen, was Bonnet vorlegt: die Argumentation für eine immaterielle Seele,[44] den Beweis Gottes aus den Wundern usf.[45] Offen bleibt allerdings, ob er Bonnet in jeder Hinsicht folgt, ob er etwa an das Kernstück der *Palingenesie* glaubt: an die Lehre, daß der Körper „mit der Geschwindigkeit des Lichtes von einer Welt in die andere übergehen" werde.[46]

Anders verhält er sich mit der zweiten Gruppe. Zu dieser zählen Newtons Bewegungslehre und Erzeugungslehre von Georges-Louis Leclerc Buffon (1707–1788). Beide nehmen Naturkräfte an, deren letzte Ursache nicht bekannt ist.[47] Im Falle Buffons geht es um *[...] des Herrn von Büffon Lehre von der Erzeugung*, die sich in der – an die *Nouvelles découvertes faits avec le microscope* (1747) John Turberville Needhams angelehnten – Lehre vom Bau der Materie aus verschiedenen Kräften weit von gängigen Annahmen entferne. Gegen die Buffon-Kontrahenten an der Sorbonne vertritt Haller die Ansicht, daß körperliche Welt und Offenbarung (nach Buffon) vereinbar seien:[48]

> Es sind [...] nicht eigentlich der Wachsthum oder die Art der Erzeugung der Thiere, die uns von der Gottheit überführet, sondern die deutlichsten Spuren der weisen Hand eines Schöpfers in der Übereinstimmung des Baues mit seinen Absichten.[49]

Haller führt eine Differenzierung der Naturphänomene ein, indem er auf einen inneren Zweck, auf eine Teleologie in der Natur verweist, die mit bloßem Auge nicht erkennbar sei. Doch reicht diese Überlegung nicht aus, um Buffon zu verteidigen. Die Erklärungslücke schließt Haller infolgedessen anders:

> Es ist genug zu sagen, daß Hr. v. Büffon (und selbst Hr. Needham) eben so wenig der Religion schaden, als Newton, wann er den wundervollen Bau der grossen Welt, und die geheimen Geseze des Umlaufs der Sterne aus zweyen Kräften erkläret hat.[50]

Buffon achte nicht auf die verborgene Teleologie, so Haller. Doch berühre Buffons Erklärung der Umlaufbahnen aus zwei Naturkräften die Religion auch nicht negativ. Darüber hinaus sei Buffon noch viel weniger problematisch als Needham. Denn Buf-

fon gehe nicht von einer sich selbst bildenden Materie aus, sondern von schon vorstrukturierten immateriellen Modellen, die von
der Materie nur immer wieder neu nachgeahmt würden.[51] Diese
Modelle wiederum seien Entwürfe Gottes; somit ist die Schöp-
fungsordnung gerettet.

Doch aller Zugeständnisse an Newton, Needham und Buffon
zum Trotz taugen solche Erklärungen für Haller nur als methodologische Hilfsgebäude:

> Wir können also ruhig erwarten, ob die Erfahrungen [...] die wachsenden
> und belebenden Kräfte des Hrn. Needhams bestärken oder widerlegen wer-
> den. Sie werden uns allemahl näher zur Wahrheit führen, und diese zu
> Gott.[52]

Es bleibt erst abzuwarten, ob die bloß vorläufigen Annahmen
bestätigt werden, oder nicht. Sie stellen nicht das gottgewollte
und mit Gott vereinbare Endergebnis dar, sondern helfen dem
Forscher nur bei der Erschließung desselben. Haller bedient sich
also eines methodologischen Kunstgriffs: Er trennt – im üblichen
aristotelischen Verständnis der Frühen Neuzeit – die Wirk– und
die Finalursache (Gott) von der Formal- und der Materialursache
(natürlicher Sachverhalt). Letztere gelte es – hypothesengeleitet –
zu untersuchen. Eigens begründet wird dieser Kunstgriff in Hallers *Vorrede zum Ersten Theile der allgemeinen Historie der Natur* (1750) von Buffon.[53] Buffon stelle Hypothesen auf, um zu
erklären, was nicht bekannt sei. Erstaunlicherweise verteidigt der
Empiriker Haller dieses Verfahren gegen Buffons Kritiker:[54]
Hypothesen führten zur Wahrheit, und zwar, indem sie auf die
Erkenntnis von „Aehnlichkeiten" zielten.[55] Doch gehe es nicht
darum, das so Ermittelte, das bloß „Wahrscheinliche", als das
endgültige „Wahre[]" anzunehmen.[56] Das vorläufige Ergebnis
nutze ebensoviel oder ebensowenig wie ein Experiment unter
künstlichen Bedingungen, das zunächst auf vitale Bedingungen
übertragen werden müsse. Denn beide Verfahren führen zu Un-
vollständigem. Was die Naturordnung betrifft, so enthülle erst die
Zergliederung von Mensch und Tier den vollkommenen Bau derselben, wobei die Ontogenese die von Gott im Schöpfungsakt

angelegten Keime anzeige.[57] Anatomische Untersuchungen geben den Blick auf die Teleologie des Lebendigen frei, an der sich die medizinische Hypothesenbildung messen lassen müsse.

Es scheint in Anbetracht dieser Auffassung als undenkbar, daß ‚Religion' aus der Naturforschung verschwinden könnte. Zwar versichert sich Haller der schon beschriebenen Emanzipation des eigenen Faches von der Theologie,[58] doch bleibt die Naturforschung nach wie vor Dienst an Gott und an seiner Schöpfung. In diesem Sinne rezensiert Haller auch die „Gelegenheitsschrift" seines Göttinger Kollegen Georg Matthiae *Ob die christliche Religion einen besondern Nutzen in der Medicin habe?* (1745). Matthiae beantwortet die Frage positiv.[59] Doch fallen Matthiae nur zwei sehr allgemeine Gründe dafür ein. Zum einen wirkten die Medikamente besser, wenn sie – in einem weiten Sinne – ‚gläubig' genossen würden. Zum anderen verweist Matthiae auf die Wirkung des Christentums auf die weltliche Ordnung insgesamt: Es bessere die „Civilordnungen", die – wie die Medizin – dem „Wohlstande des menschlichen Geschlechts" dienen.[60] Haller kommentiert diese eingeschränkte und weltliche Auffassung vom Christentum in der Medizin nicht.

Haller geht in diesem Fall sowie im Blick auf Buffon, Needham und Newton ganz ähnlich vor, wie es Hugo Grotius mit der sogenannten „etiamsi daremus"-Hypothese aus *De Jure Belli ac Pacis* beschreibt.[61] Sie dient der innerweltlichen Rechtfertigung des Natur- und Völkerrechtes als Grundlage für eine gerechte und kluge Ordnung der ‚societas civilis': Das Natur- und Völkerrecht fließe ‚aus den inneren Prinzipien des Menschen' („ex principiis homini internis"), doch als Rechtsquelle, so nimmt sich Grotius sogleich zurück, habe Gottes Wille zu gelten.[62] Bekannt ist diese Grotius zugeschriebene und in ihrer religiösen Bedeutung heftig umstrittene Hypothese aber bereits aus dem Nominalismus des 14. und 15. Jahrhunderts und nicht zuletzt aus der spanischen Spätscholastik, aus dem Völkerrecht von Francisco de Vitoria, Domingo de Soto, Luis de Molina und Francisco Suárez.[63] Systematisch betrachtet stellt sie den Kern dessen dar, was als methodologischer Atheismus beschrieben werden kann.[64]

Die Bezeichnung ‚methodologischer Atheismus' ist Debatten entlehnt, wie sie Theologen um 1900 und später noch führen.[65] In einem maßgeblichen Aufsatz aus dem Jahr 1905 plädiert der protestantische Theologe Paul Jäger – unter heftigen Einwänden seiner Fachkollegen – für eine wissenschaftliche Theologie, die sich durch ihre Methode als solche ausweisen sollte.[66] Er nennt diese Methode „atheistische[s] Denken" – oder sogleich: „atheistische Methode".[67] Schon die Bezeichnung mußte provozieren. Darüber hinaus erklärt Jäger die Medizin zum Vorbild der wissenschaftlichen Theologie. Man könnte versucht sein, an Hoffmanns *Oratio* zurückzudenken; es scheint, als trage sie mit 200jähriger Verspätung in der Theologie Früchte. Jäger meint jedoch mit dieser Erklärung nur eines: das methodologische „Ignorieren Gottes", um überhaupt zu „Wissen" über ‚Wirklichkeit' zu gelangen.[68] Gott wird aus der Untersuchung ‚weggedacht', um schließlich für das Urteil über das gewonnene Wissen umso klarer, wahrer und entschiedener befragt werden zu können.

Auch Haller entledigt sich im Gang der naturforschenden Betrachtung der Rückführung des Beobachteten auf Gott. Dieser wird erst dann wieder wichtig, wenn auf eine mit der Untersuchung selbst nicht notwendig zusammenhängende gottgewollte Teleologie der Natur zu schließen ist. Auf diese Weise ist der nicht-beabsichtigten Säkularisierung aber ein Weg eröffnet. Denn was nicht geoffenbart und doch erkannt wird, beinhaltet weltliche Eigenschaften, die mit weltlichen Hilfsmitteln erkannt werden müssen. Diese weltlichen Eigenschaften können aber hinsichtlich des Beweisverfahren, der Beweis- oder der Erkenntnisquelle und des untersuchten Gegenstandes bestimmt und bestimmend werden: Wer könnte kontrollieren, ob die Hilfsannahmen später mit Gottes Schöpfung in Einklang gebracht werden, ob sie in der gottgewollten Teleologie aufgehen? Weder Haller noch seine Zeitgenossen bedenken die Folgen dieses methodologischen Kunstgriffs. Der Begründer der Physiologie und Erfinder der Irritabilitätslehre konzentriert sich zunächst nur auf die experimentelle Erschließung der Natur, die sich nicht sogleich mit dem Glauben vereinbaren lassen muß. Erst die Ergebnisse gilt es, mit der Schöpfungslehre zu harmonisieren: Beschreibung der Natur und Deutung der Natur können sich erheblich unterscheiden.

Die Säkularisierung in der Medizin entsteht – betrachtet man Hallers Position als beispielhaft für die frühneuzeitlichen Überzeugungen – also nicht aus dem moralischen Skeptizismus. Zwar tragen auch die Gedankengebäude La Mettries u.a. dazu bei, die Medizin nicht mehr religiös oder gar theologisch zu überhöhen.[69] Aber Haller und seine Zeitgenossen, die den ‚beharrenden‘ Kräften der europäischen Aufklärungen angehören, entnehmen der Auseinandersetzung mit den ‚Freygeistern‘ nur ein Problem, nämlich die Frage nach der Materialität der Seele. Diese Frage aber ist immer schon gegen die ‚Freygeister‘ entschieden. Was die Medizin im Blick auf ihre Säkularisierung vorantreiben könnte, liegt ‚unterhalb‘ dieser Entscheidung: auf der Ebene der medizinischen Verfahren und Beschreibungen von ‚Wahrnehmung‘, also im methodologischen Atheismus. Für Haller ist dieser methodologische ‚Trick‘ einer Säkularisierung der Verfahren aber so selbstverständlich, daß er nicht einmal als solcher dargestellt wird.

Bevor ich auf den privaten Glauben Hallers eingehe, um zu zeigen, daß weltliche Methodologie und Naturforschung für ihn nicht kontrovers sind, will ich auf Einwände der aktuellen Forschung gegen Hallers ‚atheistische‘ Methodologie zu sprechen kommen. Ursula Pia Jauch schreibt in *Jenseits der Maschine* (1998) über Haller, er sei:

[...] der messerscharfe Sezierer, der positivistische Psychologe, der mit einer merkwürdig unterzüchteten – er würde wohl sagen: objektiven – Beobachtungshaltung das sich in der Krankheit manifestierende Leiden analysiert, seziert und schließlich als wäre es ein neutrales Datum, völlig vom leidenden Menschen trennt. Er ist der eigentliche Materialist [...].[70]

Jauch kehrt die Wissenschaftsgeschichte um. Während sie den ‚langweiligen‘ Göttinger Physiologen als Tierquäler in Verruf bringt, gerät ihr La Mettrie zum „Anwalt des Lebendigen“, zum Verteidiger der ‚stummen Natur‘.[71] Sie wirft Haller vor, er betreibe einen „methodische[n] Sadismus“.[72] Was der Kulturwissenschaftlerin im ausgehenden 20. Jahrhunderts als abstoßend erscheint, begründet das Wissen über die Natur des Menschen aber erst: Gemeint ist die (Vivi-)Sektion. Als systematische Forschungsmethode wird die (Tier-)Sektion von Aristoteles eingeführt; für das westliche Abendland sind Sektionen – nach dem Ende der antiken Gelehrsamkeit – seit dem späten 13. bzw. beginnenden 14. Jahrhundert belegt.[73] Einen entscheidenden Anstoß erlebt die Sektion durch Andreas Vesals *De humani corporis fabrica* (1543): Durch Vesals Blick auf das Innere des Körpers wird die Autorität Galens nachhaltig erschüttert.[74] Mit dem *Sepulchretum* des Genfer Arztes Theophil Bonet (1620–1689) steht der pathologischen Anatomie (bzw. der Anatomia practica) nicht nur eine umfassende Sammlung von Sektionsprotokollen und Krankengeschichten zur Verfügung, sondern auch eine Versuch, die beschriebenen Krankheiten nach ihrer Entstehung und Entwicklung zu diagnostizieren.[75] Der letzte Aspekt beschäftigt auch William Harvey (1578–1657). Er vertritt die Ansicht, daß erst die Öffnung von Leichen tödlich Erkrankter zu einer wissenschaftlichen Pathologie führen könne und wird darin später von Niels Stensen und Marcello Malpighi unterstützt.[76]

Kirchliche Instanzen, theologische Fakultäten und die ‚Policey' wenden sich aber immer wieder gegen Versuche an Tier und Mensch, weil sie als Eingriffe in die Schöpfung gelten. Noch im 18. Jahrhundert wird die (Vivi-)Sektion durch die Beschränkung von Kadaverlieferungen negativ sanktioniert oder sogar verboten. In den Augen der Genannten ist das Verfahren der (Vivi-)Sektion die umstrittenste Konsequenz eines methodologischen Atheismus'. Christlob Mylius (1722–1754),[77] der vielgereiste Naturforscher und (Klatschspalten-)Journalist, der Übersetzer William Hogarths,[78] der Freund Gotthold Ephraim Lessings und Abraham Gotthelf Kästners,[79] der Schützling Hallers, beteiligt sich an der Diskussion darüber. Unter der Schirmherrschaft Hallers beginnt Mylius eine gewagte Forschungsexpedition um die Welt, deren Ertrag – Funde, seltener Gewächse, Gesteinsproben, metereologische Beobachtungen usf. – Gelehrten in Deutschland zugute kommen soll. Mylius erfüllt die Hoffnungen seines Gönners nicht

und verstirbt in London, der ersten Station seiner Expedition.[80]
Lessing veröffentlicht seine Schriften postum, und zwar u.a. den
witzigen Essay über die Vivisektion. Mylius zeigt dort anschau-
lich und witzig, wie zweifelhaft Vivisektionen begründet werden,
spricht sich aber nicht für deren Verbot aus.

Exkurs
Christlob Mylius' *Untersuchung, ob man Tiere, um physiologischer Versuche willen, lebendig öffnen dürfe?* (1754)

Hallers Reiz-Theorie ist auf hunderte von Versuchen an lebendigen Tieren gestützt. Mit seiner *Untersuchung, ob man Tiere, um
physiologischer Versuche willen, lebendig öffnen dürfe?* (1754),
„eine[r] kleine[n] Schutzschrift für die nützliche Neubegierde der
Aerzte, bey der Eröffnung lebendiger Tiere", verteidigt Mylius
die Versuche seines Göttinger Ziehvaters.[81] Doch spart er nicht
mit Spott, was ihre Ausführung anbelangt. Denn deutlich wird,
daß es sich bei den Vivisektionen um blutige und übertriebene
Aktionen gehandelt haben muß, die oft aus der bloßen Experimentierfreude der Ärzte erwachsen sind. Erwähnt wird in diesem
Zusammenhang Hoffmanns Versuch, einen Hund an einen Tisch
zu nageln.[82] Mit entschlossenem Hohn bedenkt Mylius die Versuche, den Sitz der Seele festzustellen.[83] Diese sind gerade im Blick
auf Haller von Bedeutung, der sich nicht zuletzt mit Experimenten zu genau diesem Problem einen Namen gemacht hat. Ob die
Seele in der berühmten Zirbeldrüse Descartes sitze, ob Empfindungen vermittels des Nervensaftes oder durch Häute in das Gehirn gelangen – zu all dem könnten, so Mylius grimmig, „[...]
nicht genug Versuche [mit dem Gehirn] angestellt werden, um
die Absicht des Schöpfers zu zeigen [...]."[84] Der umstrittene Me-
diziner-Journalist überzeichnet die Vivisektion als Großfahndung
nach der gottgewollten Naturteleologie und nach dem Sitz der
Seele. Auf diese Weise wird die ‚Vivisektiererei' zum Exempel
für eine ungehemmte und rein innerweltlich motivierte Naturforschung.

Er persifliert die Rechtfertigung von Vivisektionen mit einem argumentativen und rechnerischen Taschenspielertrick. Voraussetzung des Tricks ist die übliche theologische Annahme, daß Gott seiner Schöpfung unterschiedliche Grade der Vollkommenheit beigelegt habe. Besonders vollkommen sei selbstverständlich der (gelehrte) Mensch, die ‚Krone der Schöpfung', dem alles andere, auch die Tiere unterzuordnen seien. Entsprechend gilt es als oberstes Ziel der Wissenschaft, das zu befördern, was dem vollkommensten Wesen nutze. Folglich müßte das Verbrechen, die Öffnung der Tiere, von diesem Nutzen abgezogen werden. Was übrig bleibt ist „nothwenig Nutzen [, und zwar] „ein ziemlich großer Nutzen":

> [...] so folget, daß die Eröffnung lebendiger Tiere, um physiologischer Versuche willen, nicht nur keine böse, sondern so gar eine sehr gute Handlung ist.[85]

Um diesem noch vagen Ergebnis „demonstrativisches Ansehen" zu geben, stellt Mylius eine Verhältnisrechnung auf, deren Ergebnis bereits durch die großzügige Bemessung der Verhältnisse festgelegt ist.[86] Das demonstrierte Ergebnis fällt noch entschiedener aus: „so folget, *daß die Eröffnung lebendiger Thiere, um physiologischer Versuche willen, in dem Rechte der Natur nicht verbothen, sondern anbefohlen ist.*"[87]

Tierversuche lassen sich also überzogen darstellen und ihrem Sinn nach bezweifeln. Doch die radikale Vivisektionskritik kann sich nicht durchsetzen.[88] Der methodologische Atheismus ist also trotz der satirisch geäußerten Zweifel an der (Vivi-)Sektion auch in seiner umstrittensten Konsequenz wünschbar. Bedenklich ist bloß – ein alter Topos der Wissenschaftskritik – die ‚curiositas' der Mediziner. Doch ist es gerade nicht diese ‚curiositas', die einen Mediziner wie Haller dazu veranlaßt, sich um sein Seelenheil zu sorgen.

b) Selbstzweifel des Mediziners:
Fragmente religiöser Empfindungen (1736–1777)

„Daß Haller der Philosoph und Naturkündiger, auch ein thätiger ernstlicher Christ war, konnten schon bey seinem Leben gewisse Leute nicht begreifen,"[89] notiert der Berner Buchhändler Johann Georg Heinzmann (1757–1778) in seinem Vorwort zu Hallers *Tagebuch seiner Beobachtungen* (1787), das der ‚Freund' Hallers postum herausgab.[90] Heinzmann wendet sich damit gegen die eingangs erwähnte These vom „Zwiespalt" in Hallers Leben. Der methodologische Atheismus wird dabei ebensowenig in Betracht gezogen wie die Dichotomie von Jenseits und Diesseits, an die Haller glaubt. Wie der Glaube an eine Zweiteilung der Welt in ein irdisches Jammertal einerseits und in ein vollkommenes Jenseits andererseits die ‚forma mentis' des Gelehrten bestimmt, soll im folgenden für die religiösen Überzeugungen Hallers gezeigt werden.

Man habe unendlich viel über den „Unglauben oder Schwachglauben" dieses Mediziners gerätselt und mit Feuereifer nach Dokumenten gesucht, die zur Lösung des Rätsels beitragen konnten, so Heinzmann.[91] Die Quelle, von der er sich Aufschluß über die ‚Religion des Mediziners' verspricht, halte er selbst in den Händen. Es handelt sich um Hallers religiöses Tagebuch, um die *Fragmente religiöser Empfindungen* (1734–1777). Für Heinzmann läßt sich erst vor dem Hintergrund der von ihm im *Tagebuch seiner Beobachtungen* veröffentlichten *Fragmente* ein ganz anderes Bild des vermeintlich „hart[en] und unbeugsam[en]" und am Lebensende vollends dem Opium verfallenen Haller gewinnen:[92] Er habe bis auf die letzte Minute geglaubt,[93] notiert Heinzmann, um Hallers Ehre zu retten – und im übrigen gegen Hallers ehemaligen Schüler Johann Georg Zimmermann, der noch zu Hallers Lebzeiten eine nicht in jeder Hinsicht schmeichelhafte Biographie des ehemaligen Lehrers veröffentlicht.[94]

Heinzmann wendet sich vor allem gegen das „verdammende[] Urtheil" Zimmermanns, Haller sei ‚hyperorthodox',[95] also in übertriebener Weise rechtgläubig. Ganz anders als Zimmermann und die Zeitgenossen vermuten,

> [...] trägt [das Tagebuch] durchaus den Karakter eines biedern christlichen Mannes, der es sich nicht verzeihen kann, daß er seinen Dank und seine Unterwürfigkeit gegen ein Wesen voll Vollkommenheit und Güte, dem er seine ganze Existenz, seine Freuden und Leiden zuzählt, aus dessen Händen er jede frohe Minute seines Lebens empfängt; nicht mit dem Gehorsam und Eifer erwiedern kann, als er fühlt, daß es seine Pflicht ist, und die sein Verstand so unbegrenzt einsiehet.[96]

Hallers religiöse Empfindungen beschreibt der Herausgeber als „rührend[e]“, als mitunter naive Selbstzweifel eines tief religiösen Mannes.[97] Damit deutet er die Persönlichkeit des Gelehrten entscheidend um: Aus dem unerbittlichen Anatomen und orthodoxem Gläubigen wird ein im besonderen Maße verstandesbegabter Bürger, der sich den Anspruch auferlegt, Verstand und Glaube in Einklang zu bringen. Im Gang der Interpretation der *Fragmente* bleibt zu prüfen, ob Heinzmann mit dieser Einschätzung der ‚Religion‘ Hallers Recht behält.

Haller beginnt das Manuskript der *Fragmente* im Jahr 1734 und führt es mit nur wenigen Unterbrechungen bis zu seinem Tod fort.[98] Als Anlaß zum Schreiben gilt Haller der Tod seiner Frau Marianne, der sein „Gewissen“ habe ‚aufwachen‘ lassen.[99] Dementsprechend gibt das Tagebuch Einblick in seine persönliche Andacht, in die Verarbeitung der Verlusterfahrung, in Glaubensinhalte, in Vorsätze und in Beschlüsse. Von konkreten Ereignissen ist ebensowenig die Rede wie von der naturforschenden Berufspraxis.[100] Zweifel an sich selbst und an Gott bestimmen Hallers Denken, insofern kann davon gesprochen werden, daß er die ‚Zweifelsucht‘ schon deshalb bekämpft, weil er ihre zerstörerische Kraft in sich selbst verspürt. Doch ist dieser Zweifel nicht aus der Naturforschung gespeist. Er setzt in einem gewissen Sinne ‚früher‘ ein, nämlich dann, wenn Haller auf die Dichotomie zwischen Jenseits-Ideal und diesseitiger Existenz verweist. Allein die bloße Orientierung auf ein diesseitiges Leben, auf diesseitigen Erfolg – welcher Art dieser auch sei – reicht schon aus, um sich selbst der ‚Freygeisterei' zu verdächtigen.

Daher läßt sich das Tagebuch als Text auf zwei Ebenen beschreiben. Zum einen wird die religiöse Sehnsucht nach einer vollkommen reinen Seele topisch angesprochen; sie solle selbstlos auf nichts als auf das Jenseits schauen. Haller fleht Gott an, ihn wahrhaft erkennen und nicht nur „mit den Lippen [...] glauben" zu lassen.[101] Er bittet um „ein anderes Herz; das ich nicht heuchle, nein dich liebe, dein sey, ganz und ohne Ausnahme."[102] Im Blick auf seine diesseitigen Neigungen bezichtigt sich Haller zum anderen der „Weltliebe", des „Hochmuth[s]", der „Unreinigkeit [...] in meinen Gedancken."[103] Zweifel an sich selbst und am eigenen Glauben haben hier ihren Ursprung.[104] Sie nehmen im Gang des Tagebuchs nicht ab, sondern zu: „Nichts gebessert", ist immer wieder zu lesen.[105] Einerseits ist Haller von dem Wunsch beherrscht, schon zu Lebzeiten ganz vollkommen zu werden; andererseits muß er immer wieder Auskunft über sein Scheitern an dem Ideal geben. Aus diesem Dilemma, dem Versagen vor dem eigenen (‚hyperorthodoxen') Willen zur Vollkommenheit, hilft nur eines, nämlich die göttliche Gnade. Gnadenerweis und Gnadenerwerb werden zu Hauptthemen nicht nur der *Fragmente*; Haller nimmt sie in seinen literarischen Werken wieder und wieder auf.[106]

Anders als die evangelisch-lutherische Kirche kennt die reformierte zwei Grundtypen der Gnadenlehre: den partikularistischen Typus, nach dem nur die ‚electi' Gnade erhalten, und den universalistischen Typus, nach dem allen Gläubigen und selbst den nach moralischem Gesetz handelnden Heiden Gnade erwiesen wird. Wie sich die ‚electi' für die Gnadenwahl qualifizieren sollen, ist unklar; die bloße ‚Werkheiligkeit' reicht nicht aus, ist aber Voraussetzung, um überhaupt erwählt werden zu können. Haller scheint sich dieser Variante der Prädestinationslehre anzunähern, schwankt aber in seinem Verständnis:[107]

Indessen verläuft die Zeit der Gnade und wer weiß wie lange sie währen wird? – Gott gieb, daß ich dich kennen lerne! Wenn ich dich kenne, so werde ich dich lieben müssen. O Gott lehre mich, was ich thun soll, daß ich zu dir komme, und gieb mit Gnade, daß ichs thun könne![108]

Später heißt es:

Die Bewegungen der Gnade habe ich gar sehr verwahrloset, daß ich fast nicht mehr hoffen darf, einen Zug derselben wieder zu fühlen. Es ist wahr: Christus ist für alle gestorben, aber sein Blut ist an den Ungläubigen und Abtrünningen zu ihrem noch grössern Unglücke verlohren.[109]

Hallers Bemerkung, Christus sei für alle gestorben, könnte zwar ein Hinweis auf ein Bekenntnis zum Universalismus sein. Doch dominiert der Verweis auf die Unglücklichen, denen sich Haller selbst zurechnet. Er weiß nicht, wie Gnade zu erlangen sein kann; er ist nicht ohne weiteres in Jesus Christus gerechtfertigt.

Vielmehr quält sich Haller selbst, um den ‚wahren Gefühlen‘ auf die Spur zu kommen. Seine *Fragmente* lesen sich wie Dokumente der Selbstbefragung und der Selbst-Mission: Mal vom eigenen Glauben an Gott überzeugt,[110] mal an Vermutungen über den eigenen Unglauben verzeifelt,[111] sucht Haller Halt im Gebet, in Büchern,[112] in christlichen Lebenspraktiken[113] und rätselt über die Ursachen für den Mißerfolg dieser Bemühungen. Er nennt zwei Hindernisse für eine vollendete Bekehrung des Menschen zu Gott: erstens

[...] die Meynung, daß ein christliches Leben unmöglich seye; daß es zu viel von uns fordere, daß unser Herz zu dieser beständigen Verläugnung nicht geschickt sey.[114]

Zweitens verweist Haller auf die Vorstellung von Gott als gestrengem Richter, die er selbst aber immer wieder betont, weil nur diese Vorstellung die Menschen zu moralischem Handeln anhalte. Doch erwächst ihr ein Problem, denn die bloß „knechtische Furcht" vor Gottes Zorn verhindere die Liebe zu ihm.[115] Das Herz versage vor Gott.[116] So betrachtet stellt das Christentum emotionale Forderungen an den Menschen, die dieser nicht einlösen kann: weil sie dem (Über-)Leben entgegensetzt und widersprüchlich angelegt seien. Es bleibe dem Christen nichts übrig, als das unergründliche höchste Wesen unaufhörlich um Gnade anzuflehen.[117] Aus dieser mißlichen Lage kann nur der Tod den Mediziner erlösen. Haller setzt das eigene Ableben in einer fingierten Todesszene analog zum Kreuzestod des Heilands:

> [...] daß ich, wie Du, mein Erlöser, mit meinen sterbenden Lippen triumphierend und glaubensvoll ausrufe: Es ist vollbracht! Vater, in deine Hände befehl ich meinen Geist.[118]

Mit Zitaten aus zwei Bibelversen schließt Haller. „Es ist vollbracht!" entstammt dem Johannes-Evangelium (19,30). Der Schlußsatz ist dem Lukas-Evangelium (23,46) entnommen. Mit beiden Sätzen wird nicht nur ein grenzenloses Vertrauen Jesu auf Gott, sondern auch eine positive Sicht auf das Jenseits ausgedrückt. Matthäus und Markus hingegen schildern den Kreuzestod anders. Ihnen zufolge beklagt sich Gottes Sohn darüber, daß der Vater ihn verlassen habe (Matthäus 27,46; Markus 15,34). Doch Haller wählt den positiven Ausgang.

Trotz des so hoffnungsfrohen Schlusses dokumentiert Hallers Tagebuch Hallers das Seelenleben eines an sich, am Leben und am Christentum verzweifelnden Gläubigen.[119] Es handelt sich dabei nicht nur um „Bekenntnisse eines schweizerischen Opiumessers" (Karl S. Guthke), um schriftlich niedergelegte „Symptome der Opiumkarenz",[120] sondern auch – mit Zimmermann – um Zeugnisse eines ‚Hyperorthodoxen'. Allerdings ist dieser Begriff für Haller nicht in dem Sinne zu verstehen, daß er an eine ‚reine reformierte Lehre' glaubt. Er glaubt aus religiöser Überzeugung, obwohl und weil er um die Widersprüche und um die stetige Überforderung des Christen durch das Christentum weiß. Weil er diese Überforderung für genuin christlich hält, setzt er sie streng gegen sich selbst durch.

Dem religiösen Tagebuch korrespondieren die weltlichen Tagebücher Hallers, in erster Linie die Reisetagebücher. Hier wird Religiöses ausgeblendet, mit Ausnahme von Schilderungen der ‚äußeren Kirche'. Beschrieben wird der Zustand von Gemeinden, von Kirchengebäuden und; beobachtet werden die regionalen Kirchenspaltungen. In den Niederlanden etwa informiert sich

Haller über die Quäker, die Mennoniten und die Arminianer.[121] Er stellt Land und Leute, herausragende Gebäude und Bibliotheken dar. Außerdem äußert er sich über die Qualität der Weine, über die Regierungen, über Apotheken, über Vorlesungen von Kollegen,[122] über botanische Gärten und über Wunderkammern. Letztere werden mit einer gewissen Leidenschaft und Genauigkeit im Detail betrachtet, aber zugleich nüchtern auf ihren Zustand und ihre Reichhaltigkeit hin überprüft.[123] Gleiches gilt für die anatomischen Theater;[124] den Anatomen interessiert der Bestand der Skelette und der anatomischen Gemälde.[125] Mit dem Rechtsgelehrten Jean Barbeyrac tauscht er sich bei reichlich fließendem Wein über den Sittenverfall im Hause Crousaz aus;[126] auch über andere geschätzte Kollegen spottet er. Jean Le Clerc, Boerhaave, Petrus van Musschenbroek – sie alle sucht er auf und die wichtigsten deutschen Gelehrten:[127] In Halle trifft sich der junge Mediziner mit Thomasius und mit Hoffmann, einem „alten grauen Manne, der sehr freundlich mit mir [Haller] ware, [der] aber zu Gunsten sein selbst ein wenig eingenommen zu seyn [schien]."[128]

In seinen Tagebüchern unterscheidet Albrecht von Haller zwei Bereiche: Weltliches und Religiöses gehören getrennten Sphären an. Über beide Sphären führt er genau Buch. Ermöglicht und sogar gefordert ist diese Sphärentrennung durch das Christentum selbst. Aus dem permanenten Scheitern an der Vollkommenheit Gottes erwachsen die Selbstzweifel des Mediziners. Diese haben auf seine wissenschaftliche Tätigkeit jedoch keinen Einfluß: Medizin ist nach wie vor als Gottesdienst und als Dienst am Nächsten gerechtfertigt. Mittel zum Zweck des medizinischen Gottesdienstes ist eine säkularisierte Methodologie. Es bleibt bei einem bloß methodologischen Atheismus auf dem Gebiet der Naturforschung, der das göttliche Telos in der Natur bestätigen soll. Im Privaten hingegen setzt sich Haller selbstquälerisch und monoton immer wieder mit dem eigenen Ungenügen auseinander und versucht, christlichen Idealen zu folgen. Die ‚Freygeisterei' stellt für ihn keinen Ausweg dar, denn als Christ gelte es, das Leben als Prüfung ernst zu nehmen, ihm nicht auszuweichen, sich nicht von einer unchristlichen Philosophie versuchen zu lassen. In dieser

Weise wird er noch in seinen letzten Lebensjahren gegen den gleichfalls ‚Libertin' Voltaire argumentieren. Heinzmanns Bild von einem ‚tiefgläubigen und rechtschaffenen' Haller wird hier nochmals bestätigt.

c) Voltaire-Kritik in
Briefe über einige Einwürfe noch lebender Freygeister
wieder die Offenbarung (1775–1777)
im Vergleich mit Leonhard Eulers *Rettung der göttlichen*
Offenbahrung gegen die Einwürfe der Freygeister (1747)

Haller betrachtet Voltaire als klugen und respektablen Gesprächspartner, der – anders als er selbst – den christlichen Glauben aufgibt.[129] Von christlichen Verhaltensnormen losgelöst, folge der an sich schätzenswerte Philosoph ausschießlich seinem Privatinteresse. Haller beschreibt ihn als dreist, rachgierig, schmeichlerisch und boshaft – kurz: als jemanden, „den man bewundert, ohne ihn lieben zu können."[130] Diese ambivalente Kennzeichnung der Moral Voltaires und anderer ‚Radikalaufklärer' durchzieht Hallers Werk wie ein roter Faden. Unter Hallers literarischen Texten der umfangreichste, seien die drei Sammlungen von *Briefe[n] über einige Einwürfe noch lebender Freygeister wieder die Offenbarung* (1775–1777), so Haller selbst, auf Anraten guter Freunde entstanden. Sie lesen sich wie Dokumente über das Ende jenes typischen ‚mittleren Weges' europäischer Aufklärungen, dem auch Haller angehört.

Der Göttinger Mediziner wendet sich gegen den antichristlichen und anti-klerikalen Geist der französischen Aufklärung. Er sieht ihn paradigmatisch in Voltaires Fortsetzung des *Dictionnaire philosophique portatif* (1764), in den *Questions sur l'Encyclopédie* (1770–1772) dargelegt. Für die *Questions* schreibt Voltaire einen beträchtlichen Teil der schon im *Dictionnaire* erschienenen Artikel um; er radikalisiert die Ausgangstexte so sehr, daß die Forschung von einem ‚quasi-neuen' Werk spricht.[131] Diese Radikalität Voltaires provoziert Haller zur Niederschrift der *Briefe*, die sich wie ein unstrukturierter, assoziativer und wiederholungsreicher Stellenkommentar zu Ausschnitten von Voltaires Artikeln lesen. Mit alten und neuen Mitteln verteidigt Haller das Christentum: mit Hilfe traditioneller polemischer und apologetischer Argumente und mit Hilfe von Erkenntnissen der Naturforschung.[132]

Was zu verteidigen ist, entnimmt er der traditionellen (und wohl in erster Linie der protestantischen) Polemik und Apologetik. Es geht um die Offenbarung, um die Seele, um den Status der Kirche, vor allem aber um die Verteidigung der Wahrheit der Heiligen Schrift. Doch dadurch, daß sich Haller als ‚Laientheologe' darstellt, erreicht er über die Tradition hinaus zweierlei. Erstens nimmt man ihm den ‚naiv-gläubigen' Zugang zur Religion ab, wie noch Tholucks Deutung zeigt.[133] Zweitens kann Haller es sich schon deshalb erlauben, theologisch-gelehrte Argumentationen wegzulassen oder sie – auf den naturforschenden Erweis der Wahrheit der Religion verkürzt – zu ‚vereindeutigen':[134]

> Die Strenge der Philosophie, die tieffe Ergründung der H.[eiligen] Geschichte, die Neuigkeit in der Wahl der Beweis erwarten Sie von einem Jerusalem, einem Leibniz, einem Leß, einem Littleton: Von mir hoffen Sie nicht mehr, als was ich einiger massen versprechen kann.

Was hat es in den *Briefe[n]* mit dem ‚laien-theologischen' Erweis der Wahrheit der Religion aus der Naturforschung auf sich?

(1) Im Rahmen einer ersten Themen-Gruppe der *Briefe* geht es um Aspekte des Zwischenbereiches von Naturforschung und Religion, wie er im vorhergehenden Kapitel für die Medizinethik angesprochen wurde. Ziel ist die Rechtfertigung christlicher Traditions- und Wissensbestände vor dem Hintergrund von Erkenntnissen und Errungenschaften der Naturforschung. „Die Besorgung der Kranken in öffentlichen Häusern ist eine Erfindung des Christenthums [...],"[135] so lautet das erste Argument dieser Gruppe. Im Rückblick auf das Vorwort zu *Prüfung der Secte* und auf den Kommentar Hallers wird deutlich, wie entscheidend dieses Argument für den Autor ist: Selbst dann, wenn sich keine dem Christentum immanenten Gründe mehr finden lassen, um seine

Bedeutung zu begründen, so zählt doch immerhin seine beweisbare weltliche Leistung für das Wohl und Weh der Gesellschaft. Die weltliche Leistung der Religion wird auf diese Weise zum ‚kleinsten gemeinsamen Nenner' für Gläubige und für ‚Libertins', die an Gottes Existenz zweifeln.

Solche Zweifler glauben nicht an die „Absichten der Dinge", an die gottgewollte Teleologie der Natur.[136] Sie leugnen Gott, indem sie bestreiten, daß es einen Schöpfer gebe, der die Welt weise eingerichtet habe und sie ebenso weise lenke. Haller wendet sich so gegen die ‚Freygeister', spricht Voltaire aber in einer Hinsicht von dem Verdacht der ‚Freygeisterei' frei: Dieser bestreite Gottes Existenz in der Natur nicht; er unterscheide sich insofern von seinen französischen Kollegen.[137] Infolgedessen trifft ihn Hallers Polemik nur, insofern seine Vorstellungen über die „Absichten der Dinge" gleichwohl unklar bleiben.[138]

Darüber hinaus unterstütze Voltaire aber das Hauptargument der „Zweifelsüchtigen" gegen die Existenz Gottes: Es betrifft die im Gang des 18. Jahrhunderts und zuvor immer wieder behandelte Frage, wie das Böse und die Sünde in die Welt gekommen seien, wenn es doch einen guten Gott gebe, der gegen dieses Böse Vorkehrungen hätte treffen können. Voraussetzung dieses Arguments der ‚Freygeister' sei die Annahme, so Haller, daß Gott alle Begierden der Menschen erfüllen solle. Haller stellt diese Prämisse als naiv dar, um das Argument der Gegner zu entkräften. Um es endgültig zu widerlegen, dreht er es um. Gott habe den empfindenden Wesen so viel „Vergnügen" gelassen, daß sie sich dadurch nicht zerstörten. Denn zu viel Genuß verderbe Körper und Geist:

Und dann klagt der undankbare [d.i. Voltaire] über den Mangel der Genüße. Was konnte Gott mehr thun. Er hat die Erhaltung unsers Leibes, die Fortpflanzung des Geschlechts, die Sättigung unserer natürlichen Mängel mit lauter Wollust umwikelt. Wir können weder eßen, noch schlafen, noch trinken, noch lieben, noch riechen, noch die schöne Welt sehn, noch die angenehmen Töne der Vögel hören, noch die kühle Luft schöpfen, noch die erhaltende Wärme fühlen, wir können keinen Augenblick seyn, ohne zu geniessen.[139]

Verglichen mit den selbstquälerischen *Fragmente[n]* erstaunt diese begeisterte und weltzugewandte Sicht Hallers. Doch taucht diese Sicht auch an anderer Stelle auf. Sie kennzeichnet auch die beschreibenden Passagen seiner Naturlyrik. Daß Haller hier allerdings den Topos der Voluptas beschwört, muß mit dem Gegner zusammenhängen, den er vor Augen hat. Er versucht, die Verfasser ‚epikureischer' Philosophien mit ihren eigenen Waffen zu schlagen, indem er Gemeinplätze ihres Denkens aufgreift und gegen sie wendet. Denn bei aller Betonung der „Weltliebe" läßt Haller die Sehnsucht nach dem Jenseits nicht unerwähnt:

> Und denn ist ein zweytes Leben erst der wahre Zwek des Menschen, deßen Dauer, und vermuthlich die Eindrücklichkeit seiner Genüße, alles dasjenige weit übertrift, was wir hier genießen.[140]

Daß es ein besseres jenseitiges Leben geben müsse, dem das irdische nur unvollkommen nachgebildet sei, erscheint Haller als sicher. Von Gott für dieses jenseitige Leben erwählt zu werden, ist seine Hoffnung. Denn nur aus dieser Hoffnung heraus nimmt Haller die Last auf sich, Christen und Deisten das Problem zu erklären, warum das Böse in der Welt sei.[141]

Ob Hallers positive Bilder die pessimistische und hedonistische Sicht der ‚Freygeister' überbieten können, bleibt zu fragen. Wie schon die Interpretation der *Fragmente* zeigt, ist Haller unsicher darüber, wie der Gläubige in das Paradies gelange. Allein Gott entscheide über Wohl und Weh des Gläubigen, so formuliert er auch gegen Voltaires Artikel „Grace". Der ‚philosophe' stellt die Gnadenlehren der Kirchen dort nur gegeneinander und vermeidet jegliches Bekenntnis.[142] Man solle keine Erkenntnis darüber verlangen, wie und ob man auferstehe, notiert Haller auch gegen den Artikel „Résurrection".[143] Voraussetzung für die ‚Wiederauferstehung' im Jenseits sei eine immaterielle Seele, die auch nach dem Tod erhalten bleibe. Voltaire aber stellt sich in die Reihe Pierre Gassendis und John Lockes, allerdings nicht, um eine bestimmte Seelenlehre zu vertreten, sondern um ‚orthodoxe Theologen' und ‚erkenntnissuchende Philosophen' gegeneinander auszuspielen.[144] Haller nimmt dieser Polemik die Spitze, indem er die Immaterialität der Seele nicht auf die von Voltaire gescholtenen Kirchenväter, sondern auf die Heilige Schrift selbst zurückführen will. Doch sucht man den Schrifterweis vergeblich und trifft auf naturforschende Annahmen und Erkenntnisse. Das Ich bestehe aus Leib und Seele,[145] so Haller, die aber nicht „wie zwey unabhängige Provinzen" verstanden werden sollen:

> Es ist also ein Ich in mir, das nicht ausgedähnt ist, nicht in Theilen besteht, das aber die körperlichen Eindrücke vieler Nerven aufs innigste vereinigt, und unvermischt dennoch zugleich empfindet, also eine Eigenschaft besitzt, die ein Körper nicht haben kann, nemlich zwey Eindrücke in ein einziges Ich zu vereinigen, und dennoch zu unterscheiden.[146]

Nach Haller ist die Seele zwar vom Körperlichen unterschieden, doch lassen sich ihre Eigenschaften – wie im Blick auf La Mettrie – aus Erfordernissen der körperlichen Welt erklären.[147] Die Seele leiste mehr als der Körper, indem sie es erlaube, durch Nervenregungen hervorgerufene „Eindrücke" zwar als Bestandteile eines ‚Ich' zu „empfinden", sie aber dennoch als von diesem Ich unabhängig zu betrachten. Haller spricht in diesem Zusammenhang von seinen „Versuchen", die bestätigen, daß die Seele als immaterielle Einheit mit körperlicher Funktion verstanden werden müsse.[148] Hirnverletzungen beeinträchtigten daher zwar die Vernunft, nicht aber die Seele. Diese bleibe unversehrt, weil Gott es so wolle. Auf die Unterscheidung von „Irritabilität" (Muskelreflex) und „Sensibilität" (Nervenregung)[149] gründet Haller folgerichtig seine Verteidigung der immateriellen Seele gegen die ‚Freygeister'.

Er bedient sich zu diesem Zweck nicht der Bibel, sondern der (eigenen) experimentellen Praxis. Die Anspielung auf den Willen Gottes bestätigt in diesem Zusammenhang nur, was im Mittel der Naturforschung schon bewiesen ist. Naturforschung und Christentum lassen sich harmonisieren. Der Bezug auf das Christentum bleibt hier allerdings sehr allgemein. Auch Deisten könnten sich der Sichtweise anschließen, daß Gottes Wille für den Fortbestand der Seele verantwortlich sei. Darüber hinaus wird die Immaterialität der Seele weltlich-physiologisch erklärt, nämlich aus

einer besonderen und über das bloß Körperliche hinausgehenden
Leistung der Seele.

(2) Anders verhält es sich mit der zweiten Themen-Gruppe der
Briefe. Sie betrifft biblische Geschichten, insofern der Wahrheits-
und Wirklichkeitsgehalt derselben durch die Naturforschung bzw.
von Voltaire bestritten wird. Doch gilt die Bibel nach wie vor
mehr als die Ergebnisse der Naturforschung? Haller wirft Voltaire ganz Unterschiedliches vor: daß er Gottes Wort mißachte,
daß er von der Naturforschung nichts verstehe und schließlich,
daß er von der Naturforschung Dinge verlange, die weder ihr
noch der Religion zuträglich seien. Im Gegenzug wird deutlich,
mit welchen Schwierigkeiten sich Haller konfrontiert sieht, will
er das Christentum aus der Naturforschung verteidigen.

Als vergleichsweise unproblematisch erweist sich dabei die
Lehre von den Planeten. Voltaire leugne die Verbindung der Planeten untereinander ebenso wie ihre gottgewollte Anordnung.[150]
Damit vergrößere der Philosoph aber bloß die von der Kirche in
die Welt gebrachte „Unordnung". [151] Die Kirche sei der falschen
Auffassung, daß die Erde der Mittelpunkt der Welt sei. Gegen
solche Ignoranz und Unkenntnis führt Haller nicht nur die neuesten Ergebnisse der Sternkunde ins Feld:

> Die großen Veränderungen in der Erdkugel seyen [, so Voltaire,] keine
> Folgen des göttlichen Willens, keine Strafen: sie seyen Würkungen der
> ewigen Geseze. V... weiß wohl, daß er hier der Offenbahrung ins Angesicht
> widerspricht; er hätte billig eine so harte Rede mit einigen Beweißthümern
> unterstüzen sollen. Das unternimt er dennoch nicht, und es würde ihm
> schwer zu zeigen, daß der Regierer der Welt nicht eben die Folgen der na-
> türlichen Geseze habe mit seinen moralischen Absichten verbinden kön-
> nen, und daß nicht vor Jahrhunderten ein brennendes Erdreich zu Sodom
> vorbereitet worden sey, daß mit dem vom Himmel gefallenen Feuer ent-
> zündet, eine sündliche Stadt habe aufzehren können.[152]

Um die Lehre des Alten Testaments zu retten, bezieht Haller alle
biblisch belegten Veränderungen der Erde auf den Willen Gottes:
auf den Willen, den Menschen moralisch und religiös zu züchti-

gen. Erweise aus der Naturforschung ergänzen die Vorstellung vom strafenden Gott.

Ganz ähnlich verhält es sich mit dem mathematischen Beweis Gottes. Voltaire beherrsche die Mathematik nicht, so Haller. Denn fraglos könne man Gott mathematisch beweisen, brauche dazu jedoch eine lange Schlußkette.[153] Gerade die Unkenntnis in der Naturforschung verleite Voltaire zu der trügerischen Hoffnung, Argumente gegen die ‚orthodoxe Aufklärung' zu finden. Manches lasse sich nicht beweisen, aber auch nicht widerlegen. Gemeint ist die Sonnenfinsternis zur Zeit des Leidens Jcsu.[154] Als absurd müsse schließlich Voltaires Überlegung bezeichnet werden, Wunder durch die Akademien der Wissenschaften bezeugen zu lassen, um sie als solche erst anerkennen zu können.[155] Jeder einfache Mensch könne Wunder wahrnehmen, entgegnet Haller – ohne allerdings die oben angesprochene langanhaltende und hitzige Debatte über den Unterschied zwischen Wundern und Heilungserfolgen in der eigenen Disziplin ernsthaft in seine Argumente einzubeziehen.[156] Voltaire aber zielt auch auf diese Kontroversen, die Haller ignoriert.

In ihren Ansichten über die ‚Mosaische Erzählung' weichen Haller und Voltaire noch entschiedener voneinander ab.[157] Bereits in der Lehre von der ‚creatio ex nihilo' werden unterschiedliche Positionen angekündigt.[158] Als pure „Spötterey" nimmt Haller aber wahr, was Voltaire über die Sintflut als den Kern der ‚Mosaischen Erzählung' schreibt. Hallers Gegenbeweis speist sich zum einen aus Bücherweisheit, aus heiligen Schriften der Samariter, in denen die Sintflut angeführt sei, und zum anderen aus den „unfehlbaren Spuren der allgemeinen Ueberschwemmung überall auf dem Erdboden."[159] Haller nimmt damit Muster der Begründung auf, die auch in der Erdtheorie bzw. Erdtheologie seiner Zeit gängig sind: biblische Belege und ‚empirische' Beobachtungen werden (noch einmal) miteinander harmonisiert.[160]

Als Empiriker widmet sich Haller den Spuren der Sinflut. Er bespricht – in Anlehnung an Johann Jakob Scheuchzer und an seine Nachfolger –[161] die Funde von Meeresgestein, von Muscheln und Versteinerungen in den Bergen; Voltaire wird wieder als kenntnislos dargestellt:

> [] der Mann hat sich in ein Fach eingelaßen, worinn er ein vollkommener Fremdling ist, und worinn der geringste der tausenden unter den heutigen Muschelsamlern ihn zu Boden treten kann.[162]

Voltaire wolle nur rhetorisch geschickt davon überzeugen, daß es die Sintflut nicht gegeben habe, daß Muscheln im Gebirge nichts als „zufällige Funde schwärmerischer Menschen" seien.[163] Dem stünden die bereits Zeugnisse von Theologen und Naturforschern entgegen:

> Nun weis jeder Leser von physischen Wörterbüchern, und noch beßer weiß es jeder Kenner, daß die Gebirge in Peru, in Asien, in Afrika, in Europa und Amerika, aller Orten von Abdrüke von Muscheln sind.[164] Ein Reaumur war doch leicht im Stande, und so war es Jußieu, zu urtheilen, ob die Muschelbänke in Touraine von Muscheln waren: diese Kenner haben diese Bänke gesehen [...].[165]

Haller führt weitere Funde und Fundstellen an, nämlich die Abdrücke von Seepferden und Antillischen Farnkräutern auf dem Blattenberg im Glarnischen, die Zähne der Seefische in der Scharzfelder Höhle,[166] die Versteinerungen von Fischen fremder Meere in den Mansfeldischen Kupferschiefern usf.[167] Für ihn ist unbestreitbar, daß die gesamte Erde unter Wasser gestanden habe, das für die Verbreitung der Muscheln sorgte.[168] Auch habe die Sintflut die vier Flüße des Garten Eden in ihrer Lage derart verändert, daß sie heute nicht mehr zu erkennen seien.[169] Voltaire hingegen versucht daraus, daß die vier Flüsse nicht auffindbar sind, ein Argument gegen die Paradies-Erzählung abzuleiten.

Neben den Argumenten gegen die Sintflut wendet sich Voltaire vor allem gegen die Kette der Wesen und gegen die biblische Schöpfungslehre der ‚Mosaischen Erzählung'.[170] Haller hält demgegenüber entschieden an der Vorstellung von einer Kette der Wesen fest,[171] und zwar in der zeitgemäßen evolutionistischen Deutung von Linnäus und Buffon. Danach habe Gott nicht sogleich alle Wesen geschaffen, sondern nur alle Gattungen angelegt, aus denen sich später die Arten entwickeln konnten.[172] Dies vorausgesetzt müsse sich auch zeigen lassen, daß alle Menschen den gleichen Stammvater haben.[173] Voltaire widerspricht dieser Annahme in seinen *Melanges historiques*, indem er auf die verschiedenen Stämme und Hautfarben hinweist. Aus den Lehren von Linnäus und Buffon läßt sich Hallers Widerlegung ableiten. Schwarze und weiße Menschen unterscheiden sich bloß wie

> [...] zwey Tauben oder zwey Hähne, von verschiedenen Spielarten, die doch ganz gewiß nicht zwey verschiedene Thiere sind, und dergleichen täglich aus den gemeinen Arten entstehn.[174]

Der einzige Unterschied bestehe „in der mehreren Dicke der schleimichten Materie, womit die innere Seite des Oberhäutchens überzogen ist."[175] Gemeint ist das „Malpighi-Netz", das sich, so die Annahme der Zeitgenossen, direkt unter der Haut befinde und Farbpigmente enthalte.[176]

Evolutionistische Erklärungen konnten sich im Gang des Jahrhunderts durchsetzen, doch lassen sie sich sowohl als pro- und contra-Argumente für die Schöpfungsgeschichte verwenden. In jedem Fall läßt sich mit ihnen nicht beweisen, was Haller für unverzichtbar hält: die ‚creatio ex nihilo', die christliche Überzeugung, das Gott die Welt aus dem Nichts geschaffen habe. Zwar läßt sich die Kontinuität der Schöpfungsgeschichte retten, glaubt man an die Sintflut. Voltaire führt in diesem Zusammenhang aber die Schlange an, die Adam und Eva verführte, bezieht sich also kritisch auf den Naturzustand, in dem sich Mensch und Tier noch miteinander verständigen konnten. Haller kann diesen Zustand – und damit die Kontinuität der Schöpfungslehre – nur mit Hilfe des ‚natura lapsa'-Arguments rechtfertigen: vor der Sintflut sei manches ganz anders und besser gewesen.[177] Er gerät in bezug auf die ‚Mosaische Erzählung' aber dennoch in Erklärungsnot, was er ohne Umschweife eingesteht:

> Aber die Erzählung Moses kömmt nicht mit unseren astronomischen Kenntnissen überein. Wie wissen noch sehr wenig von der Natur, aber vieles ist in des Mose Erzählung durch die neuesten Kenner der Natur bestä-

tigt worden. So ist es der Zustand der Welt unterm Waßer, und die allgemeine Ueberschwemmung.[178]

Erklärungslücken könnten sich, so Hallers Hoffnung, durch weiteres Forschen schließen lassen.[179] Er stellt diese Lücken in der Mosaischen Astronomie allerdings nicht dar. Insofern die Naturforschung im ausgehenden 18. Jahrhundert noch als Gottesdienst verstanden wird, sind Erklärungslücken aber Anreiz für weitere Untersuchungen. Für seine Auseinandersetzung mit Voltaire konzentriert Haller seinen ‚naturforschenden Gottesdienst‘ auf die Verteidigung der Offenbarungsreligion –[180] ohne ihren Kern zu kennen: „Die Dreyeinigkeit ist und bleibt ein schweres Geheimnüß [...].“[181] Was die Kirchenväter – nicht anders als manche Theologen der Frühen Neuzeit – noch umtrieb, nämlich der Erweis der Trinität, ist für Haller längst zur unbefragten Glaubenswahrheit geworden. Einerseits bedürfe der Glaube dieses Geheimnisses, andererseits müsse versucht werden, religiöse Wahrheiten soweit als möglich im Mittel der Vernunft, der ‚new science‘, zu belegen, um sie für alle Menschen verbindlich festzuschreiben. Denn es geht im Zuge der Widerlegung Voltaires darum, das Christentum und die Bibel gegen diejenigen zu verteidigen, die der ‚new science‘ in einer Weise anhängen, daß sie das Christentum meinen vernachlässigen zu dürfen.

Die ‚Freygeister‘ werden aus diesem Grund mit ihren eigenen Mitteln auf ihrem eigenen Gebiet widerlegt: auf dem Gebiet der Naturforschung. Von diesem Gebiet versprechen sie sich die größten Innovationen gegen die Kirche, gegen eine ‚theologisch‘ geprägte, gegen eine nicht-mechanistische oder -materialistische Wissenschaft. Haller versucht – wie schon in seinen Kommentaren zu Crousaz' *Examen* – dieser Tendenz die Überzeugungs– und Geltungskraft zu nehmen, das Christentum im allgemeinen und die Bibel im besonderen zu retten. Zu diesem Zweck bedient sich Haller seiner Experimente ebenso wie alter und neuer Schriften. Er bezieht sich auf „Spuren“, auf Berichte, Funde, Zeugnisse, Versuche und weltliche Überlegungen. Dem ‚Buch der Natur‘

kommt dabei in methodologischer Hinsicht eine höhere Geltungs-
und Überzeugungskraft zu als dem ‚Buch der Heiligen Schrift‘.
Erst durch die Naturforschung läßt sich die Wahrheit der biblischen Geschichten erweisen. Ob dieses Ziel erreicht werden
kann, bleibt manches Mal offen. Erkenntnisse und Offenbarung
lassen sich mitunter nicht vereinbaren. Was nicht übereinstimmt,
sollte allerdings einmal zusammengeführt werden können. Denn
das Zugeständnis einer Nicht-Harmonie in bestimmten Fragen
darf immer nur vorläufig sein.

In methodologischer Hinsicht gewandter als die Mediziner-
Kollegen am Beginn des Jahrhunderts, vernachlässigt Haller die
Tradition christlicher Medizin, um Argumente gegen die ‚Freygeister‘ zu gewinnen. Anders als Hoffmann und Alberti muß er
aber philosophische Debatten einbeziehen, die das Zeitalter prä-
gen und die Überzeugungskraft des Christentums dauerhaft ver-
mindern. Gemeint ist etwa die Frage nach dem Ursprung des Bösen, auf die auch Haller keine überzeugende Antwort weiß. Er
kämpft gegen Feinde, die an jenen christlichen Grundfesten rüt-
teln, die – bei aller Fehde – unter Mechanisten und Stahlianern
am Jahrhundertbeginn noch unumstritten waren. Mit Voltaire
wählt Haller einen Denker, der dieser feindlichen Gruppierung
zwar angehört, aber eine vergleichsweise gemäßigte Position vertritt. Wenn sich Voltaire auch der ‚Fesseln‘ einer christlichen
Moral weitgehend entledigt, so ist er doch – anders als der ver-
haßte La Mettrie – immerhin ein respektabler Gesprächspartner.

Respekt verdiene vor allem Voltaires Engagement für die Bür-
gerrechte der französischen Protestanten, für Toleranz.[182] Doch
verkenne er die Ursprünge der Toleranz: Diese liegen in der reformierten Kirche, die „das Joch einer verfolgenden Kirche von
den Schultern vieler Millionen abgewelzt," den Ketzer Miguel
Servet aber zu Recht verurteilt habe.[183] Wie für einen ‚Freygeist‘
zu erwarten, rede Voltaire der Duldung solcher „Irrthümer" wie
derjenigen Servets das Wort. Nach Haller dürften nur verschiedene christliche „Sekten", aber auch Moslems und Heiden, die an
einen „richtenden, strafenden und belohnenden Gott, und einen
innern Unterschied des guten und bösen glauben,"[184] geduldet

werden. Voltaire aber habe nicht nur einen falschen Begriff von
Toleranz, sondern auch vom Glauben überhaupt: Zu streng gegen
die einzelnen Glaubensgruppen, gegen Reformierte wie Janseni-
sten,[185] spreche er verächtlich über den Glauben als „Beyfall, den
wir demjenigen geben, das uns falsch dünkt."[186]

Außerdem gilt Voltaire – wie La Mettrie – als Nachfahre Bay-
les, als „Spötter[] und Zweifler[]",[187] als rhetorisch geschickter
„Verführer[]", dem gute Gründe für seine Behauptungen fehlen.[188] Wie für die ‚bewahrende' Aufklärung allgemein, so stellen
Spott und Witz für Hallers Voltaire-Rezeption ein Hindernis dar.
Sie sind unvereinbar mit Vernunft, ‚wahrer Moral' und ‚Herzens-
empfindung'.[189] Haller begründet dieses Urteil in seinem Essay
Von den Nachtheilen des Witzes (1734): Witze gingen zumeist
auf Unkosten anderer, sie führten weder zu Selbsterkenntnis noch
zu „Vergnügen [und] Vollkommenheit."[190] Dem Witz wird die
Demut entgegengestellt, die „Erkenntnis seines eigenen Un-
werthes."[191] Wissenschaft hingegen führe zu Demut, weil sie darauf aufmerksam mache, wie mangelhaft Wissen und Erkenntnis
des Menschen seien. Also sei Wissenschaft per se eine moralische Angelegenheit, eine „höhere[] Wahrheit[]", die nicht auf die
satirische „Schaubühne" Voltaires gehöre, wo „das Lächerliche
der vornehmste Actor ist."[192]

In Form und Inhalt widersprechen Voltaires *Questions* diesen
Überzeugungen Hallers – und der ‚bewahrenden' Aufklärung
insgesamt. Denn noch in den ausgehenden sechziger Jahren des
18. Jahrhunderts scheint ein breites Einverständnis darüber zu
bestehen, daß das Christentum nicht aufgegeben werden dürfe.
Selbst der umstrittene David Hume, so Haller, wende sich gegen
eine „Vertilgung der Religion".[193] Haller versucht, Voltaires
Schrift an diesem Einverständnis zu messen. Damit bürgt Haller
selbst dafür, daß ‚Naturforschung' im säkularisierenden Säkulum
christlich bleibt. Denn bei ihm wird deutlich, wie sich eine Säkularisierung der Naturforschung und umgekehrt auch eine Säku-
risierung der ‚Apologetik' durch die Naturforschung ‚contra intentionem' durchsetzen kann: Der methodologische Atheismus
erlaubt rein innerweltliche Erklärungen – in christlicher Absicht.

Durch diese vorläufige Entkoppelung von Christentum und Naturforschung ist es aber möglich geworden, diese Absicht zunächst zu vernachlässigen; sie kann ohne Verlust für die Erklärung gekappt werden. Damit wird die teleologische Erklärung – vorerst – zugunsten von kausalen oder funktionalen Erklärungen empirischer Befunde ausgehöhlt.

Ob sich Leibniz und Euler ähnlich äußern, was den methodologischen Atheismus anbelangt, bleibt – mit Tholuck – zu prüfen. Zieht man nur die apologetischen Schriften beider in Betracht, so muß zunächst von einer Frontstellung die Rede sein: Wie Haller konnte Euler dem sogenannten „Leibniz-Wolffschen System" nichts abgewinnen. Doch begründeten beide ihre Abneigung anders. Als Beleg dient mir Eulers *Rettung der göttlichen Offenbahrung gegen die Einwürfe der Freygeister* (1747).[194] Zwar richtet sich Euler wie Haller gegen die Philosophen von Sanssouci, gegen La Mettrie und Voltaire, aber er greift in erster Linie eine zweite ‚Freygeisterei' an, nämlich die Metaphysik, wie sie mit den Namen von Leibniz und Wolff verbunden wurde. Auch dieser gelte es, die „göttliche Offenbarung" – d.i. im Falle Eulers die Wahrheit der Heiligen Schrift – entgegenzuhalten.

Als Sohn des Pfarrers Paulus Euler konnte sich der Baseler Mathematiker früh mit den Gedanken der „vernünftigen Orthodoxie" vertraut machen, an denen er sein Leben lang festhalten wird.[195] Diese „vernünftige Orthodoxie" zeichnet ihre Opposition zum Klerus des Waadtlandes aus, der an die strenge Variante der reformierten Prädestinationslehre glaubt.[196] Demgegenüber tritt die „vernünftige Orthodoxie" in humanistischer Tradition für die Freiheit des Willens und für ein einfaches und vernünftiges Christentum ein.[197] Infolgedessen werden deterministische Systeme – und so auch die „Leibniz-Wolffsche-Lehre" von der prästabilierten Harmonie – abgelehnt.[198] Denn der Determinismus steht der Freiheit des Christen entgegen.

Euler folgt in seiner *Rettung* zwar der Baseler Tradition, aber mit seiner Kritik am „Leibniz-Wolffschen System" steht er auch im Berlin der Zeit nicht allein. Formey, der als „Popularisator" des kritisierten Systems gilt, äußert sich in ähnlicher Weise, und zwar in seinem vermeintlich bloß Wolff-freundlichen Roman *La Belle Wolfienne* und in seinem Briefwechsel mit dem Kritiker seines Romans, mit Crousaz.[199] Crousaz wendet sich seinerseits scharf und entschieden ebenso gegen Leibniz wie gegen Wolff, und zwar aus denselben Gründen wie Euler. Formey und Louis de Beausobre aber wußten sich mit Wolff und den Wolffianern bestens zu verständigen. Es überrascht nicht, daß sich Wolff ausgerechnet bei Formey über Euler beklagt.

In Briefen aus dem Jahr 1748 – einem Jahr nach Erscheinen der *Rettung* – beschwert sich der Hallenser Weltweise über Euler, der „weder Maße noch Ziele" kenne und das Ansehen der Akademie aus „Unbedachtsamkeit und Mangel der Klugheit" dem Gespött anheimgebe.[200] Wolff wundert sich über das tolerante Verhalten der Akademie gegenüber Euler und fordert Sanktionen, um die „Ehre und Autorität" der Akademie zu retten.[201] Was Wolff provoziert, ist der Versuch Eulers, spekulative Philosophie ohne „ein Systema" zu betreiben:

> [...] welches meines Erachtens [sic] üben so viel ist, als wenn man verlangte, es sollte einer in der Mathematika nicht den Euclidem zum Grunde legen.[202]

Das Eulersche System erscheint Wolff aufgrund dieser absurden Prämisse als ein „neues Evangelium", in dem noch dazu nur verkündet werde, was längst bekannt sei:[203] Wolff spielt in diesem Zusammenhang auf die Lehre der „Atomi materiales" an, von Demokrit und Epikur entfaltet

> [...], von Wiclef und Huss in neuen Zeiten verteidigt und auf dem Concilio Constantiens vor ‚gefährliche Irrthümer‘ erklärt, danach von Gassendi wieder gemein gemacht, von Charleton aber in England aufgebracht [...],[204]

von letzterem später als jugendliche Verfehlung entschuldigt. Wolff spart im Blick auf diese Entdeckung nicht mit Spott. Dem Mathematiker Euler, dem Meister algebraischer Kalküle, fehlten in der Philosophie die Kenntnisse. Wolff scherzt, den Namen

Eulers müsse man in der Philosophie ohne den letzten Buchstabe lesen: eine Eule sehe nun einmal nicht alles.[205]

Wolffs Kritik relativiert die Interpretation der *Rettung* als eine quasi-religiöse Auseinandersetzung zwischen Philosophemen der Aufklärung.[206] Mag es Euler – ebenso wie Crousaz und Formey – im wesentlichen um religiöse Aspekte gegangen sein, so will Wolff sein System und dessen Grundlagen aber gegen den Mathematiker verteidigen. Wolff zumindest betrachtet den Streit nicht als religiös motiviert, sondern in erster Linie als Konflikt zwischen Spezialisten verschiedener Disziplinen, als Auseinandersetzung auf verschiedenen Niveaus von ‚Wissen‘.

In gleicher Weise geht Haller mit dem „Leibniz-Wolffschen System" um. Als Mediziner sieht er in der Konstruktion eines metaphysischen Systems eine Ablehnung jenes minimalen Sensualismus, der für die Medizin unabdingbar sei. Zwar wendet er sich – mit den Glaubensbrüdern Euler, Crousaz und Formey – auch gegen die Vorherrschaft der deterministischen Metaphysik auf den Gebieten, die den Glauben berühren. Aber charakteristischerweise greift er die Lehre von der prästabilierten Harmonie nicht an, sondern wendet sich der Erlösungsthematik auf der Grundlage des eigenen Glaubens zu.[207] Die Interpretation der *Fragmente* zeigt, wie Haller im Blick auf die Gnadenwahl nach einer letztverbindlichen Klärung sucht, die ihm die eigenen Glaubensüberzeugungen nicht gewähren. Doch eint Euler und Haller die Opposition gegen die ‚Freygeister‘ am Hof von Sanssouci, gegen eine allein dem irdischen Glück und der innerweltlichen Erklärung zugewandte Philosophie, und gegen das „Leibniz-Wolffsche System". Darüber hinaus kämpft Haller immer wieder um den eigenen Glauben, denn ihm droht die ‚Freygeisterei‘ – weniger allerdings, weil er sich um die Wirkungen des methodologischen Atheismus im Klaren gewesen wäre, sondern, weil er sich selbst (wie jeden Menschen) als gefährdet betrachtet.

Allein die Tatsache, daß sich Euler und Haller als ‚Laien‘ auf dem Gebiet der Theologie genötigt sehen, gegen ‚anti-christliche‘ Philosophien vorzugehen, zeigt, wie sehr sie die Grundlagen des eigenen Lebens und Forschens durch diese bedroht sehen. Tho-

luck hat insofern Recht, wenn er hervorhebt, wie sich Naturforscher für die Verteidigung der Religion engagieren. Doch befriedigt seine Erklärung dieses Phänomens aus den Glaubensüberzeugungen Eulers und Hallers nicht. Denn es geht nicht nur um
die Rettung der Offenbarung aus der Herzenserfahrung – gegen
abtrünnige ‚Freygeister' oder gegen den „todte[n] Schematismus"
eines Wolff.[208] Euler und Haller verteidigen die Offenbarung
vielmehr auch aus einer methodologisch soliden Naturforschung.
Bei beiden handelt es sich um Empiriker (und Protestanten), die
der Metaphysik in der Naturforschung nichts abgewinnen können. Sie sind keineswegs nur naive Gläubige. Vielmehr trägt Haller seine Auseinandersetzung mit den ‚Freygeistern' sogar in die
Lyrik hinein.

2. Säkularisierung und Christianisierung durch Naturlyrik, moralische Lyrik und christliche Lyrik

Mit Boerhaave und Hoffmann gehören Haller und Paul Gottlieb
Werlhof (1699–1767) zu einer Gruppe aufgeklärter Mediziner.
Sie achten auf den Nutzen der Medizin für den Patienten und
begründen ihn im wesentlichen christlich. In seinen *Poetische[n]
Betrachtungen* (1737–1742) preist Triller dieses aufgeklärte
Quartett. Über Werlhof, mit dem Triller ebenso wie mit Hoff-
mann befreundet war, schreibt Triller:

> Ein Börhaav schläft, ein Hoffmann ruht,
> Die beyden Pfeiler der Hygeen;
> Der Schaden ist zwar groß, doch gut,
> Du läßt sie wieder auferstehen:
> Du folgest ihrer edlen Spur,
> In sichrer Kunst, geschickt zu heilen [...].[209]

Darüber hinaus verbinden sich in Werlhof (und Haller) medizinischer Sachverstand, moralisches Wohlverhalten und dichterisches Talent. So heißt es über Werlhof weiter:

> Berühmter Werlhof, soll ich dir
> Nicht auch etwas zu Ehren schreiben?
> Zwar meine Schwäche saget mir,
> Ich sollte nur zurücke bleiben:
> Du singst ja selbst so schön und rein,
> Und brennst von edlem Dichter-Feuer;
> Wie kan dann meine schlechte Leyer
> Dir angenehm und lieblich seyn.
>
> Doch wahre Freundschaft, Lieb und Gunst
> Heist mich die treue Pflicht erfüllen,
> Fehlt es gleich an der Dichter Kunst;
> Fehlt es doch nicht an gutem Willen:
> Kein schönes Wort macht dich vergnügt,
> Du pflegst mehr auf das Herz zu schauen;
> Weil oft in bunt-beblühmten Auen
> Doch eine böse Schlange liegt.[210]

Auch die Lyrik soll – nach Haller (a) und Werlhof (b) – dem Nutzen-Anspruch genügen. In der Lyrik ist er allerdings nicht auf das physische Heil der Patienten, sondern auf das seelische Heil der Leser gerichtet.

a) Albrecht von Hallers *Gedanken ueber Vernunft, Aberglauben und Unglauben* (1729)

Schon die Zeitgenossen sind sich über den moralphilosophischen Gehalt von Hallers Gedichten einig.[211] Luise Adelgunde Victoria Gottsched (geb. Kulmus) etwa schätzt Hallers Schilderungen von Seelenzuständen und von moralischen Lehren.[212] Wie sie entsprechen viele Zeitgenossen damit der ‚intentio auctoris'. Denn Haller schreibt:

> Wir [d.i. Haller] finden überhaupt, der Verfasser [d.i. Voltaire] setzte zu viel Werth auf die poetische Schilderey sinnlicher Dinge, die ein Mahler auch in seiner Gewalt hat; und fühle nicht genug die moralische Schilderey, wodurch sich der Dichter weit über den Mahler erhebt.[213]

Immer wieder wendet Haller diesen Grundsatz, den er hier im Blick auf Voltaire und für die Unterscheidung von Malerei und Dichtkunst darlegt, in seinen Beurteilungen von literarischen Texten an.[214] Die Qualität von Autoren und Werken steht und fällt mit der veranschaulichten Moral. Zumeist ist es Pope, an dem Haller diesen Grundsatz demonstriert: Anders als Boileau untersuche Pope gründlich, berücksichtige die „Triebfedern" des Menschen, bleibe jedoch bei der Analyse stehen und wende diese bloß ins Satirische.[215] Auch Buffon genügt Hallers moralischen Ansprüchen nicht, aber aus anderen Gründen als Alexander Pope, denn Buffon verlege sich auf das Rhetorische, Unbewiesene, Zweideutige.[216] Doch reicht umgekehrt auch die bloß moralische Gelehrsamkeit nicht aus, um Hallers Erwartungen zu entsprechen: Johann Christoph Gottsched gilt Haller zwar als Schriftsteller mit großen Verdiensten im Bereich der Grammatik, doch fehle ihm der „Geschmack"; er verachte John Milton, nach Haller fast schon eine Todsünde.[217] Noch dazu hängt Gottsched der ‚Aletophilie‘ an, der Sekte, die sich im wesentlichen dem Denken Wolffs verschreibt. „Das Grosse und Erhabene in Klopstocks Geiste" hingegen imponiert dem Dichter-Mediziner auch unabhängig von den Neuerungen im Versmaß,[218] den reimlosen Hexametern, die die Zeitgenossen im Blick auf den *Messias* so ungnädig stimmen.[219]

Zwischen Pope und Milton, Seite an Seite mit den französischen Poeten – so sehen französisch-reformierte ‚journalistes‘ Hallers Lyrik.[220] Die Rezensenten der *Allgemeine[n] deutsche[n] Bibliothek* hingegen rücken Hallers Gedichte in den Zusammenhang des Dichterstreits, in die literarische Zeitgenossenschaft Gottscheds, Mylius‘, Bodmers, Breitingers, Hagedorns und des polemischen Schönaichs.[221] Doch achtet man mit diesen Einschätzungen, die Haller selbst als übertrieben positiv bzw. als

irreführend zurückweist,[222] eines nur gering, nämlich Hallers Bemühen, seine Schriftstellerei zu rechtfertigen. Denn für den ‚Mediziner aus Berufung‘ war es nicht selbstverständlich, Gedichte
zu schreiben. Er habe sich als Mediziner immer auf die „Sphäre
[s]einer Pflichten" konzentriert, so vermerkt Haller, und bloß die
kurzen Zeiten der Muße zur Schriftstellerei nutzen können und
wollen.[223] Gleichwohl überarbeitet er seinen *Versuch Schweizerischer Gedichte* (1732) mit viel Aufwand wieder und wieder. Viele der Gedichte weisen entscheidende Veränderungen auf, die aus
einer späten Bearbeitungsphase (kurz vor seinem Tod) stammen
und in erster Linie Glaubensfragen berühren.[224]

Am Beispiel des Lehrgedichts *Gedanken ueber Vernunft,
Aberglauben und Unglauben* (1729) lassen sich solche Veränderungen belegen. Das Gedicht drückt Zurückhaltung in bezug auf
den Fortschritt aus, der durch die Naturforschung erzielbar ist.
Verursacht ist diese Zurückhaltung durch ein pessimistisches
Menschenbild: Mit Blick auf Pope, auf den Earl of Shaftesbury[225]
und möglicherweise auf Humphry Dittons *A discourse concer-
ning the resurrection of Jesus Christ* (1712), spricht Haller über
den Menschen als eines „Unselig[en] Mittel-Ding[s] von Engeln
und Vieh!"[226] Haller kennt und schätzt die Schrift bzw. ihren Autor, den die *Bibliothèque Raisonnée* bereits in ihrem ersten Band
aus dem Jahr 1728 zu einem der führenden ‚Verteidigern des
Christentums‘ erklärt.[227] Denn bei Dittons Text handelt es sich um
eine Widerlegung der englischen ‚Freygeister‘, der Deisten, mit
ihren eigenen ‚rationalistischen‘ Mitteln.[228] Der Göttinger Naturforscher folgt diesem Beispiel, und zwar nicht nur in seinen *Briefe[n]* gegen Voltaire, sondern auch in seiner Lyrik.

In der vierten und fünften Strophe der elften vermehrten Ausgabe von Hallers Gedichtsammlung (1777) ändert der Autor und
Editor den skeptischen Ton des angesprochenen Gedichts *Gedanken ueber Vernunft, Aberglauben und Unglauben*. Es klingt nunmehr demütig:

> [] ein Newton übersteigt das Ziel erschaffner Geister,/ Find die Natur im
> Werk, und scheint des Weltbau's Meister; / [...]/ Und schlägt die Tafeln auf
> der ewigen Gesätze,/ Die Gott einmal gemacht, daß er sie nie verletze.

Wohl-angebrachte Müh! gelehrte Sterbliche!/ Euch selbst mißkennet ihr, sonst alles wißt ihr eh./ Ach! eure Wissenschaft ist noch der Weisheit Kindheit,/ Der Klugen Zeitvertreib, ein Trost der stolzen Blindheit.[229]

Zuvor noch lauteten die letzten Verse der vierten und die fünfte Strophe:

Und *öfnet den Verstand, der / von* ewigen Ge*setzen, /*Die *die Natur* ge-macht *und nimmer wird* verletze*n.*
Wohl-angebrachte Müh gelehr*ter* Sterbliche!/ *Du kennest alles schon, nur nicht dein Wohl und Weh./ Ach alles, was du weist, sind nichts als Kleinig-keiten, /Und nur ein Zeitvertreib von recht vernünft'gen Leuten.*[230]

Folgt man der Auflage letzter Hand, so scheint es, als habe nicht die Natur ihre Gesetze geschaffen, sondern Gott. Ihm sei der sterbliche und eitle Mensch untertan, dessen Wissenschaft nur seinen Hang zur Weltlichkeit spiegelte: Mit diesen Aussagen kor-rigiert Haller den Ausgangstext erheblich, und zwar zugunsten eines Christentums, das auf dem pessimistischen Welt- und Men-schenbild ruht und auf Weltabkehr zielt.

Andere Gedichte belegen eine Zunahme der Kritik am Papis-mus, der Kritik am katholischen ebenso wie am eigenen Klerus, und eine Hinwendung zum ‚reinen' Christentum der frühchristli-chen und vorreformatorischen Bewegungen, namentlich der Arianer und der Albigenser.[231] In *Die Falschheit menschlicher Tugenden* (1730) war von der ersten bis zur zehnten Auflage ab-strakt vom inquisitorischen Vorgehen der Priester die Rede, die „Ketzer" verfolgten. Der Ketzer-Begriff fällt in der Auflage letz-ter Hand weg – zugunsten der weit umfassenderen Bemerkung, der „Priester Zorn" habe, „was ihm nicht wich zerschmettert[]."[232] Als Märtyrer der katholischen Kirche hätten die Priester die Pro-testanten brutal verfolgt:

Die gleichen Märtyrer aber [...], haben gegen die Protestanten unverant-wortliche Maßregeln gerathen, gebraucht und gelehrt, daß es unmöglich ist zu glauben, der Gott der Liebe brauche Menschen von solchen Grundsät-zen zu Zeugen der Wahrheit. Das erste, was er befiehlt, ist Liebe. Das erste, was diese Leute lehren, ist Haß, Strafe, Mord Inquisition, Bartholomäustage, Dragoner, Clements, Castelle und Ravaillake.[233]

Daß Haller so entschieden auf Gruppierungen verweist, die als ‚Vorläufer' der reformierten Kirche beschrieben werden,[234] läßt darauf schließen, daß er mit den späten Änderungen der Gedichte eine ‚Radikalisierung' seiner religiösen Überzeugungen ankündigt. Diese ‚Radikalisierung' ist jedoch gerade nicht als Abkehr vom Glauben zu verstehen – im Gegenteil. Haller verschärft seine Kritik am „Mängelwesen" des Menschen, an seinen weltlichen Neigungen.[235] Zu diesen weltlichen Neigungen zählt all das, was die Kirche als weltliche Institution auszeichnet: der ‚äußere Kult', die Ämter und Riten usf. Mit dieser ‚Radikalisierung' entspricht Hallers Lyrik der den *Fragmente[n]* ablesbaren Verschlechterung seines seelischen Zustands. Beide Texte zeigen, wie sich der Mediziner-Dichter an seinem Lebensende immer mehr von der Welt abkehrt, um sich einem vollkommenen Jenseits zuzuwenden.

Damit gibt Hallers Lyrik in ihrer Entwicklung gerade keinen Anlaß für die Annahme einer Säkularisierung – im Gegenteil. Was zuvor ‚natürlich-weltlich' klang, wird endgültig in ein über alles bloß ‚Äußerliche' gestelltes Christentum überführt. Für Werlhofs moralische und religiöse Gedichte läßt sich eine solche Entwicklung nicht beschreiben.

b) Paul Gottlieb Werlhofs religiöse Gedichte (1749)

Haller, der u.a. Werlhof seine Berufung nach Göttingen verdankte,[236] hält als ein Mitglied der Göttinger königlichen Gesellschaft am 26. März 1749 eine Rede über *Paul Gottlieb Werlhofs Gedichte* (1749).[237] Mit Werlhof, dem königlich britannischen Leibarzt in Hannover, wechselt Haller über 1500 Briefe. Auf Gründe für den schon in Anbetracht dieser Zahl beeindruckenden Austausch läßt Hallers Rede schließen.[238] Beide sind sich nicht nur durch „Freundschaft" verbunden,[239] sondern auch durch ihre beruflichen und religiösen Überzeugungen und Praktiken. Als Dichter, als Arzt und als „Mitbürger" entspricht Werlhof ganz den

Vorstellungen Hallers, wobei die dichterische Leistung dem medizinischen Verdienst – wie zu erwarten – untergeordnet wird:[240]

> Herr Werlhof ist nicht ein bloßer Dichter. [...] Ein Dichter, der nichts als ein Dichter ist, kann für die entferntesten Zeiten und Völker ein glänzendes Licht seyn. Aber für seine eigene Zeiten, und für seine Mitbürger, ist er ein entbehrliches und unwirksames Mitglied der Gesellschaft. Seine Gaben wecken Verwunderung; aber sie haben keinen Antheil an seiner Bürger Wohlseyn: er kann für einige Stunden einen Leser vergnügen; aber er vermehret niemand sein Glück, und vermindert auch niemand seine Sorgen und seine Schmerzen. [...] Weit größer sind die Vorzüge eines gelehrten, geübten, und folglich glücklichen Arztes. Seine Gaben sind ein Werkzeug, durch welches die Vorsehung ihre Güte ausbreitet. [...] Ein Dichter vergnüget eine Viertelstunde, ein Arzt verbessert den Zustand eines ganzen Lebens.[241]

Mit „menschenliebende[n]" Poesien sorge der Dichter für das kurzweilige Vergnügen, der Arzt aber kümmere sich um das lebenslange „Wohlseyn" der Menschen.[242] In Werlhof vereinige sich beides zu einem wirksamen „Mitglied der Gesellschaft",[243] weil er die Dichtkunst der Medizin nachordne. Er dichte

> [...] nur in den kleinen Zwischenräumen, in welchen der Arzt nicht wirken kann. Reisen, schlaflose Nächte, Krankheiten selber, sind die einzige Zeit, die er auf die Dichtkunst wenden kann, und so sehr wir diese in ihm lieben, so wenig läßt uns die Menschenliebe zu, seine Zeit der mitleidigsten aller Künste, der Arzeneywissenschaft, zu misgönnen.[244]

Der Arzt hat sich ganz dem Dienst an Gott und dem Nächsten zu verschreiben. Dichtung befriedige in erster Linie ihren Verfasser; sie sei – gemessen an der tätigen Menschenliebe des Mediziners – eine vergleichsweise minderwertige Tätigkeit. Gleichwohl habe Werlhof es als Dichter weit gebracht. Form und Inhalt stimmen, so Haller, bei Werlhof miteinander überein. Denn er „rührt" das Herz des Lesers, belebe seine Tugend und seine „Gottesfurcht".[245] Mehr noch: Werlhof dichte derart perfekt, daß ein „reines Vergnügen" entstehe,

[...] das mit demjenigen eine Aehnlichkeit hat, das wir vermuthlich empfinden würden, wann wir in die Bekanntschaft eines seligen Geists von einer höhern Ordnung kämen.[246]

Die Lyrik Werlhofs rufe vergnügliche Empfindungen hervor, die
den religiösen ähnelten. Sie nehme das Göttliche auf Erden vor-
weg. Lyrik wird auf diese Weise, also dann, wenn sie auf die Religion gerichtet ist, zu einer religiösen Praxis.

Werlhof unterteilt seine Dichtung in „Geistliche Stücke" und
„Moralische Gedichte". Letztere handeln über den Hannover-
schen Karneval im Jahr 1731, über Todesfälle, über moralische
Lehrsätze, Fabeln und verschiedene alltägliche oder festliche Ereignisse. Sie sollen hier nicht interessieren. Der Blick auf die
geistliche Dichtung Werlhofs zeigt demgegenüber, daß sich dieser – anders als Haller – an der Psalmdichtung orientiert. So verwundert es nicht, daß sich Werlhofs „Bußlied aus dem 130.
Psalm" noch lange in einem Lüneburger Gesangbuch erhält.[247] Es
handelt über die Erlösungsthematik, die Haller in den *Fragmente[n]* unentwegt anspricht und in den *Briefe[n] über die Wahrheit
der Offenbarung* (1772) darstellt.[248] Werlhof nimmt ebenfalls auf,
was Haller quält und was er doch fordert: die Furcht vor dem
Richtergott, das ungewisse Warten auf das Jüngste Gericht, die
Gewissensbisse, die in Schuldbekenntnisse münden. Wie am
Schluß von Hallers *Fragmente[n]* opfert sich das lyrische Ich
Werlhofs Gott – und scheint die göttliche Gnade zu empfangen.
Der Lutheraner Werlhof[249] preist die Erforschung der Seele durch
den Herren in seinem Gedicht über den 139. Psalm („Herr du
erforschest mich...") sowie das gerechte Urteil seines Gottes in
Gedanken von der göttlichen Strafgerechtigkeit (1733).[250] Während der Reformierte aber immer wieder seine Selbstqual, seine
Furcht vor Gott beschreibt und sich auf die Analyse der eigenen
Seele verlegt, wendet sich der Lutheraner der Gemeinde zu. Er
schlüpft in die Rolle des Psalmisten, der seine Verse für den gemeinsamen ‚äußeren' Kirchenkult darbietet. Neben vielen Ein-
flußfaktoren bedingt auch die Konfessionszugehörigkeit hier einen unterschiedlichen Umgang mit ‚Lyrik', mit lyrischen Formen
und weltlichen bzw. religiösen Themen.

Bereits vor Hallers Lobpreis auf Werlhof verfaßt Werlhof eine
unter diesem Aspekt aufschlußreiche Huldigung an Haller. Mit
dem auf das Jahr 1736 datierten Gedicht endet die Rubrik „Auf
Gelehrte[]" in Werlhofs *Gedichte[n]*. Von den fünf Strophen will
ich die zweite und dritte anführen:

> In Haller, den die Schweiz gezeuget,
> Zum Zeichen ihrer Trefflichkeit,
> Vor sich Pindus Höhle beuget,
> Wenn Hallers Geist die Alpen weiht:
> Den die Natur mit Huld beglückte,
> Mit ihrer besten Gaben schmückte,
> Und sprach: er soll mein Priester seyn!
> Er wisse meine Grundgesetze,
> Er kenne meiner Reiche Schätze,
> Und mache sie der Welt gemein!
>
> Es ist erfüllt, sein muntrer Fleiß
> Gleicht seinen ungemeßnen Gaben;
> Durchdringet, was die Kunst schon weiß;
> Und forschet nach, was noch vergraben.
> Der Weisheitsgründe Wissenschaft,
> Der Meßkunst Ueberzeugungskraft,
> Das Licht der Klugheit im erfahren,
> Führt ihn, den Priester der Natur,
> Stets sicher auf der schmalen Spur
> Des nie genug erforschten wahren.[251]

Haller, der „Priester der Natur",[252] empfange seinen Auftrag nicht
von Gott, sondern von der Natur. Er vollziehe Rituale, die nicht
mit religiösen identisch seien, sondern mit weltlichen Mitteln
(Meßkunst, Klugheit) auf Weltliches (Durchdringung, Wahrheit)
zielten. Werlhof, der mit seiner Huldigung Hallers künftige Verdienste für die Göttinger Universität preisen will, stellt dem jungen Mediziner ein gereimtes Attest auf die Zukunft aus. Er werde
einmal mit den Großen seiner Zunft vergleichbar sein, mit Joseph

Pitton de Tournefort, August Quirin Rivin, Frederik Ruysch, Giambattista Morgagni und Lorenz Heister, und zwar – nach dem Grundsatz der Georg-August-Universität Göttingen – „zum gemeinen Nutzen".[253]

In einer Hinsicht wird Haller den Vorstellungen Werlhofs entsprechen; er wird ein bedeutender Mediziner werden. Doch blickt man auf Hallers literarische Tätigkeit, besonders auf die letzten Änderungen in dem Gedicht *Gedanken ueber Vernunft, Aberglauben und Unglauben,* so ergibt sich ein ganz anderes Bild, als das von Werlhof gezeichnete. Haller kehrt die Lobpreisungen Werlhofs an seinem Lebensende in ihr Gegenteil um, und zwar ebenfalls in der Form eines Gedichts. Danach gab nicht die ‚weltliche' Natur die „Grundgesetze", sondern Gott. Nicht die ‚weltliche' Natur ernannte den Menschen zum Forscher, sondern Gott. Aus der Sicht Hallers durch Weltliebe und Eitelkeit motiviert, betreibe der Mediziner eine Naturforschung, die der göttlichen Weisheit aber nicht entfernt gleichkomme. Die letzten Änderungen an *Gedanken ueber Vernunft, Aberglauben und Unglauben* bezeugen, daß Haller es spätestens zu diesem Zeitpunkt ablehnt, ein „Priester der Natur" im Sinne Werlhofs zu sein. Das Mediziner-Dasein und das unaufhörliche Erforschen der Flora, der Fauna und des Menschen läßt sich für ihn nicht aus der Natur selbst, sondern nur als Gottesdienst, als Dienst am Nächsten und aus der unerbittlichen Selbstprüfung heraus rechtfertigen.

3. Zusammenfassung:
methodologischer Atheismus und Medizin als Gottesdienst

Naturforschung als Gottesdienst – so lautet die Formel für das Wissenschaftsverständnis am Beginn des 18. Jahrhunderts. Im ausgehenden Jahrhundert kann dieser etablierte Topos zwar nicht mehr in gleicher Weise genutzt werden. Aber er stellt – im Falle Hallers, Eulers und Werlhofs – den unbefragten moralisch–religiösen Hintergrund für anhaltende Debatten über den Sinn und Zweck von Wissenschaft dar. Im Rückblick auf die medizini-

sche Frühaufklärung lassen sich dabei manche Vermutungen bestätigen, aber auch Erwartungen enttäuschen. Von einer direkten
und offenkundigen Säkularisierung jedenfalls läßt sich auch hier
nicht sprechen. Für die untersuchten Quellen sind dennoch Muster erkennbar, die auf die Entwicklung hin zu einer weltlichen
Wissenschaft deuten.

(1) Auch wenn nur eine kleine Minderheit der Gelehrten im mittleren 18. Jahrhundert skeptisch und materialistisch denkt,[254] so
wirken skeptische und materialistische Überlegungen doch säkularisierend, allerdings nicht immer im Sinne ihrer (vermeintlichen) Träger. Manche Überlegung wird mißverstanden und – aus
Furcht vor dem Unglauben, mitunter auch aus strategischen
Gründen – überzogen als areligiös gedeutet. Selbst Voltaire provoziert in erster Linie durch seine polemische Positionslosigkeit,
nicht durch ‚Unglauben‘. Folglich kann in erster Linie von einer
indirekten Wirkung der Skepsis und des Materialismus gesprochen werden: Wie die Kirchenväter-Kritik fast schon ein ‚Habitus‘ der Frühaufklärer ist (Horst Dreitzel), so entwickelt sich für
die ‚Freygeister‘-Kritik ein ganz ähnlicher ‚Habitus‘. Zu einem
nicht genau bestimmbaren Zeitpunkt in Folge der Skeptizismus-
Kritik scheint es, als lauere der ‚Unglauben‘ überall.

(2) Auf ganz anderer Ebene der Erklärung liegt das Denkmuster
des methodologischen Atheismus, demzufolge der Erweis einer
gottgewollten Schöpfung, das Verständnis von ‚Medizin‘ als Gottesdienst für die (medizinische) Untersuchung und Hypothesenbildung zurückgestellt werden kann. Ihm liegt eine Säkularisierung der Verfahren zugrunde, die hier als methodologischer
Atheismus beschrieben wird. Haller kann das teleologische Weltbild, verstanden im Sinne einer gottgewollten und -gelenkten
Teleologie der Natur, mit Hilfe dieses methodologischen ‚Tricks‘
bewahren. Daß er diesen ‚Trick‘ nicht einmal als solchen auffaßt
zeigt, wie intakt dieses Weltbild noch ist. Anders als Grotius, der
auf einen solchen hypothetischen Atheismus nur vorsichtig anspielt und davor warnt, sieht Haller keinen Anlaß zur Vorsicht.

Doch legt Grotius' Warnung nahe, im hypothetischen Atheismus ein Denkmuster zu erkennen, daß unmittelbar ‚verweltlichend' wirkt – auch dann, wenn es dem Gegenteil dienen soll.

Ein Indiz für eine solche Säkularisierung aus den nicht-beabsichtigten Wirkungen des methodologischen Atheismus' ist der Umstand, daß Haller Weltliches und Religiöses auch zum Zweck wissenschaftlicher Untersuchung trennt: zum Zweck der Beschreibung von Naturphänomenen und zum Zweck der Ermittlung von natürlichen Gesetzmäßigkeiten. Zwar wird sich Haller, was das religiöse Tagebuch anbelangt, an Gattungskonventionen halten. Aber dieser Kontext eröffnet nur den Blick auf die literarische Vergangenheit, auf Traditionen der Differenzierung von Religiösem und Weltlichem. Es wäre gerade in Anbetracht dieser Tradition aber auch verfehlt, die ‚doppelte Buchführung' Hallers als ‚Doppelleben' zu deuten: Naturforschung und Glaube, ‚Buch der Natur' und ‚Buch der Heiligen Schrift' lassen sich für ihn noch harmonisieren, wenn auch mit erheblichen Anstrengungen und nur mit manchem „blinden Fleck". Er ist nicht so sehr „Priester der Natur" als vielmehr ein gläubiger Naturforscher, für den der Offenbarungsgott und der „Gott der Philosophen" zeitlebens derselbe bleibt.

Wie brüchig diese Überzeugungen werden, das läßt sich der ‚schönen Literatur' am Beginn des nächsten Jahrhunderts entnehmen. Die späten Romane Jean Pauls und Goethes geben nicht nur einen Einblick in die Dynamik, die die Naturforschung im 18. Jahrhundert entfaltet, sondern auch in die Art und Weise, wie Glaubensüberzeugungen schließlich doch von ihr angegriffen und verändert werden. Anders als für Haller veranschaulichen die Mediziner-Figuren Jean Pauls, daß der Glaube an die Schöpfung desto unsicherer wird, je mehr untersucht und erkannt wird. Die beiden Bücher, das ‚Buch der Heiligen Schrift' und das ‚Buch der Natur', erscheinen dabei längst nicht mehr als deckungsgleich. Aufgrund dessen gilt auch die christlich begründete Medizinethik nicht mehr. Im Falle Jean Pauls wird sie gänzlich in Frage gestellt. Dies gilt in anderer Weise auch für Goethe, der sie mit Hilfe anderer Denkmuster und neuer Verfahren umschreibt.

IV. Säkularisierung der Medizin und ihr Reflex in der ‚schönen Literatur'

Wir sind naturforschend Pantheisten,
dichtend Polytheisten,
sittlich Monotheisten.[1]

Diese Maxime Goethes ist für das Verhältnis von Naturforschung, Religion und Literatur nicht erst im 18. und beginnenden 19. Jahrhundert kennzeichnend. Mit ihr wird jene Differenzierung von Denk- und Handlungssphären ausgedrückt, derzufolge in den genannten Bereichen unterschiedliche ‚Spielregeln' gelten. Nach der Maxime tragen sie jedoch immer nur im Rahmen eines je verschiedenen ‚Theismus'. Damit ist eine ‚plurale' Göttervorstellung gemeint, unter die das Christentum als eine Religion unter anderen Religionen fällt. In dieser Hinsicht überbietet die Maxime selbst tolerante Religionsvorstellungen des 18. Jahrhunderts, nimmt man die Tradition des Religionsgesprächs (unter Christen, Juden und Moslems) aus. Doch trifft die Maxime nicht unumwunden auf Goethe selbst zu. Denn während der junge Goethe ‚Gott' zugunsten subjektiv-schöpferischer Vorstellungen verabschiedet,[2] wählt der späte Goethe die pantheistische oder panentheistische ‚Option' als Bezugsfigur und als Orientierungshorizont von ‚Leben und Werk'.[3]

Goethes Naturtheologie wurde oft beschrieben;[4] Jean Pauls Auffassungen über die Natur hingegen stehen noch immer auf dem Prüfstand. Die Ermittlung seiner religiösen und naturforschenden Position an der „Grenze zwischen Atheismus und Religiosität"[5] gehört zu den nicht vollständig gelösten Aufgaben literaturgeschichtlicher Forschung. Um dieses Desiderat zu erklären, stellt Maximilian Rankl in seiner Studie über *Jean Paul und die Naturwissenschaft* (1987) zwei Dilemmata fest,[6] die dieselbe daran gehindert hätten, die Naturforschung angemessen zu be-

rücksichtigen: erstens die Konzentration auf das „Naturgefühl"
und – damit verbunden die Abwertung von Jean Pauls naturwissenschaftlichen Interessen – sowie zweitens die Gleichsetzung
von ‚Rationalismus', Naturforschung und ‚Materialismus'.[7]
Rankl benennt die Schwierigkeiten der Jean-Paul-Forschung damit zwar korrekt, unterschätzt meines Erachtens aber ihre Leistungen. Diese liegen in der „Re-Historisierung Jean Pauls", wie
sie Wolfgang Proß in seinem Standardwerk *Jean Pauls geschichtliche Stellung* (1975) fordert und bereits selbst einlöst.[8] Bereits in
den späten siebziger und in den frühen achtziger Jahren werden
viele Muster für die Interpretation naturforschenden Wissens im
Werk Jean Pauls durchgespielt.[9] Proß selbst hebt die Erklärungsmodelle des Mechanismus' und des Animismus' als Bezugsbereiche für Jean Paul hervor. Er zeigt, daß Jean Paul an vorkanti-
schen Positionen festhält.[10] Auch Hans-Jürgen Schings erklärt
Jean Pauls „Zweifrontenkrieg" gegen die idealistische ebenso wie
gegen die materialistische Lösung des (nach-)cartesianischen
Substanzen-Problems in diesem Sinne und nicht zuletzt mit der
Wirkung von Leibniz' Monadologie auf Jean Paul.[11]

Solche Zuordnungsversuche bündelt Götz Müller produktiv,
indem er auf den Eklektizismus Jean Pauls hinweist, der in seinen
Romanen und in seiner Ästhetik zu gegenläufigen Positionen
führe.[12] Mit diesem Hinweis entdeckt Müller einen Schlüssel zur
Interpretation Jean Pauls; er nutzt ihn um zu zeigen, daß der
Dichter die „Ausklammerung der menschlichen Spiritualität
durch die materialistische Naturwissenschaft" kritisieren wolle.[13]
Alexander Košenina belegt den Eklektizismus Jean Pauls, indem
er von Jean Pauls Lehrer Ernst Platner auf die Rezeption des
Leib-Seele-Problems durch den Schüler blickt: Noch zu Beginn
seines Studiums im Jahr 1781 habe Jean Paul nur „sehr vage
Kenntnisse der zeitgenössischen Diskussion um Leib und Seele
gehabt."[14] Während die frühen Schriften *Übungen im Denken* das
„Bild eines diffusen Leibnizianismus" vermittelten, könne Jean
Paul aber dennoch nicht als Leibnizianer bezeichnet werden;
vielmehr greife er Motive des Leibnizianismus neben denen anderer Denkrichtungen auf.[15] Rankl ergänzt diese Überlegungen

zum Eklektizismus des Dichters, indem er die Vitalismus-Rezeption Jean Pauls untersucht und das späte Textcorpus *Dr. Katzenbergers Badereise* als Beitrag zur romantischen Naturforschung betrachtet.[16]

An Košeninas Darstellung, an Rankls Einsichten über die Teratologie (d.i. die Lehre von den Mißgeburten) im Werk Jean Pauls und an Hans Esselborns Habilitationsschrift *Das Universum der Bilder* (1989) läßt sich anknüpfen. Esselborn geht es nicht nur darum zu zeigen, daß Jean Paul Ergebnisse und (Sprach-)Bilder aus der Naturforschung, sondern auch ihren „Geist" aufnimmt.[17] Auf dem Weg einer Analyse der in Jean Pauls Werken vorkommenden Bilder (Maschine, Kette der Wesen, Mikrokosmos und Makrokosmos, Buch der Natur usf.) zeichnet er Jean Pauls Denken vom mechanistisch geprägten Optimismus der Frühschriften bis hin zur „Erkenntnisskepsis" des Spätwerks nach.[18] Als zentral gilt Esselborn der Naturbegriff. Die Natur diene Jean Paul als „Verbindungsglied" zwischen Gott und Mensch.[19] Mit einem solchen Naturbegriff widerspreche Jean Paul nicht so sehr mechanistischen Vorstellungen, die ohnehin in erster Linie das 17. Jahrhundert bestimmten,[20] sondern – so Esselborn – der sich erst „abzeichnende[n] positivistische[n] Naturwissenschaft des 19. Jahrhunderts, die sich gegenüber den anderen geistigen Bereichen und umfassenden Fragen abschottete."[21] Wer zu dieser ‚positivistischen' Naturwissenschaft gehöre und welche Annahmen sie auszeichnen, bleibt aber offen.

Die kulturwissenschaftlich inspirierte Forschung der neunziger Jahre hingegen beeindrucken derart weitausgreifenden wissenschaftshistorischen Zuordnungen nicht; sie läßt sich vielmehr von einem Bild, einer Metapher – oder besser: von einem Topos – faszinieren. Gemeint ist der „Maschinenmann", wie er im Frühwerk Jean Pauls auftaucht. Die Automatenbauer Jacques Vaucanson, Wolfgang von Kempelen, Pierre und Henri-Louis Jaque-Droz begeisterten das Publikum mit ihren Flötenspielern, schachspielenden Türken, zeichnenden oder schreibenden Knaben.[22] Spöttisch-distanziert rief Jean Paul im Blick auf solche Automaten das Jahrhundert des „Maschinenmannes" aus, und zwar in seinem Essay *Der Maschinen-Mann nebst seinen Eigenschaften* (1789), dem der Text *[Menschen sind Maschinen der Engel]* vorausging.[23] Proß deutet beide Texte als Kritik an „mechanistische[n] Implikationen" im Denken von La Mettrie und Helvétius;[24] Schmidt-Biggemann betrachtet sie als Angriffe gegen die Materialisten, Monisten, Mechanisten, besonders gegen d'Holbach und gegen La Mettrie.[25] Daß sich Jean Paul mit beiden Texten gegen diese Gruppierungen – vor allem gegen die Mechanisten – richtet,[26] ist unbestritten.[27] Die Kritik Jean Pauls wird jedoch ganz unterschiedlich interpretiert. Zwei Interpretationsmodelle liegen vor. Monika Schmitz-Emans sieht in den grotesken Maschinen Jean Pauls und Lichtenbergs

> [...] Chiffren jener Bedrohung, die das Prinzip ‚Maschine' für die Identität des Ichs bedeutet – Chiffren aber auch einer latenten Affinität zum Automatenhaften.[28]

Peter Gendolla hingegen betont den emanzipatorischen Gehalt des „Maschinenmannes".[29] Er spricht für die Entfaltung seiner Deutung davon, daß sich mit den Maschinenmenschen die

> [...] mimetische Tätigkeit in der Kunst und besonders in der sich entwickelnden handwerklichen und technischen *Kunstfertigkeit* säkularisiert.[30]

Gendolla folgt Blumenbergs Geschichte des Nachahmungsbegriffs und Walter Benjamins These von der technischen Reproduzierbarkeit von Kunst,[31] um zu zeigen, daß die „schöpferische Fähigkeit des Menschen" im Maschinenmenschen ‚autonom' werde.[32] Beide Interpretationen, diejenige von Gendolla und diejenige von Schmitz-Emans, sind unter dem Aspekt der ‚Säkularisierung' interessant. Was Gendollas Interpretation anbelangt, so setzt sie eine positive Einschätzung maschineller Reproduktion voraus und zielt auf einen langfristigen Prozeß der Säkularisierung. Diese Sichtweise allerdings widerspricht Jean Pauls spöttisch-skeptischer Darstellung des Maschinenmannes.

Auf die Frage nach einer Säkularisierung der Literatur hält die kulturwissenschaftliche Forschung der neunziger Jahre zwar zahl-

reiche Möglichkeiten der Verknüpfung und Variationen von bekannten, aber keine neuen denk- und literaturgeschichtlichen
Antworten bereit. Aus diesem Grund will ich auf die Debatten
der siebziger und achtziger Jahre zurückblicken – allerdings
nicht, um den schon für Jean Paul ermittelten Positionen eine
weitere hinzuzufügen. Vielmehr sollen – im Blick auf die Inter-
pretations- und Prozeßkategorie der Säkularisierung – zwei Texte
aus dem Früh- und Spätwerk Jean Pauls neu gedeutet werden. Es
läßt sich zeigen, daß der Eklektiker Jean Paul zur ‚empirischen
Medizin' – namentlich zu Albrecht von Haller und Samuel Thomas Soemmerring (1755–1830) – neigt und ‚Ästhetik' ‚empi-
risch-physiologisch' versteht.[33] Über die ‚großen' Kontroversen
über den Mechanismus und den Animismus hinaus soll auf die
vielfältigen medizinischen und medizinethischen Bezugnahmen
Jean Pauls geblickt werden. Unter dem Aspekt der Säkularisierung ist dabei auffällig, welche Bezüge Jean Paul zunächst aus-
blendet und wie er sie doch wieder in seine Darstellungen aufnimmt. Als problematisch erweisen sich in diesem Zusammenhang nicht nur die Anatomie und die Naturforschung des ausgehenden 18. und beginnenden 19. Jahrhunderts überhaupt, sondern
auch diejenige des frühen und mittleren 18. Jahrhunderts (1.).

In *Wilhelm Meisters Wanderjahre oder die Entsagenden* hält
Goethe Lösungsvorschläge für dieses Problem bereit. Die *Wan-
derjahre* werden hier als Entwurf gelesen, der auf die Diagnose in
Dr. Katzenbergers Badereise reagiert, indem er diese positiv –
sozusagen ‚therapeutisch' – wendet. Dabei geht es mir darum,
vorliegende Interpretationen der *Wanderjahre* im Blick auf die
Säkularisierung der Medizinethik des 18. und des frühen 19.
Jahrhunderts zu prüfen. Goethes Verständnis von Medizin, Religion und Literatur soll mit demjenigen verglichen werden, das
Haller noch als verbindlich annimmt.[34] Denn das Erbe dieser aufklärerischen Medizin wirkt noch in den *Wanderjahre[n]* fort –
allerdings auf anderer Motivationsgrundlage, mit veränderter
Zielsetzung und in neuer Form (2.).

1. Kritik und Lob der Anatomie:
Jean Pauls *Feilbietung eines menschlichen Naturalienkabinets* und der „Zynismus" in *Dr. Katzenbergers Badereise* (1809)

Wenigstens dreimal hundert tausend Epigrammen und Satiren gegen die Aerzte laufen auf die Pointe aus: sie morden. Die Satiriker von Adam an bis auf mich wissen die Aerzte nur mit dieser einzigen Waffe anzufallen, und diese wird seit so langer Zeit von Hand zu Hand gereicht.[35]

Jean Paul untertreibt und übertreibt zugleich. Seine satirische Kritik an den Ärzten ist keineswegs so einlinig angelegt, wie er schreibt. Er stellt Ärzte zwar als skrupellose Forscher, aber nicht als Mörder dar; außerdem schildert er sie als faszinierte Sammler, als neugierige Sezierer und als Zauberkünstler. Seine Arzt-Figuren, zumeist Anatomen, scheinen sich selbst ganz zugunsten ihrer Karriere und ihres Werkes aufzugeben. Sie sind aber nicht nur auf die Verbesserung und Ergänzung desselben aus, sondern auch auf seine Wirkung. Bereits in seiner Schilderung über *Vorlesungen der medizinischen Fakultät* hebt Jean Paul die sorgsam inszenierte ‚curiositas' der Anatomen hervor: Sie jagen nach Kadavern und nach Präparaten, deren Mißbildungen sie lustvoll darbieten.[36]

In erster Linie nimmt Jean Paul also einen selbstvergessenen ‚Naturalienkult' in den Blick, der auch aus dem Essay *Feilbietung eines menschlichen Naturalienkabinets* bekannt ist.[37] Der Ich-Erzähler der *Feilbietung* berichtet über einen ganz besonderen Schatz: über das beinah einzige menschliche Naturalienkabinett, das er selbst besitze. Das andere gehöre der katholischen Kirche, die „wächserne[] Brüste[] und Gebärmütter[], hole[] Zähne[] und natürliche[] Zöpfe[]" ausstelle.[38] Während das eine Kabinett als weltliches beschrieben wird, wird der Ausdruck ‚Naturalienkabinett' auch auf die Reliquienverehrung der katholischen Kirche übertragen – allerdings nicht im Sinne einer Metapher, sondern als Ausdruck im ‚eigentlichen Sinne'. Der Ich–Erzähler nimmt Reliquien nicht als solche wahr, sondern als Naturalien, als natürliche Gegenstände, deren Gesamtheit ein Kabinett bilde. Wie zufällig scheint ein solches Kabinett auch in den Besitz der katholischen Kirche gelangt zu sein. Über dessen Herkunft ist nichts zu erfahren, aber sein bestand läßt sich mit dem eigenen Kabinett vergleichen. Das kirchliche Kabinett erscheint dabei als weniger bedeutend:

> Ich könnte noch mehrere Naturalien nicht ohne Würde beschreiben, wenn ich mir aus schlechten was machte, die ieder Narr hat. Solche überall anzutreffenden Stücke sind z. B. ein paar wolgewachsene Waden aus Schafwolle, durch die man blos ein Paar ausgehöhlte Menschenknochen stösset, um in wenig Minuten ein paar gutgebaute Beine fertig zu bringen, die noch obendrein schon von Natur Strümpfe anhaben – oder der empfindsame Damenkopf, der ohne Empfindung und Seele, wenn mans verlangt, Thränen ausschüttet und von dessen Mechanismus der Mechanismus der weinenden Marienbilder in den katholischen Kirchen, denk' ich, wenig abweicht [...].[39]

An ihrem Seltenheitsgrad wird der Sammlerwert von Naturalien abgelesen. Infolge seiner hohen Verbreitung gilt der empfindsam-empfindungslose Damenkopf beispielsweise als schlechter Sammelgegenstand. Weil der Mechanismus, der diesem Kopf zugrundeliegt, von demjenigen der Marienbilder katholischer Kirchen „wenig abweich[e]",[40] wirkt das kirchliche Naturalienkabinett wie eines der gewöhnlichen. Doch weist der Erzähler mit dieser Aussage zugleich auf eine Qualität der Marienbilder hin, die diese von den erwähnten Damenköpfen, aber auch von den übrigen Naturalien der katholischen Kirche unterscheide. Marienbilder lassen sich nicht vollständig, sondern nur im übertragenen Sinne als Naturalien verstehen, weil sie fast genauso funktionieren. Anders verhält es sich mit einem Glanzstück der eigenen Sammlung:

> Verschiedene Benedicktiner liessen bei mir sich erkundigen, ob ich wirklich einige Glieder von der zu einer Salzsäule erkalteten Frau des Loths besässe. Sie sehen hier, daß man sich nicht falsch berichtet hat. An diesen Gliedern, die ich deshalb von einigen Kennern belecken lasse, vermisset man den ächten Salzgeschmack gar nicht. Wollten indessen die ehrwürdigen Patres solche Glieder weder in ihre Pökelfleischfässer, denen sie doch

einen besondern Wolgeschmack beilegen würden, noch in das Futter ihrer
Schafe thun: so bleibt ihnen allemahl der Ausweg unbenommen, sie in eine
schlechte Schachtel zu legen und auf den Altar als unverdächtige Reliquien
tausend Christen zum Küssen auszustellen. Ja wenn einer von ihnen Pabst
würde: so könnt' er mit dem Geschenk derselben das Rekreditiv eines ab-
gehenden Gesandten begleiten.[41]

Über die Identität der Reliquie sind sich die Benediktiner-Patres
und der Erzähler einig. Es handele sich – erwiesenermaßen – um
Glieder der zur Salzsäule gewordenen Frau Lots (1. Moses
19,26).[42] Dabei fassen beide Parteien die biblische Geschichte als
wahre Geschichte auf, legen dem Gegenstand jedoch ganz andere
Bedeutung bei. Während dem Erzähler ein ‚naturkundlicher‘
Umgang mit der Naturalie aufgrund seines Verständnisses von
derselben als eines natürlichen (riechenden, schmeckenden) Gegenstandes als selbstverständlich erscheint, nimmt er wahr, daß
den Patres ein solcher Umgang mit den Gliedern verwehrt ist.
Diese wählen aus seiner Sicht aber nur einen „Ausweg": Sie wollen die Naturalie als Reliquie ausstellen, und zwar nicht in einem
Kabinett, sondern in einer „Schachtel".[43] Dem Erzähler gerät die
Reliquie zur Naturalie und der Schrein zur Schachtel.

Er verkürzt seine eigene Wahrnehmung auf natürliche Gegenstände und auf sichtbare Handlungen.[44] Übergeordnete Bedeutungen läßt dieses Verfahren der Verkürzung (oder der Verengung)
nicht zu. Mehr noch: Die Wahrnehmung des bloß Natürlichen gilt
derjenigen Wahrnehmung als überlegen, die auf ‚tiefere‘ Bedeutung aus ist. Auf diese Weise wird der Reliquienkult der katholischen Kirche als Ergebnis einer weniger wertvollen Wahrnehmung kritisiert.

Durch den Blick des Erzählers werden heilige Gegenstände zu
weltlichen, zu natürlichen und sinnlich wahrnehmbaren. Säkularisiert wird durch die Optik dieser Erzähler-Figur. Sie vergleicht
ausschließlich Weltlich-Natürliches und deutet die Differenzqua-
lität des Religiösen bloß nebenbei an. Dabei überträgt sie nicht
nur den einen Bereich metaphorisch auf den anderen, setzt nicht
nur Unterschiedliches gleich, sondern nimmt Religiöses auch nur
aufgrund seiner innerweltlichen ‚Indikationen‘ wahr: durch die

Tränen des ‚Damenkopfes' und durch den Salzgeschmack von Lots Frau. Der Erzähler spielt mit dem Vorwissen und der Erwartungshaltung des Lesers. Denn dieser führt das Beschriebene immer auf religiöse Kontext zurück. Dabei säkularisiert der Erzähler diese Kontexte, betrachtet Weltliches und Religiöses als strukturell und funktional äquivalent, trivialisiert und entheiligt Religiöses. Selbst Kardinal Richelieu tritt nurmehr als Naturaliensammler auf. Einem gewissen „Happelius" aus Friedrich Christian Lessers *Lithotheologie* (1751) zufolge habe er einen versteinerten Jungen erjagt, so berichtet der Erzähler der *Feilbietung*. Doch verleiht er seiner Geschichte mit dem Verweis auf die *Lithotheologie* bloß den Anschein von ‚Wahrheit': Weder Richelieu noch ein versteinerter Junge werden in der 1500 Seiten starken *Lithotheologie* erwähnt.[45] Auch in den Schriften des „Happelius", sofern damit die umfangreichen Daten- und ‚Curiositätensammlungen' des Polyhistors Eberhard Werner Happel (1647–1690) gemeint sind, tauchen beide nicht auf.[46] Auf die *Lithotheologie* werde ich gleich zurückkommen, um die *Feilbietung* in die Geschichte des Umgangs mit Reliquien und Reliquienkulten einzuordnen.

Denn Jean Paul spricht nicht nur den katholischen Reliquienkult an. Der Erzähler berichtet außerdem über ein weiteres Glanzstück seiner Sammlung, über das Geripppe der Helena.[47] Kultgegenstände der griechische Mythologie und des Christentums stehen als Naturalien nebeneinander; die gesamte abendländische Kulturgeschichte erscheint als Naturalienkabinett. Als Motivation für diese ‚Naturalisierung' des kulturell Bedeutungsvollen führt der Erzähler eine gewisse Verwunderung an: eine Verwunderung über das Interesse des Menschen an seinem Körper, der doch nur „der *Lauf-* und *Gängelwagen"* für die Seele sein soll.[48] Implizit kritisiert er damit die Annahme einer Leib-Seele-Dichotomie – mehr noch: Er ‚heiligt' das Natürliche durch seinen Naturalienkult. Er wolle sein Kabinett „gemeinnützig" machen, seine gesellschaftliche „Pflicht" erfüllen, indem er möglichst vielen Betrachtern den Zugang zu seiner Sammlung gewähre und diese selbst beaufsichtige.[49] Denn diese sei ‚würdevoll', enthalte Seltenes. Daß das Unternehmen mißlingen muß, zeigt der Umstand, daß er seine Sammlung nur „ieden *Schalttag*, den Gott werden lässet" öffnet.[50]

Gott allerdings ist aus dem Universum des Erzählers nicht verschwunden; der Naturalienkult ersetzt die Religion nicht. Er wird nur wie ein Spuk (in Schaltjahren) ins Leben gerufen. Obwohl Jean Paul auf eine gottgegebene zeitliche Ordnung der Welt anspielt, trägt der Begriff der Säkularisierung hier als Interpretationskategorie, bindet man ihn an den Erzähler: an seine Betrachtungsweise und an seinen Umgang mit den ‚Naturalien'. Er kritisiert darüber hinaus den Reliquienkult der katholischen Kirche. Mit den erfundenen ‚Daten' über Richelieu überbietet er die Konfessionspolemik noch. Der Protestanten-Feind und Befürworter der französischen Königsmacht wird als skrupelloser Naturalien-Jäger parodiert. Denn es scheint ihm mehr auf einen seltenen Fund anzukommen, als auf den Umstand, daß ein Mensch dafür starb. Richelieu läßt sich nicht einmal im Blick auf den katholischen Reliquienkult verteidigen, denn der versteinerte Junge war kein Heiliger. Ihn ereilte bloß zufällig das gleiche Schicksal wie Lots Frau.

Bedenkt man demgegenüber die vorsichtige und zurückgenommen Selbst-Positionierung des Erzählers und seine so eindeutig und überzogen vorgeführte verkürzte Wahrnehmung, so fällt es wiederum schwer, für den Blick des Erzählers von einer Säkularisierung zu sprechen. Darüber hinaus scheint der bloß ‚curiose' und nicht gemeinnützige Naturalienkult des Sammlers dem Reliquienkult der katholischen Kirche vergleichbar und ebenso kritikwürdig zu sein. Zwar kann der Rückgriff auf Lessers *Lithotheologie* diese Interpretationsschwierigkeiten nicht beheben, aber bei der historischen Einordnung des Textes helfen. Im dritten Kapitel des Buches „Vom Mißbrauch derer Steine" in der *Lithotheologie* handelt Lesser davon, „Daß viele Steine zu angegebenen Reliquien gemißbrauchet werden."[51] Von Reliquien hat Lesser einen sehr weiten Begriff. Orte fallen ebenso darunter wie Gebeine und Steine: „Das hierinnen fruchtbare Papstthum weiset gantze Schieb-Karne voll von denenselbigen auf,"[52] so beginnt

Lesser seine Kritik am Reliquienkult der katholischen Kirche. Sie ist aus der *Feilbietung* bekannt:

> Wir Evangelischen lassen uns an denen in der Heil.[igen] Schrifft aufgezeichneten Wunder-Wercken begnügen, als welchen wir uns um soviel sicherer trauen können, iemehr wir von der Wahrheit der Heil.[igen] Schrifft überzeuget sind.[53]

Die ‚Papisten‘ hingegen seien „allzuleichtgläubig", wenn man ihnen bloße Steine als Hinterlassenschaft eines beliebigen Märtyrers darstelle, über den die Bibel ohnehin nicht berichte.[54] Mit seiner Kritik am Reliquienkult kann sich Jean Paul also ganz und gar auf die konfessionsspezifische, aber von naturkundlichen Beobachtungen geleitete Kritik Lessers stützen.[55] Neu ist hingegen Jean Pauls satirische Darstellung der naturforschenden Naturaliensammler. Er ergänzt Lesser, denn er spielt mit der eigenartigen Wirkung der verkürzend-naturalisierenden Betrachtung von Reliquien. Er kappt die „Geisterwelt" des Katholizismus' zugunsten der „Körperwelt" des Naturalienkabinetts.[56] Demgegenüber erscheint die Tätigkeit des Naturaliensammlers als „säkularisierte Mystik" (August Langen).[57] Sie wird – mit Waltraud Wiethölter – ‚witzig beseelt‘,[58] denn der Sammler verehrt seine Reliquien als das, was sie sind: als Schätze der Natur. ‚Metaphysische‘ und natürliche Bedeutung werden einander angenähert.

Doch verdeutlicht die ‚Beseelung‘ der Naturalien in der *Feilbietung* nur einen Aspekt des ‚naturalisierenden‘ Blicks. Umfassend erschließt er sich erst in Jean Pauls spätem Textcorpus *Dr. Katzenbergers Badereise*. Dort wird derselbe Blick als „Zynismus" beschrieben.[59] „Jean Paul Fr[iedrich] Richter" nennt in seiner *Vorrede zur ersten Auflage* (1808) vier (nicht sehr trennscharfe) Typen des Zynismus: erstens eine noch wenig kultivierte „rohe" Form (Aristophanes, Fischart u.a.), zweitens die „subtile" und hochkultivierte Form französischer Satiriker, drittens die ‚naturalisierende‘ Satire der Briten (Shakespeare, Swift, Pope, Sterne, Smollet u.a.) und viertens die „[s]einige", die Form des Zynismus, der es um das „Komisch-Ekle" gehe.[60] Der Blick des Naturaliensammlers könnte dem dritten, dem ‚naturalisierenden‘ Typ entsprechen, aber auch unter den vierten Typ fallen. Für *Dr. Katzenbergers Badereise* jedenfalls wird der vierte Typ als maßgeblich angekündigt. Dabei gilt die Vierteilung der Zynismen als literarisches Vademecum, als „heilende[r] Vierräuberessig“,[61] um den Leser auf Dr. Katzenberger vorzubereiten. Der Leser hält damit den Schlüssel zur Interpretation des Textcorpus‘ in der Hand:[62] Es geht um eine moderate Satire auf die ‚ekelerregende‘ Anatomie.[63] Geboten wird ein zitatenreiches Stelldichein namhafter Anatomen des 18. Jahrhunderts.

So erscheint der Anatomie-Professor mit dem sprechenden Namen „Katzen-Berger und -Würger“ als unangenehmer Zeitgenosse:[64] als fanatischer Naturaliensammler, ungehobelter Gelehrter und als leidenschaftlicher Sezierer. Seine scheinbar menschenfreundlichen Handlungen entspringen nur der „Liebe zur Anatomie“.[65] Anlaß seiner „Badereise“ ist daher auch nicht die Sorge um die Gesundheit seiner Familie, sondern eine Fehde mit einem Rezensenten, mit dem weichlichen und gefälligen Brunnenarzt Strykius. Dieser kritisierte Katzenbergers „drei bekannte[] Meisterwerke – den Thesaurus Haematologiae, die de monstris epistola, den fasciculus exercitationum in rabiem caninam anatomico-medico-curiosorum –“ vielfach heftig.[66] Im Beisein des Brunnenarztes täuscht der Empiriker Katzenberger ein Experiment am eigenen Körper vor: Er betrinkt sich, verprügelt – scheinbar durch den Alkohol außer Kontrolle geraten – den Gegner und zwingt ihn, seine Rezension zu widerrufen.[67]

Welche Annahmen und Lehren beide Ärzte voneinander trennen, wird nicht deutlich. So gab es zahlreiche berühmte Brunnenärzte, darunter beispielsweise auch Friedrich Hoffmann.[68] In Hoffmanns Sinne kuriert Stryk mit Hilfe von Diäten und Bädern. Darüber hinaus sieht auch er im Wasser eine „Universal-Medicin“,[69] aber er bezieht sich in *Dr. Katzenbergers Badereise* nicht explizit auf den mechanistischen Arzt Hoffmann. Die Position von Stryk läßt sich also nur ex negativo von der ausführlich dargestellten Lehre des Dr. Katzenberger ableiten.

Bereits während der Reise in das Kurbad Maulbronn wird dessen Vorliebe für Mißbildungen deutlich. Einem Wirt luchst er nicht nur Soemmerrings *Abbildungen und Beschreibungen einiger Mißgeburten, die sich ehemals auf dem anatomischen Theater zu Cassel befanden* (1791) ab,[70] sondern auch ein ungewöhnliches Monstrum, einen „gut ausgestopften, achtbeinigen Doppel-Hasen", wie er auch im königlichen Kabinett zu Chantilly aufbewahrt wurde.[71] Um sein Interesse daran zu begründen, verweist Katzenberger auf seine *De monstris epistola*:

> [...] inzwischen habe ich darin ohne Bedenken die allgemeine Gleichgültigkeit gegen echte Mißgeburten gerügt und es frei heraus gesagt, wie man Wesen vernachlässigt, die uns am ersten die organischen Baugesetze eben durch ihre Abweichungen gotischer Bauart lehren können. Gerade diese Weise, wie die Natur zufällige Durchkreuzungen und Aufgaben (z. B. zweier Leiber mit *einem* Kopfe) doch organisch aufzulösen weiß, dies belehrt. Sagen Sie mir nicht, daß Mißgeburten nicht bestehen als widernatürlich; jede mußte einmal natürlich sein, sonst hätte sie nicht bis zum Leben und Erscheinen bestanden; und wissen wir denn, welche versteckte organische Mißteile und Überteile eben auch Ihrem oder meinem Bestehen zuletzt die Ewigkeit nehmen? Alles Leben, auch nur *einer* Minute, hat ewige Gesetze hinter sich; und ein Monstrum ist bloß ein Gesetzbuch mehrerer föderativen Staatskörperchen auf einmal; auch die unregelmäßigste Gestalt bildete sich nach den regelmäßigen Gesetzen (unregelmäßige Regeln sind Unsinn).[72]

Katzenbergers Einsicht, bei Monstren handele es sich nicht um widernatürliche, sondern um natürliche Erscheinungen, verdankt sich der Teratologie und der Diskussion über die „pathologische Methode", wie schon Götz Müller und Rankl zeigen konnten – allerdings nur für Jean Pauls Bezüge auf Philipp Friedrich Mekkel (1756–1803), Anatom in Halle und ‚Begründer' wissenschaftlicher (d.h. physiologischer und anatomischer) Teratologie.[73] Rankl verweist in diesem Zusammenhang auf die Debatten zwischen (mechanistischen) Präformationisten und (vitalistischen) Epigenetikern: erstere vertreten die Ansicht, daß Lebewesen bereits im Spermatozoon bzw. im Ovum vorgebildet seien; letztere gehen von einer allmählichen Entwicklung des Fötus von ungestalteter Materie zum Organismus aus.[74] Aus der Sicht Rankls rückt das Zitat die Anatomie des Katzenberger in die Nähe romantisch-vitalistischer Vertreter der Epigenese, aber auch in die Nähe jener Ansichten über die Entwicklung der Menschheit, wie Herder und Goethe sie vertraten.[75]

Bezeichnenderweise belegt Rankl diese Zuordnung nicht am Text. Denn im Blick auf das Zitat und auf seinen Kontext fällt auf, daß nur wenige Zeilen zuvor von Soemmerrings *Abbildungen und Beschreibungen* die Rede ist. Ich will das Zitat aus diesem Grund damit in Verbindung bringen. Das Ergebnis wird eine andere Einordnung der Katzenbergerschen Teratologie sein, als Rankl sie vorgeschlug. Zwar ist auch Soemmerrings Buch von den Debatten zwischen Präformationisten und Epigenetikern geprägt,[76] aber er legt zunächst größten Wert auf empirische Studien.[77] Die Schulstreitigkeiten treten zugunsten genauer Objektbeschreibungen zurück. Erst am Schluß seines Buches nimmt Soemmerring auf die Schulstreitigkeiten Bezug, um bestimmte Argumente der Teratologie zu mustern, zu verwerfen oder zu stützen:

> Ich beschreibe sie [die Mißgeburten] itzt, außer einigen Beobachtungen, die ich am Ende beyfüge, ohne weitläufige Folgen daraus für die Physiologie und besonders für die Erzeugungsgeschichte zu ziehen; denn mir schien meine Arbeit von größerer Brauchbarkeit, wenn ich blos anatomische Beobachtungen ausstellte, und es eines jeden Gutbefinden überließe, sie in seinem Systeme zu verweben, oder seinen Hypothesen, so gut, als es gienge, anzupassen. Ich hoffe, daß ich vorsichtig und behutsam, ohne alles Vorurtheil, weil ich mich zu keiner der bisherigen Generationstheorien bekenne, diese Stücke beschrieben habe.
> Eine jede der Erzeugungstheorien enthält, nach meiner Meynung, Wahrheiten, die sich mit den Wahrheiten der andern sehr gut und leicht combiniren lassen; allein ausschließlich wahr und befriedigend scheint mir keine einzige.[78]

Soemmerring formuliert ein empirisch-eklektisches Programm für die Teratologie. Er will seine Objekte ohne Vorurteile betrachten. Denn die vorliegenden Theorien über diese Objekte sollen sich „combiniren", also aus der Empirie heraus zu einer vorurteilsfreien und wahren Sichtweise auf die Mißgeburten verbinden lassen.[79] Daß dieses Verfahren ein Mittel ist, um schließlich umso entschiedener Position zu beziehen, erscheint ihm als selbstverständlich. Im Ausgang des Büchleins mustert Soemmerring die unterschiedlichen „Irrtümer" der Teratologie:[80] erstens den Glauben, daß die Einbildungskraft oder ein „Versehen" der Mutter zu Mißbildungen geführt habe.[81] Vertreten werde dieser ‚Aberglaube' von Theodor Kerkering (1640–1693), Heister und vor allem von dem Dekan der Jenenser medizinischen Fakultät, von Karl Friedrich Kaltschmied (1706–1769).[82] Doch nehme dieser Aberglaube erfreulicherweise mit der Verbreitung der Aufklärung ab.[83] In der Annahme, äußerer Einfluß – nach Haller und Gérard Sandifort (1779–1848) ein Unfall, nach Morgagni Wasser, nach Karl Kaspar Siebold (1736–1807) die Schnürbrust der Mutter, nach August Gottlieb R. Richter (1742–1812) Gewaltanwendung – führe zu Mißbildungen, bestehe der zweite Irrtum der Theorien über die Mißgeburten.[84] „Äußere Ursachen", so Soemmerring, seien zwar möglich,

> [...] dennoch [sei] es am wahrscheinlichsten, daß schon in der ersten Anlage dieses Fehlen des Hirns seinen Ursprung habe [...].
> Denn daß Doppelköpfige, Doppelleibige und Doppelgliedrige vom ersten Keime an sich zeigen, darin stimmen alle erfahrne Physiologen überein.[85]

Vergleicht man Soemmerrings Aussage mit dem schon angeführten Zitat über die Verteidigung der Mißgeburten aus *Dr. Katzenbergers Badereise*, so erweist sich das von Katzenberger Vertretene als unkontrovers. Kontrovers ist allerdings die Art und Weise seiner Erklärung der Frage, ob es sich bei den Mißgeburten um natürliche oder widernatürliche Phänomene handele. Katzenberger will sie aus der Natur erklären. Wie Soemmerring ist er der Auffassung, daß Mißgeburten – und besonders Doppelköpfige – über den ‚Bauplan' der Natur überhaupt Auskunft geben.

In *Dr. Katzenbergers Badereise* bleibt es bei diesen Aussagen über die Mißgeburten und über die Teratologie. Viele der für Soemmerring wichtigen Erkenntnisse nimmt Jean Paul nicht auf: Weder spielt er auf Soemmerrings Untersuchungen über die „Stuffenfolge" der in Kassel untersuchten ‚Serie' von Mißgeburten noch auf seine Ansichten über die Trennung von ‚Hirn' und ‚Leben' an,[86] mit denen Soemmerring die Dichotomie von Körper und Geist aus der Betrachtung der Mißgeburten und in Anlehnung an die Irritabilitätslehre Hallers neu begründet.[87] Doch zielt die Satire Jean Pauls vermutlich auf dieselben ‚Abergläubigen', die schon Soemmerring polemisch angreift:

> So kenne ich aufgeklärte Frauenzimmer genug, die den Ungrund der Geschichtchen vom Versehen [als einer Version der Erklärung von Mißgeburten] vollkommen einsehen, und hingegen seynwollende Gelehrte, die durch nichts überzeugt werden können.[88]

Gegen diese Gelehrten hilft nur das Mittel der Satire. Jean Paul setzt es ein, um das anatomisch-physiologische ‚Projekt Aufklärung' weiterzutreiben. Als problematisch und kritisierenswert erweist sich dabei gerade nicht die säkularisierte und aus Überzeugung methodologisch ‚säkularisierende' Teratologie Soemmerrings, Meckels u.a., sondern vielmehr die Position einer ‚christlichen' – oder schlicht abergläubischen – Deutung der Mißgeburten. Daß sich diese Debatten nicht einfach auf einen Streit um den Mechanismus, Animismus oder Vitalismus, auf eine Kritik entstehender positivistischer Naturwissenschaft oder auf Auseinandersetzungen über die Theorien der Präformationisten und Epigenetiker verkürzen lassen, zeigt die Komplexität der von Soemmerring besprochenen Theorien. Wie vielfältig die Bezüge Jean Pauls auf die Medizin des 18. Jahrhunderts sind, erhellt aber auch die Begründung, die *Dr. Katzenbergers Badereise* für die ästhetischen Anschauungen des Doktors vorlegt. Sie motiviert und veranschaulicht die gesamte Katzenberger-Satire.

Katzenberger beabsichtigt zu erschrecken; er zelebriert jenes „Komisch-Ekle", das der Verfasser in seiner *Vorrede* ankündigt. Haller, dessen *Grundriß der Physiologie* Soemmerring umarbeitet,[89] wird dabei zu Jean Pauls Gewährsmann. Allerdings bezieht sich der Erzähler ironisch auf den fünften Band der *Elementa Physiologiae corporis humani* (1759–1766) des Göttinger Mediziners.[90] Diesem entnimmt Katzenberger Thesen, Stichworte und Beispiele für eine physiologisch begründete Ästhetik des „ange-

nehme[n] Grauen[s]".[91] Dem dichtenden ‚Weichling' Nieß/Theu-
dobach, dem literarischen Gegenstück zu Stryk, will Katzenberger mit dieser Ästhetik ebenfalls als „ein Artista" erscheinen,
„insofern das Wort *Arzt* eine verhunzte Verkürzung davon ist."[92]
Den von der dichtenden Doppelgestalt Nieß/Theudobach bevorzugten Affekten, der Furcht und den seichten Empfindungen, hält
Katzenberger die reinigende Wirkung des Schreckens entgegen,
und zwar mit Haller, der in seiner Physiologie zeige, was sich
„überall" finde:

> [...] wie durch bloßen starken Schrecken, weil er dem Zorne ähnlich wirkt –
> Lähmung, Durchfall, Fieber gehoben worden, ja wie Sterbende durch auf-
> fliegende Pulverhäuser vom Aufflug nach dem Himmel gerettet und wieder
> auf die Beine gebracht; und ganze matte Staaten waren oft nur zu stärken
> durch Erschrecken.[93]

Optimale Wirkungen erziele das Erschrecken. Die zarten Darstellungen Theudobachs aber riefen Langeweile hervor – körperlich
ein wenig wünschenswerter Zustand, denn man gähne und werde,
so Katzenberger wiederum mit Haller, während des Gähnens
taub.[94] Mit dem Wort „überall" distanziert sich der Erzähler aber
von der mit Hallers Physiologie entwickelten Ästhetik. Er nimmt
zwar positiv auf Hallers Nervenlehre Bezug, persifliert sie aber
zugleich, indem er ihre Wirkungen – rhetorisch durch die Form
der Klimax, inhaltlich durch groteske Vorstellungen – überzeichnet. In dem Paragraphen aus Hallers Physiologie, auf den Jean
Paul (mit hoher Wahrscheinlichkeit) anspielt, heißt es dagegen:

> Den Schrecken trenne ich von der Furcht. In ihm nämlich werden die Kräf-
> te der Natur gesteigert, nicht weniger als im Zorn. Von dort nämlich wer-
> den die stärksten Bewegungen im gesamten Körper und selbst im Herzen
> erweckt, so daß die Stummen den Gebrauch des Sprechens wiedererlangen;
> die Sterbenden erstarken; den gelähmten Gliedern wird die Bewegung zu-
> rückgegeben, die Arterien werden mit großem Blutfluß geöffnet, und die
> unterdrückten Sinne kehren zurück; und die Fußgicht wird plötzlich unter-
> drückt, und das Ischiasleiden und das Wechselfieber und der Wahnsinn und
> der Durchfall. Dagegen werden die Epilepsien aus dem Schrecken gebo-
> ren.[95]

Hallers Einschätzung des Schreckens lautet ganz anders als diejenige, wie sie in traditionellen Säftelehren zu finden ist.[96] Als Beispiel dient mir Hoffmanns *Untersuchung von der Seele*.[97] Zorn und Schrecken entstehen und wirken – nach Hoffmann – unterschiedlich. Letzterer entspringe „aus Vermuthung eines gegenwärtigen Uebels";[98] die Folge sei schwerer Atem, „Schwäche und Geschwindigkeit des Pulses", wodurch es – bestenfalls – zu „Herz-Klopffen" und – schlimmstenfalls – zur „fallenden Seuche" sowie zu „Mißgeburth[en]" komme.[99] Demgegenüber würdigt Haller die Wirkungen des Schreckens, verweist aber auf die Gefahr der Epilepsie. Mit seiner ironischen Anspielung auf Haller gibt Jean Paul zu erkennen, daß er zwar um dessen Verdienste hinsichtlich der physiologischen Erklärung von ‚Schrecken' weiß. Aber er verdeutlicht zugleich, wie eigenartig Hallers emphatisches Verständnis des Schreckens wirkt, wie komisch (und vermutlich erfolglos) eine Umsetzung desselben zu therapeutischen Zwecken wäre. „Sonst einfältig", notiert Jean Paul in seinen Exzerpten aus Hallers *Traité des nerfs*.[100] Dieses Urteil scheint auch hier zu gelten: Der Erzähler distanziert sich von der Katzenberger-Figur, die ihre Ästhetik des Schreckens mit Haller entwickelt.

Stryk ist über Katzenbergers Ästhetik zwar nicht im Bilde, verbindet dessen ‚medizin-poetische' Anwandlungen aber sogleich mit Haller, dem „wahre[n] Arzt und Dichter zugleich [...]."[101] Doch Katzenberger unterhält und ‚dichtet' nur, um Zugang zu neuen Monstren zu erlangen. Er greift dabei bloß Begriffe auf, die Hallers Forschungen entnommen sind: die Rede ist von Nervensträngen und vom Malpighischen Schleimnetz.[102] Während Stryk das Bild eines christlichen, moralisch-gemäßigten und vernünftigen Dichters und Arztes Haller pflegt, interessiert sich Katzenberger ausschließlich für dessen Anatomie. Anders als für Haller selbst, der die Medizin Zeit seines Lebens als Gottesdienst betrachtet,[103] stellt sie für ihn etwas der Religion Ähnliches, etwas Eigenständiges dar:

Die Wissenschaft ist etwas so Großes als die Religion – für jene sollte man ebensogut Mut und Blut daransetzen als für diese [...]. Eine Sünde pflanzt sich nicht fort, und jeder Sünder erkennt sie an; ein unterstützter Irrtum kann ein Jahrhundert verfinstern. Wer sich der Wissenschaft weiht, besonders als Lehrer der Leser, muß ihr entweder sich und alles und jede Laune, sogar seinen Nachruhm opfern – [.][104]

Im Kampf gegen Stryk betrachtet sich Katzenberger als ‚Kreuzritter' der Anatomie. Wissenschaft und Religion erscheinen ihm insofern vergleichbar, als sie beide auf Existentielles zielen, Weihe und Einsicht voraussetzen. Dabei komme der Religion aber eine weniger langfristige Wirkung zu als der Wissenschaft. Die Sünde sei von kurzer Dauer; wissenschaftliche Wahrheit oder Irrtum jedoch könnten lange erhalten bleiben. Daran, was er für wahre Wissenschaft hält, läßt Katzenberger demgegenüber keinen Zweifel – und der Erzähler distanziert sich davon. *Dr. Katzenberger Badereise* ist eine Satire auf die empirisch-eklektische Anatomie. Schon der Umstand, daß der Hallenser Anatomieprofessor Johann Friedrich Meckel [d.J.] (1781–1833) Jean Paul seine Abhandlung *De duplicitate monstrosa* (1815) widmete,[105] zeigt aber, daß die Satire für zeitgenössische Mediziner diskutabel war, daß Jean Paul kein Gegenbild geschaffen hatte, das es von seiten der Anatomie zu bekämpfen galt. Ob Jean Paul die erschreckenden Erschei-nungsformen dieser Anatomie ästhetisch rechtfertigen wollte, bleibt gleichwohl fraglich.[106] Jean Paul nutzt den Spielraum von Bezugnahme und Abgrenzung, von Darstellung und Kritik, den die Satire bietet, und zwar so, daß dem Text keine verbindliche Aussage entnommen werden kann. Es bleibt beim Hinweis auf das Problem: auf die ausschließlich am weltlichen Erkenntnisfortschritt interessierte Anatomie.

Dabei spricht Katzenberger über Religion und Wissenschaft als von zwei getrennten Bereichen. Eine Differenzierung der Sphären wird als selbstverständlich vorausgesetzt. Beide Sphären stehen gleichberechtigt nebeneinander. In einer frühen Bemerkung allerdings notiert Jean Paul, daß religiöse Lehren durch die Naturforschung verdrängt würden:

Die Verdrängung der Lehre von der Erbsünde scheint mit dem Wachstume der Psychologie zuzunehmen.[107]

Demzufolge kann ein Prozeß der Säkularisierung als Prozeß der Verdrängung religiöser Lehren durch die ‚new sciences' beschrieben werden. Folgt man hingegen den Aussagen der Katzenberger-Figur, so bestehen beide Sphären längst unabhängig voneinander fort. Diese Beobachtung läßt sich mit Blick auf Katzenbergers eingeschränkte Wahrnehmung der Medizin Hallers stützen: Katzenberger nimmt auf diese insofern Bezug, als er mit ihr bestimmte ‚weltliche' Lehren verbindet. Zieht man jedoch die Position seiner Gegenfigur, die Position Stryks in Betracht, so relativiert sich das Bild wieder. Gleichwohl dominiert die Katzenberger-Figur und damit die Position einer Differenzierung der Handlungssphären von ‚Wissenschaft' und ‚Religion' den Roman – nicht zuletzt durch die Ästhetik des „Komisch-Eklen" und durch den Bezug auf Soemmerrings empirisch-eklektische Teratologie.

Dem „Experimentalnihilismus" (Wilhelm Schmidt-Biggemann) aus *Des todten Shakespear's Klag unter den todten Zuhörern in der Kirche, daß kein Gott sei* (1789)[108] läßt sich im Blick auf diese Konstellationen ein ‚Experimentalzynismus' an die Seite stellen. Gemeint ist das Experiment mit dem naturalisierenden Blick, mit der Verkürzung alles Gegebenen auf seinen physikalischen Zustand, wie er schon vom Naturaliensammler in der *Feilbietung* erprobt wird. Doch während der Sammler seine Reliquien verehrt, seziert und analysiert der Anatom Dr. Katzenberger seine Funde. Von einem „witzige[n] Beseelen" derselben kann keine Rede mehr sein.[109] Jean Paul zielt vielmehr auf anatomische und teratologische Lehren. Er überträgt sie auf die Figurenkonstellationen und Handlungszusammenhänge des Romans, veranschaulicht sie und überzeichnet sie zugleich in kritischer Weise.[110] Daß es dem Autor – wie schon Soemmerring – darum geht, gelehrte Praktiken zu kritisieren, ist wahrscheinlich: Jean Paul will den gelehrten Leser aufrütteln, ohne dessen Erkenntnisinteressen jedoch grundsätzlich anzugreifen.

Was die Anatomie anbelangt, so gilt gleiches für Goethe: Die *Wanderjahre* entstehen einige Jahre nach *Dr. Katzenbergers Badereise*, und Goethe scheint Jean Pauls Schilderungen vor Augen zu haben, wenn er anatomische Praktiken kritisiert und sich gegen die (Vivi-)Sektion wendet. Er, der bei Soemmerring lernte, geißelt die ungezügelte ‚curiositas' der Gelehrten und preist die Medizin als ‚praktische Kunst'. Sie soll das Wohl des Gemeinwesens ebenso wie dasjenige des einzelnen Menschen befördern. ‚Medizin' und ‚Anatomie' heilen den Kranken; sie dienen damit im Prinzip ganz und gar weltlichen Zwecken. Doch ist diese Vorstellung von ‚Medizin' durch einen ethischen und pantheistischen Gesamtentwurf motiviert. Von ‚Säkularisierung' läßt sich also nur in dem Sinne sprechen, daß Goethe in den *Wanderjahren* nicht an den christlichen Gott denkt.[111]

2. Wundarznei für den Menschen: Johann Wolfgang von Goethes *Wilhelm Meisters Wanderjahre* (1821/1829)

Längst gelten die *Wanderjahre* auch als „Wissenschaftsroman": als Text, in dem Medizin und Literatur gleichermaßen thematisiert werden.[112] Beide Wissensbereiche ergänzen sich nicht nur perfekt, sondern der Erzähler der *Wanderjahre* zeichnet sie auch gleichermaßen als „edel" aus.[113] Denn beide befördern die „Bildung des Menschen wie des Menschengeschlechts."[114] Doch spricht der Erzähler nicht von der Medizin schlechthin; ihm geht es vielmehr um den eigenen Entwurf von derselben: um eine moralische Medizin, die den Bedürfnissen des Menschen entspricht, ihn nicht unnötig verletzt oder – analytisch – in seine Bestandteile zerlegt, sondern seine ‚Ganzheit' wahrt.[115] Walter Müller-Seidel schlug vor, diese Auffassungen von ‚Medizin' mit denjenigen des Weimarer Arztes Christoph Wilhelm Hufeland (1762–1836) zu verbinden, den Goethe sehr schätzte:[116] Während in den *Lehrjahren* „Bildung für andere" eingeübt werden soll, stellt ein „Leben für andere" nach Hufeland die Berufung des Arztes dar.[117] Dieses

„Leben für andere" wird in den *Wanderjahren* zum höchsten Ziel der „Wanderer".[118] Gründungsdokument dieser Ethik sei der hippokratische Eid, so Müller-Seidel: Der griechische Arzt werde „zu einer Art Kronzeugen dieser Kultur um 1800".[119]

Apollo medicus, Christus medicus und Hippokrates aber gelten schon der Medizinethik der Frühen Neuzeit als Vorbilder; Mediziner wie Boerhaave, Hoffmann und Werlhof betrachtet Hufeland dementsprechend als Nachfahren des Hippokrates.[120] Wie Hoffmann erscheint der Arzt nach Hufeland als eine weltliche Reinkarnation Christi – insofern er als ‚Heiler' physischer und mentaler Krankheiten gilt. Hufeland greift die Topoi auf, die von Hoffmann her bekannt sind: „Der Arzt soll nicht magister, sondern minister naturae sein [...]."[121] Darüber hinaus erklärt der Weimarer Arzt – wie Haller –, daß sich der Arzt ganz und bedingungslos seiner Aufgabe zu widmen habe, nämlich der Heilung des Patienten.[122] Dieses Bild vom Mediziner kann Goethe also nicht erst Hufeland entnommen haben, sondern einer Fülle von medizinethischen Traktaten der Frühen Neuzeit. Damit meine ich nicht, daß diese Ethiken deckungsgleich sind – im Gegenteil: Hufeland schreibt der Medizin mythische, quasi-religiöse und geheimwissenschaftliche Merkmale zu, die in der aufklärerischen Medizinethik nicht vorkommen, die namentlich Hoffmanns und Hallers Überlegungen schon im Ansatz widersprechen. Denn Hufeland preist den Arzt als „Eingeweihte[n]", der „Offenbarungen" erhalte:[123]

> Du [gemeint ist der Arzt] bist von Gott gesetzt zum Priester der heiligen Flamme des Lebens, und Verwalter und Ausspender seiner höchsten Gaben, Gesundheit und Leben, und der geheimen Kräfte, die er in die Natur gelegt hat zum Wohl der Menschheit. – ein hohes, heiliges Geschäft! Verwalte es rein, nicht zu deinem Vortheil, noch zu deinem Ruhme, sondern zur Ehre Gottes und zum Heil deines Nächsten. Dereinst wirst du Rechenschaft davon geben müssen.[124]

Eine die Medizin derart mystisch überhöhende und zugleich durch kameralistische Begriffe gebrochene Arzt-Ethik paßt nicht

zu den nüchternen, moralischen, bisweilen auch polemischen
Schriften Hoffmanns und Hallers.

Gleiches gilt – unter anderem Aspekt – für Goethes *Wanderjahre*. Zwar harmoniert der mal pantheistische, mal physikotheo-
logische Grundton von Hufelands *Enchiridion medicum* mit dem
Mediziner-Bild der *Wanderjahre*, aber der Mediziner wird dort
nicht als ‚Geweihter' präsentiert. Meine erste These lautet daher,
daß Goethes Darstellung der aufklärerischen (neo-stoischen) Medizinethik eines Hoffmann und vor allem eines Haller näher
kommt,[125] aber in einer Weise von ihr abweicht, wie es für sein
pantheistisches, auf das Individuum gerichtete und am ‚Nützlichen' orientiertes Weltverständnis charakteristisch ist.[126]

Wie für Haller erscheint der Mediziner in den *Wanderjahren*
als besonders nützliches Mitglied des Gemeinwesens. „Narren-
possen", so lehrt Jarno, ein Freund des Protagonisten Wilhelm
Meister, seien die Bildungsanstalten. „Entschlossene Tätigkeit"
bewirke demgegenüber alles, nehme sogar „Seelenleiden".[127] Und
der Wundarzt setzt diese Anschauungen um:

> Es sei nichts mehr der Mühe wert, schloß er [Jarno] endlich, zu lernen und
> zu leisten, als dem Gesunden zu helfen, wenn er durch irgendeinen Zufall
> verletzt sei: durch einsichtige Behandlung stelle sich die Natur leicht wie-
> der her; die Kranken müsse man den Ärzten überlassen, niemand aber be-
> dürfe eines Wundarztes mehr als der Gesunde.[128]

Anders als Haller, der den gelehrten Mediziner vor Augen hat,
ernennt der Erzähler der *Wanderjahre* den Wundarzt zum Vorbild. Ausgerechnet dieser ‚derbe' und volksnahe Berufsstand,
dem in der Frühen Neuzeit nicht selten ‚Quacksalberei' vorge-
worfen, der von studierten Ärzten gering geachtet wurde,[129] gilt
nun als wichtigster ‚Heiler' und als Retter in der Not. Die *Wanderjahre* sind insofern ein anti-gelehrter Roman, was ihre Beschreibung als „Wissenschaftsroman" gleichwohl nicht schmä-
lert: Es geht vor allem um die „Irrtümer" der Wissenschaft, die
man in praxi nicht ohne weiteres verabschieden kann.[130] Das Ziel
heißt Wissenschaftskritik.

In den *Wanderjahren* gründet sie sich auf einem Evangelium der Zweckheiligkeit. Jeder suche einen „rechten Zweck";[131] er werde nach ‚seinen Zwecken' aufgeklärt.[132] Wilhelm motiviert seinen ‚Zweck', seinen Wunsch Wundarzt zu werden, denn auch nicht – wie Haller sein Medizinerdasein – aus christlicher Nächstenliebe, sondern aus einem schockierenden Erlebnis: Ihn bewegen die Knaben, die beim Krebsefangen ertranken.[133] Hier trat ein Notfall ein, und ausgerechnet der „Pfarrherr", der Vertreter der alten religiösen Ordnung der ‚societas civilis', konnte den Knaben nicht mehr helfen.[134] Nur der ‚zupackende' Retter in der Not, der Wundarzt, hätte sie durch Aderlaß am Leben halten können. Folgt man dieser Darstellung, so bilden die *Wanderjahre* eine Zweck- und Notfallethik ab, die Wunder in das Reich der Zwerge verbannt,[135] die – anders als Hufelands *Enchiridion medicum* – Mythisches und Mystisches für praktische Zwecke gewinnt und die christliche Tradition der Medizinethik insofern bestätigt, als daß die Nützlichkeit der Medizin die entscheidende Rolle spielt.[136]

Deshalb erfährt ‚Wissenschaft' – und hier besonders die Anatomie – jedoch auch eine konstruktive Kritik.[137] Meine zweite These lautet daher, daß Goethe die Anatomie-Kritik, wie sie bereits von Mylius und Jean Paul her bekannt ist, in den *Wanderjahre* aufnimmt, es aber nicht bei der satirischen Darstellung der anatomischen ‚curiositas' beläßt, sondern der legitimen „Wißbegierde" neue Wege erschließt.[138] Wieder löst ein Erlebnis Wilhelms Kritik aus. Er berichtet aus seinem Studium der Anatomie, und zwar von der Aufforderung, eine Leiche zu öffnen:

Wilhelm [...] fand vor dem Sitze, dem man ihm anwies, auf einem saubern Brette, reinlich zugedeckt, eine bedenkliche Aufgabe; denn als er die Hülle wegnahm, lag der schönste weibliche Arm zu erblicken, der sich wohl jemals um den Hals eines Jünglings geschlungen hatte. Er hielt sein Besteck in der Hand und getraute sich nicht, es zu eröffnen; er stand und getraute nicht niederzusitzen. Der Widerwille, dieses herrliche Naturerzeugnis noch weiter zu entstellen, stritt mit der Anforderung, welche der wissensbegierige Mann an sich zu machen hat und welcher sämtliche Umhersitzende Genüge leisteten.[139]

Wilhelm bringt es nicht über sich, die schöne Leiche auch nur anzurühren. „Widerwille" und „wissenschaftliche[r] Hunger" geraten in Widerstreit miteinander.[140] Doch gilt ihm der „wissenschaftliche[] Hunger" ohnehin als „unnatürlich[]"; er entstehe bei wißbegierigen und durch das Studium angeregten jungen Männern, deren „Einbildungskraft" „nach der widerwärtigsten Befriedigung" begehre – etwa danach, eine Leiche zu sezieren.[141] Ihm aber, dem „natürlich gesitteten, wohldenkenden Menschen", erscheint die „wirkliche Zergliederung" als „etwas Kannibalisches".[142] Wilhelm, der hier deutlich als Normfigur ausgezeichnet ist, unterscheidet sich nicht nur von seinen Kommilitonen, sondern leitet aus dem individuellen Empfinden eine allgemeine Kritik der anatomischen Praktiken ab. Später wird er sie auch sozial begründen: nämlich im Blick auf die zeitgenössischen ‚Verfahren' der Leichenbeschaffung, im Blick auf die „Auferstehungsmänner", die das gewünschte ‚Studienobjekt' für den gut bezahlenden Anatomen sogar ermorden.[143]

Gleichwohl äußert sich Wilhelm nicht prinzipiell gegen die Anatomie. Im Gegenteil: Ohne die genaue Kenntnis der „äußern und innern Glieder" des Menschen könne der Arzt schwierige Fragen nicht beantworten, die den menschlichen Körper und seine Gebrechen bretreffen.[144] Auf die Anatomie läßt sich also gerade in praxi nicht verzichten. Deshalb gilt es, nach neuen Methoden für die Ausbildung von Wundärzten zu suchen. Hier kommt Wilhelm bereits die Erfahrung des Theaters zu gute:

> Auf eine sonderbare Weise, welche niemand erraten würde, war ich schon in Kenntnis der menschlichen Gestalt weit fortgeschritten, und zwar während meiner theatralischen Laufbahn; alles genau besehen, spielt denn doch der körperliche Mensch da die Hauptrolle, ein schöner Mann, eine schöne Frau![145]

Die ‚Empirie' des Theaterspiels lehrte Wilhelm den äußeren Körperbau erkennen – allerdings bleibt diese Erkenntnis noch geheimnisumwölkt, nämlich „sonderbar". Als verläßlicher erweist sich die Plastische Anatomie, wie sie der „Meister" oder „Künstler" lehrt, auf den Wilhelm trifft.[146] Seine ‚Präparate' sind aus

Holz geschnitzt, bilden den Körperbau des Menschen aber genau nach – ganz so, wie es Goethe im Florenz seiner Zeit beobachten konnte und in Jena selbst einführen wollte.[147] Den menschlichen Körper im Sinne dieser Anatomie zu erfassen heißt, den Knochenbau, Sehnen und Muskeln zu „ergreifen":

> Sie [die plastischen Anatomen] haben lebendig gefühlt und zeigen es durch Tat, Verbinden heißt mehr als Trennen, Nachbilden mehr als Ansehen.[148]

Wilhelms „Meister" spricht aus, was Goethe immer wieder vertritt: eine synthetische ‚Naturforschung', die von der lebendigen Natur ausgeht, die nicht zerstört, sondern verbindet.[149] An anderer Stelle der *Wanderjahre* heißt es dazu: „Man suche nur nichts in den Phänomenen; sie selbst sind die Lehre."[150] Es geht um eine unmittelbare Anschauung des Lebendigen, die durch die Plastische Anatomie möglich wird. Sie ist

> [...] ein würdiges Surrogat, das auf ideelle Weise die Wirklichkeit ersetzt, indem sie derselben nachhilft.[151]

Erst mit Hilfe der Plastischen Anatomie läßt sich der menschliche Körper vergegenwärtigen; die Wundarznei wird sittlich und nützlich ausübbar.

Dieses ethische Wundarznei- bzw. Anatomieverständnis ist – verglichen mit Haller, Mylius und Jean Paul – ganz und gar neu. Möglicherweise kommt hier der Einfluß Hufelands zum Tragen, der bezeichnenderweise nicht von ‚Medizin', sondern von „Heilkunst" spricht.[152] „Erkennen und Handeln" – so lauten die (aus den *Wanderjahren* bekannten) Prinzipien dieser „Heilkunst".[153] Im Falle der *Wanderjahre* wird der Mediziner darüber hinaus als Teil der Natur gedacht: Selbst die Leiche ist ihm noch ganz nahe, ist noch Teil der belebten Umwelt, die die Natur zum Wohl aller ordnete. Für Haller und seine frühneuzeitlichen ‚Vorläufer' hingegen ist die Natur bloß Objekt der Untersuchung:[154] Je genauer sie betrachtet werde, desto näher komme der Forscher der verborgenen Naturteleologie und damit dem christlichen Gott.[155]

3. Zusammenfassung:
Experimentalzynismus und pantheistische Ethik

Jean Paul und Goethe beschreiben ganz unterschiedliche Bilder des Mediziners und der Medizin: Während die Katzenberger-Figur einen aufklärerisch-eklektischen Mediziner darstellt, der ausschließlich an Forschung und Fortschritt interessiert ist, preist Wilhelm Meister die ‚Tätigkeit‘ des praktischen Arztes für die Heilung des Menschen. Diese beiden Mediziner-Bilder liegen in jeder Hinsicht weit auseinander. Sie stellen Extrempole in der Literatur des ausgehenden 18. und beginnenden 19. Jahrhunderts dar, ergänzen sich aber perfekt: Was Jean Paul kritisiert, nimmt Goethe zum Anlaß, den Mediziner ganz neu zu entwerfen. Anders verhält es sich allerdings mit Blick auf den frühen Jean Paul: Für die *Feilbietung* kann noch beschrieben werden, wie die Natur ‚witzig beseelt‘ wird.

Von einer Säkularisierung der Medizin kann dabei unter ganz verschiedenem Aspekt gesprochen werden. Als Interpretationskategorie läßt sich der Begriff gebrauchen, um die Position der Mediziner-Figuren zu Welt und Wissenschaft (Experimentalzynismus vs. innerweltliche Heilung) zu bestimmen. Um eine ‚einlinige‘ Säkularisierung geht es aber in den untersuchten Texten nicht, bedenkt man ihren Zusammenhang und ihre Kontexte: Dem Zynismus wird das Bild vom ‚wahren‘ und christlichen Arzt Haller entgegensetzt. Darüber hinaus scheitert jede eindeutige Zuweisung einer Säkularisierung für das Katzenberger-Corpus‘ an der satirischen ‚Standpunktlosigkeit‘ des Autors.[156] Zwar lassen sich seine Erzählungen historisch einordnen, im Blick auf ihre Quellen und den Umgang mit denselben prüfen, aber sie lassen sich nur unter Vorbehalt deuten.

Im Falle Goethes bestehen diese Bedenken nicht. Hier bleibt aber zu fragen, wie sich ‚Säkularisierung‘ und ‚Pantheismus‘ zueinander verhalten. Dabei ist es unproblematisch, Goethes pantheistische Auffassung in die „Krise der überkommenen konfessionellen Kirchlichkeit“ einzuordnen und als Emanzipation des Individuums zu deuten.[157] Doch geht es um mehr als um die bloße

‚Privatisierung' des (christlichen) Glaubens und als um die ‚Emanzipation' von konfessionellem Zwang, denn Goethes Religion ist nicht christlich. Darüber hinaus fällt auf, daß Medizin und Religion in den *Wanderjahren* nicht gemeinsam behandelt werden; dort ist von ‚Sitte', ‚Anstand' und individuellem Erleben die Rede. Der einzelne ist nicht mehr in ein christliches Gemeinwesen eingeordnet, sondern muß sich seine Zwecke selbst schaffen. Er folgt dabei allein dem Gebot der Nützlichkeit – einer Nützlichkeit, die auf das harmonische Wechselspiel mit Mensch und Natur gleichermaßen angelegt ist. Goethes ‚Religion' ist weltlich.

Es verblüfft in Anbetracht der *Wanderjahre* nicht, wenn Goethe in seinen Briefen schreibt, daß er seine Menschenkenntnis wesentlich den Naturstudien verdanke. Bezeichnenderweise spricht Goethe in diesem Zusammenhang von der „Humanität", zu der die Naturforschung führe – davon, daß die Naturstudien die Humaniora in ihrer Bedeutung abgelöst haben.[158] Die ‚Humaniora' – und damit auch die Religion des Pfarrherrn, der nicht mehr helfen kann – sind durch die Naturforschung ersetzt, also vollständig säkularisiert.

In diesem Sinne beschreibt Jean Paul den Prozeß der Säkularisierung: Ein Wissensgebiet löst das andere ab. Er meint die Ersetzung der Erbsündelehre durch die Psychologie. An diesem Beispiel läßt sich nicht nur zeigen, daß die Zeitgenossen die hier als ‚Säkularisierung' bezeichneten Phänomene bereits selbst wahrnahmen, sondern auch, daß unter einen Prozeßbegriff der Säkularisierung ganz verschiedene Prozesse fallen können: langfristige oder kurzfristige, eng umgrenzte oder weit gefaßte. In der Literatur wird auf solche Prozesse hingewiesen; zugleich steht sie selbst – langfristig gesehen – in einem solchen Prozeß.[159] Mehr noch: Sie ‚beschleunigt' ihn.[160]

Im Jahr 1979 schloß Götz Müller eine Sammelrezension über Neuerscheinungen zu Jean Paul mit den Worten:

Es steht zu vermuten, daß in Zukunft die Naturanschauung Jean Pauls eine nicht unbeträchtliche Rolle in der Jean-Paul-Forschung spielen wird.[161]

Er begann seine Rezension mit dem Blick auf Albrecht Schönes Studie über die sprach- und poesiebildende Kraft der Säkularisation, die auf die Jean-Paul-Forschung und besonders auf die von Müller rezensierten Bücher gewirkt habe.[162] Anlaß zu der Vermutung, die Naturforschung werde in der Jean-Paul-Forschung eine große Rolle spielen, gaben Müller darüber hinaus jene Anregungen, die von Wiethölters Studie *Witzige Illumination* (1979) ausgingen: die Interpretationen von Jean Pauls Naturbetrachtungen als metaphysisch-religiös und als realistisch zugleich. Sie waren aus Müllers Sicht noch zu wenig begründet, was Jean Pauls Verhältnis zur Naturforschung des 18. Jahrhunderts anbelangt. Als einen der möglichen Anküpfungspunkte für weitere Forschungen nannte er die Physikotheologie.

 Götz Müller sollte Recht behalten. Die Naturforschung spielt in der Jean-Paul-Forschung noch immer eine große Rolle.[163] Mit vorliegender Untersuchung wurde in diesem Sinne nicht nur die Physikotheologie (in einem kleinen Ausschnitt), sondern auch die Medizin und Medizinethik zu Bezugskontexten. Außerdem wurde an das angeknüpft, was Götz Müller als philologisches Erbe der Forschung im Ausgang der 1970er Jahre betrachtete, nämlich an den Begriff der „Säkularisation". Es sollte hier aber nicht darum gehen, Schönes Typologie der Säkularisationsformen anzuwenden. Vielmehr wurde die eingangs – auch im Blick auf Schöne – eingeführten Interpretations- und Prozeßkategorien der Säkularisierung ‚am Text' geprüft. Im Ergebnis läßt sich von einem langfristigen Prozeß der Säkularisierung sprechen, der sich in literarischen Texten des frühen 19. Jahrhunderts bereits nachweisen läßt, der durch medizinethische Abhandlungen des 17. und 18. Jahrhunderts sowie durch Jean Pauls Texte befördert wird und in den *Wanderjahren* beendet ist.

V. Abschließende Bemerkungen

Als ‚Säkularisierung' wird ein Prozeß bezeichnet, der sich desto schwieriger nachweisen läßt, je mikrologischer er angelegt wird. Dieses Dilemma entspringt nicht zuletzt der Logik von Prozeßkategorien. Daher wurde hier versucht, den Begriff der Säkularisierung doppelt – als Interpretations- und Prozeßkategorie – zu bestimmen. Aber selbst dann, wenn der Begriff als Interpretationskategorie von einer historisch weiter angelegten Prozeßkategorie unterschieden wird, stellen sich erhebliche methodologische und historische Probleme. Vorbehaltlos konnte nur für die letzte der drei Teilstudien gesagt werden, daß ein *A* in der Eigenschaft *x* in *B* säkularisiert ist: für die ‚Naturalisierung' einiger Reliquien bei Jean Paul und die ethische Naturreligion von Goethes *Wilhelm Meisters Wanderjahre*.

In diesen Fällen wird deutlich, was säkularisiert ist: Der christliche Kontext, in dem das Säkularisat zuvor stand, ist ebenso ersichtlich wie der weltliche Kontext, in dem es nun gedeutet wird. Diese Deutungen lassen sich als beabsichtigte Säkularisierungen beschreiben und dem eingangs beschriebenen Typus einer revolutionären Säkularisierung zuordnen.[1] Weitaus komplizierter verhält es sich mit den Denkmustern des einfachen Christentums und mit demjenigen des methodologischen Atheismus. Zwar verwenden Hoffmann und Haller das jeweilige Denkmuster absichtlich. Aber von einer Säkularisierung kann für das einfache Christentum nur als von einem Umweg gesprochen werden, der zu einem christlichen Verständnis von ‚Medizin' führen soll. Gleiches gilt für den methodologischen Atheismus, der die Überzeuchung von ‚Medizin' als Gottesdienst bewahrt. In beiden Fällen ist eine Säkularisierung des Denkens und der Wissensordnungen nicht beabsichtigt. Sie läßt sich nur als Wirkung eines Denkens vermuten, in dem der christliche Deutungskontext für natürliche Phänomene gekappt wird. Insofern dies zutrifft, gilt für den hier behandelten Ausschnitt der Medizinethik, daß sich von Hoffmann über Haller bis hin zu Hufeland und Goethe eine kontinuierliche, aber zeitlich, regional und personell ganz unterschiedlich verlaufende Säkularisierung feststellen läßt.

Eine Säkularisierung wie diese wird besonders durch eine Differenzierung der Wissens- und Wissenschaftsordnungen befördert: Theologisches kann und soll, so lautet beispielsweise schon ein Dekret aus dem Jahr 1272, aus dem Naturforschenden ausgeschlossen bleiben.[2] Doch lassen sich solche Differenzierungen nur fachspezifisch, oder besser noch: gattungsspezifisch beschreiben.[3] In diesem Sinne wäre für den Zusammenhang der Säkularisierungs- und der Differenzierungsthese noch viel zu leisten, ebenso für den Zusammenhang der Säkularisierungsthese mit der These der Individualisierung, die ich hier nicht aufnehmen konnte.[4] In der anglo-amerikanischen Wissenschaftsgeschichte wird darüberhinaus nach dem Verhältnis von Moral, Wirtschaft, von technologischem und naturwissenschaftlichem Fortschritt gefragt –[5] Fragen, die auch in dieser Studie noch zu kurz gekommen sind.

Knapp behandelt wurden hier jedoch nicht nur die ‚großen Theoreme‘. Historische Detailfragen, die hier ausgeblendet wurden, erwähnte ich bereits im Gang dieser Untersuchung. Ich will daher an dieser Stelle nur andeuten, wie sich die vorliegenden Studien erweitern ließen, welche Fallstudien denkbar und im Blick auf den Begriff der Säkularisierung – auch über die Untersuchungen des zweiten Teilbands hinaus – sinnvoll wären. Ein Desiderat dieser und anderer Studien ist die Langzeitperspektive auf den Beginn der Frühen Neuzeit und darüberhinaus. Als ein Beispiel dient mir die Entwicklung der „character types" für den guten Mediziner: Schon für Melanchthon war es ein Gemeinplatz, Anatomie als Gottesdienst aufzufassen.[6] Neu hingegen waren seine medizinischen Argumente gegen die Atomisten, nicht ganz so neu die medizinischen Erklärungen von Sünde und von der Seele überhaupt.[7] Im Blick auf Melanchthon u.a.[8] wirken die medizinethischen Traktate frühaufklärerischer Ärzte nurmehr als

Variationen des Bekannten – als Variationen von Säkularisierungen, Christianisierungen, Sakralisierungen und Theologisierungen, die schon immer Bestandteil der Denkgeschichte waren.[9] Die Floskel des ‚schon immer' wäre genauer zu beschreiben.

Darüber hinaus ließen sich die vorgelegten Studien in synchroner Perspektive erweitern. Die Brüche und Grenzen des gelehrten ‚decorum' beispielsweise habe ich weitgehend ausgespart.[10] Medizinerkritik, Medizinsatire, medizinische Argumentation zur Abgrenzung des eigenen Standes etwa gegen „gelehrte Weibs–Personen"[11] – all das könnte den Blick auf die Säkularisierung der Medizinethik der ‚frühen Frühen Neuzeit' um das erweitern, was den Zeitgenossen schon als problematisch galt. Eine Geschichte der Medizinethik und ihrer literarischen Rezeption hingegen ließe sich als regionale Akademien-, Universitäts- und Fachgeschichte schreiben. Ob die „Protestantism and Science"–These allerdings zur Erklärung der Entwicklung dieser Konstellationen beitragen könnte, bliebe zu fragen. In der Teilstudie über Haller habe ich auf die wissenschaftspolitischen Konstellationen der Berliner Akademie hingewiesen. Die Religionszugehörigkeit einzelner Mitglieder – ein beträchtlicher Teil derselben war reformiert – spielt in diesem Fall eine besondere Rolle. Denn die reformierten Réfugiés brachten eine Fülle von Kompetenzen mit, sorgten für wissenschaftliche Impulse, rezipierten, verbreiteten und steuerten Debatten innerhalb der Gelehrtenrepublik. Über diese institutionellen Konstellationen hinaus wäre es ergiebig, im Sinne einer „historical epistemology" nach der Rolle von Religion und Theologie für die Erklärung von medizinischen Experimenten, Krankheits- und Fallbeschreibungen zu fragen, wie sie bereits für die Seelenlehre angedeutet worden sind.[12] Weitere „Ego-Dokumente" hingegen könnten Aufschluß über das Verhältnis von Privatglauben und medizinischer Tätigkeit, über Diskrepanzen oder über ihr Zusammenfallen geben.[13] Hier wären quantitative und qualitative Studien nach dem Modell der Binnenmonographie zu Haller denkbar.

Ein Ausblick auf das ausgehende 18. und beginnende 19. Jahrhundert fällt aufgrund der Differenzierung der Fächer demgegenüber schwer. Medizinische Theologien finden sich zwar immer noch, doch trägt die naturteleologische Erklärung nicht mehr. Medizinische Ethik ist so stark verweltlicht, daß allenfalls noch Anspielungen auf die „Zweifelsucht" auftauchen, vor der sich gute Mediziner hüten sollen.[14] Begriffsgeschichtliche Studien bieten sich an, um zu prüfen, was in Begriffen wie denjenigen des „Bildungstrieb[es]" (Johann Friedrich Blumenbach),[15] des „Organismus",[16] vor allem aber des Begriffs der Natur noch von einer christlichen Ethik der Mediziner und Naturforscher geblieben ist.[17] Für die Literatur desselben Zeitraums wäre – vor dem Hintergrund der Untersuchungen zu Jean Paul und *Wilhelm Meisters Wanderjahre* – danach zu fragen, ob dort gilt, daß Denkmuster der Naturtheologie und Naturteleologie nach wie vor poetisch umgesetzt und auf diese Weise fortgeführt werden.

Darüber hinaus wäre der Blick auf die Rezeption der Naturforschung durch die Theologie zu lenken, was ich in den vorliegenden Studien unterließ. Von besonderem Interesse wären der theologische Umgang mit dem Erweis Gottes aus der Naturforschung, mit kontroversen Lehren der Naturforschung, das Verhältnis zu anderen Religionen (sowie zu Ungläubigen) und ggf. seine Begründung aus der Naturforschung sowie der Begriff der Orthodoxie. Im Verlauf des 18. Jahrhunderts ist er ubiquitär verwendbar geworden. Er bezeichnete längst nicht mehr nur ‚rechtgläubige' Theologen, gegen die eine tolerante Aufklärung hätte polemisieren wollen, sondern – durchaus als „Ehrentitel" – auch systematisch forschende Botaniker.[18] Daran anknüpfend würden dogmengeschichtliche Studien – etwa zur Transsubstantiations– und zur Erbsündelehre –[19] lohnen. Spannend wäre es auch, die Aufklärungen innerhalb der Kirchen zu vergleichen, um schließlich – bildungsgeschichtlich – nach dem Zusammenhang der Säkularisierung des Denkens und Säkularisation der Klöster zu fahnden.[20]

Dabei bliebe zu fragen, inwiefern sich im Ergebnis noch von der besonders anregenden, aufklärerischen und säkularisierenden Wirkung der Naturforschung des 17. und 18. Jahrhunderts sprechen läßt.[21] Vielmehr läßt sich die Vielfältigkeit von Debatten betonen, in denen es (schon längst) um die Rettung des überlieferten Weltbildes, des Christentums, aber auch um die Verarbeitung und Weiterentwicklung von neuen Entdeckungen und Erkenntnissen ging. Immerhin deuten die literarischen Beispiele darauf hin, daß sich diese Vielfalt als Prozeß der Säkularisierung auszeichnen läßt. Darüber hinaus ist die ‚intentio evolutionis' möglicherweise stark genug, einen Prozeß der Säkularisierung als wahrscheinlich erscheinen zu lassen. Rückblickend jedenfalls ist offensichtlich, daß (westliche) Gemeinwesen ‚Welt' heute ‚weltlich' deuten und daß dies ganz wesentlich eine Errungenschaft von ‚Naturforschung' und ‚vernünftigem Denken' ist.

Anmerkungen

Anmerkungen zu
Einleitung

1   Max Weber: Wissenschaft als Beruf [1919]. In: ders.: Gesammelte Aufsätze zur Wissenschaftslehre. Hg. von Johannes Winckelmann. 7. Aufl. Tübingen 1988. S. 582–613, hier S. 594.
2   Ebd.
3   Ebd., S. 598.
4   Ebd.
5   Ebd. u. S. 594.
6   Vgl. Hartmut Lehmann: Protestantisches Christentum im Prozeß der Säkularisierung. Göttingen 2001, S. 10.
7   Jürgen Habermas: Glauben und Wissen. (Die Rede des diesjährigen Friedenspreisträgers des Börsenvereins des deutschen Buchhandels), in: Frankfurter Allgemeine Zeitung, 15. 10. 2001, Nr. 239, S. 9.
8   Jan Assmann: Herrschaft und Heil. Politische Theologie in Altägypten, Israel und Europa. München 2000, S. 29–31, hier S. 29.
9   Ebd., S. 30.
10 Den Begriff der Theologie bestimmt Assmann in einem weiten Sinne als Behandlung von Problemen, „die die Götter bzw. Gott" einbezieht – ebd., S. 15.
11 Carl Schmitt: Politische Theologie. Vier Kapitel zur Lehre von der Souveränität. 7. Aufl. Berlin 1996 (Erstauflage 1922), hier S. 43 u. passim; vgl. auch ders.: Der Leviathan in der Staatslehre des Thomas Hobbes. Sinn und Fehlschlag eines politischen Symbols. Mit einem Anhang sowie einem Nachwort des Herausgebers. Stuttgart 1995. Zur Diskussion über Schmitt unter dem Aspekt der Säkularisierung vgl. auch die Kritik Blumenbergs, wie sie im ersten Teil dieser Untersuchung angeführt ist. Siehe auch Ruth Groh: Arbeit an der Heillosigkeit der Welt. Zur politisch-theologischen Mythologie und Anthropologie Carl Schmitts. Frankfurt a.M. 1998 (stw 1383).
12 Vgl. Assmann: Herrschaft und Heil (wie Anm. 8), S. 29.
13 Über Blumenbergs Kritik vgl. den Beitrag von Gideon Stiening im zweiten Teilband sowie die Bemerkungen von Sandra Pott im ersten Kapitel des ersten Teilbandes.

14   Lehmann: Protestantisches Christentum (wie Anm. 6), S. 8f.
15   Ebd., S. 9.
16   Ein solches Verfahren erprobte bereits Wolfgang Proß. Um das ahistorische Begriffspaar ‚Rationalismus, vs. ‚Irrationalismus' zu vermeiden, verwandte er die historischen Begriffe ‚Mechanismus' und ‚Animismus'. Ders.: Jean Pauls geschichtliche Stellung. Tübingen 1975 (Studien zur deutschen Literatur 44), S. 119–169.
17   Sie sind aus dem Forschungsprojekt „Verweltlichung der Wissenschaft(en). Bedingungen, Muster der Argumentation und typisierte Phasen wissenschaftlicher Säkularisierung" hervorgegangen, das von Friedrich Vollhardt, Lutz Danneberg und Jörg Schönert geleitet und von der Deutschen Forschungsgemeinschaft im Rahmen des Schwerpunktprogrammes „Ideen als gesellschaftliche Gestaltungskraft im Europa der Neuzeit" gefördert wurde.
18   Wir nehmen einen Gedanken von Lutz Danneberg auf.
19   Weitere Untersuchungen zum Thema ‚Säkularisierung' haben gerade begonnen. Am Zentrum für Literaturforschung (Berlin) wurde im Jahr 2000 ein Projekt über „Figuren des Sakralen in der Dialektik der Säkularisierung" eingerichtet.
     www.zfl.gwz-berlin.de/projekte/sakral/default.htm.
20   Vgl. Panajotis Kondylis: Die Aufklärung im Rahmen des neuzeitlichen Rationalismus. München 1986 (1. Aufl. Stuttgart 1981), S. 40.

Anmerkungen zu
I. ‚Säkularisierung' als Interpretations- und Prozeßkategorie

1   Zusammenfassend Hermann Zabel: „Säkularisation, Säkularisierung", in: Geschichtliche Grundbegriffe. Historisches Lexikon zur politisch-sozialen Sprache in Deutschland, hg. v. Otto Brunner u.a. Bd 5. Stuttgart 1984, S. 789–829, hier S. 809–817.
2   Über diese Kritik Giacomo Marramao: Cielo e terra. Genealogia della secolarizzazione. Rom-Bari 1994/ dt.: Die Säkularisierung der westlichen Welt. Frankfurt a.M. u. Leipzig 1996; Hartmut Lehmann: Säkularisierung, Dechristianisierung, Rechristianisierung im neuzeitlichen Europa, in: Säkularisierung, Dechristianisierung, Rechristianisierung im neuzeitlichen Europa, hg. v. dems., Göttingen 1997 (Veröffentlichungen des Max-Planck-Instituts für Geschichte 130), S. 314–325; Lluís Oviedo Torró: La Secularización como Problema. Aportaciones al análisis de las relaciones entre fe cristiana y mundo moderno. Valencia 1990; Lutz E. v. Padberg: Säkularisierung – das Paradigma der Neuzeit?, in: Theologische Beiträge 22 (1991), S. 230–248; Matthias Petzold: Säkularisierung – eine

noch brauchbare Interpretationskategorie?, in: Berliner Theologische Zeitschrift 11 (1994), S. 65–82; Wolfgang Schieder: Säkularisierung und Sakralisierung der religiösen Kultur in der europäischen Neuzeit, in: Säkularisierung, Dechristianisierung, Rechristianisierung, S. 308–313; Olivier Tschannen: Les théories de la sécularisation. Genève 1992 (Travaux de droit, d'économie, de sciences politiques, de sociologie et d'anthropologie 165). Neuere Bibliographien liegen nicht vor – mit einer Ausnahme, die vornehmlich auf ethnologische Beiträge konzentriert ist: Raymundo Panikkar: Secularization and Worship. A Bibliography, in: Studia liturgica 7/2 (1970), S. 131–141.

3   Lehmann: „Säkularisierung" (wie Anm. I; 2, S. 315f. – Um einige Beispiele herauszugreifen: die angloamerikanische Forschung bezeichnet mit „De-Theologization" vornehmlich wissenschaftliche Phänomene, die französische meint mit „Désaxiologisation" die Moral, mit „Désacralisation" die Kultur, mit „Désacralization" den Klerus und mit „Déchristianisation" sowie mit „Sécularisation" die Abschwächung einer religiösen Orientierung; ebd., S. 315f. Zur terminologisch differenzierten französischen Forschung Jean Baubérot: Laïcité, laïcisation, sécularisation, in: Problèmes d'histoire des religions 5 (1994), S. 9–20; Claude Langlois: Déchristianisation, sécularisation et vitalité religieuse. Débates sociologiques et pratiques d'historiens, in: Säkularisierung, hg. v. Lehmann, S. 154–173; François Laplanche: Sécularisation, déchristianisation, laïcisation en France (16e–19e siècles), in: ebd., S. 174–182. Vgl. auch Reinhart Koselleck: Zeitverkürzung und Beschleunigung. Eine Studie zur Säkularisation, in: ders., Zeitschichten. Studien zur Historik. Mit einem Beitrag von Hans-Georg Gadamer. Frankfurt a.M. 2000, S. 177–202, hier S. 179: „Säkularisation ist heute ein weitgreifendes und diffuses Schlagwort geworden, über dessen Gebrauch kaum Einigkeit zu erzielen ist."

4   Hegel spricht zwar von „Weltlichkeit", doch nicht von ‚Verweltlichung' oder gar von ‚Säkularisierung'; vgl. ders.: Vorlesungen über die Philosophie der Geschichte. Mit einem Vorw. v. Eduard Gans u. Karl Hegel. 4. Aufl. Stuttgart 1961 (Georg Wilhelm Friedrich Hegel; Sämtliche Werke. Jubiläumsausgabe in zwanzig Bänden, [...], hg. v. Hermann Glockner), Vierter Theil, S. 437–569. Auf den Begriff verzichten Wilhelm Dilthey: Weltanschauung und Analyse des Menschen seit Renaissance und Reformation. 7., unv. Aufl. Stuttgart 1964 (Wilhelm Dilthey; gesammelte Schriften II); Max Wundt: Die deutsche Schulmetaphysik des 17. Jahrhunderts. Tübingen 1939; ders.: Die deutsche Schulphilosophie im Zeitalter der Aufklärung. Hildesheim 1964. Selbst in Jürgen Habermas' Studie „Strukturwandel der Öffentlichkeit" taucht der Begriff der Säkularisierung nicht auf; vgl. ders.: Strukturwandel der Öffentlichkeit. Frankfurt a.M. 1990 (1. Aufl. Neuwied 1962).

5   Hans Blumenberg: Die Legitimität der Neuzeit. Erneuerte Ausgabe. Frankfurt a.M. 1996, S. 11–134; dazu der Beitrag von Gideon Stiening im nachfolgenden Teilband.

6   Über den ‚erstmaligen' Wortgebrauchs durch Overbeck Hermann Zabel: Zum Wortgebrauch von „Verweltlichen/Säkularisieren" bei Paul Yorck von Wartenburg und Richard Rothe, in: Archiv für Begriffsgeschichte 49 (1970), S. 69–85, S. 70 u. ebd., Anm. 8f.

7   Overbeck zitiert hier aus einem Brief Leo's des Großen aus dem Jahr 445; Overbeck: Ueber das Verhältniss der alten Kirche zur Sclaverei im römischn Reiche, in: ders., Studien zur Geschichte der alten Kirche. Sonderausgabe. Darmstadt 1965 (Libelli 45), S. 158–230, hier S. 206f.

8   Ebd., S. 207f. [Hervorhebungen, S.P.].

9   Siehe Andreas Urs Sommer: Der Geist der Historie und das Ende des Christentums. Zur „Waffengenossenschaft" von Friedrich Nietzsche und Franz Overbeck. Mit einem Anhang unpublizierter Texte aus Overbecks „Kirchenlexicon". Berlin 1997, S. 111.

10 Overbeck: Ueber das Verhältnis (wie Anm. I., 7), S. 164–166.

11 Vgl. Chateaubriand: Génie du christianisme ou beautés de la religion chrétienne, in: ders., Essai sur les révolutions/Génie du christianisme. Texte établi, présenté et annoté par Maurice Regard. Paris 1978, S. 457–1967, hier IV partie, livre VI, chapitre XIII, S. 1087: „Au ciel, elle [die natürliche Religion, die mit dem frühen Christentum identisch ist] n'a placé qu'un Dieu; sur la terre, elle a aboli l'esclavage."

12 Overbeck: Ueber das Verhältnis (wie Anm. I., 7), S. 166.

13 Ebd.

14 Vgl. Andreas Urs Sommer: Ursprung und Kultur. Friedrich Nietzsches und Franz Overbecks genealogische Reflexionen, in: Nietzsche und Europa, hg. v. Georges Goedert u. Uschi Nussbaumer-Benz. Erscheint Hildesheim u. Zürich 2002.

15 Georg Wilhelm Friedrich Hegel: Vorlesungen über die Philosophie der Geschichte. Mit einem Vorwort v. Eduard Gans u. Karl Hegel. 4. Aufl. d. Jubiläumsausg. Stuttgart 1961 (G.W.F. Hegel Sämtliche Werke; Jubiläumsausgabe in zwanig Bänden 11), Vierter Theil, 3. Abschnitt: Die neue Zeit, Drittes Capitel. Die Aufklärung und Revolution, S. 552; weiter heißt es – ebd.: „Jetzt ist das Princip aufgestellt worden, daß dieser Inhalt ein gegenwärtiger sey, wovon ich mich innerlich überzeugen könne, und daß auf diesen inneren Grund Alles zurückgeführt werden müsse. Dieses Princip des Denkens tritt zunächst in seiner Allgemeinheit noch abstract auf; und beruht auf dem Grundsatz des Widerspruchs und der Identität. Der Inhalt wird damit als endlicher gesetzt, und alles Speculative aus menschlichen und göttlichen Dingen hat die Aufklärung verbannt und vertilgt. Wenn es unendlich wichtig ist, daß der mannig-faltige Gehalt in seine einfache Bestimmung, in die Form der Allgemeinheit gebracht

wird; so wird mit diesem noch abstracten Princip dem lebendigen Geist, dem concreten Gemüth nicht genügt. Mit diesem formell absoluten Princip kommen wir an das letzte Stadium der Geschichte, an unsere Welt an unsere Tage. Die Weltlichkeit ist das geistige Reich im Daseyn, das Reich des Willens, der sich zur Existenz bringt."

16   Ebd.

17   Max Weber: Die protestantischen Sekten und der Geist des Kapitalismus [1919/1920], in: ders., Die protestantische Ethik. Eine Ausatzsammlung, hg. v. Johannes Winckelmann. Tübingen 5. Auflage 1979, S. 279–317, hier S. 284 passim.

18   Ebd., S. 283f. [Hervorhebungen, S.P.].

19   Ebd.

20   Dazu der Beitrag von Gideon Stiening im nachfolgenden Teilband.

21   Blumenberg: Die Legitimität der Neuzeit (wie Anm. I., 5), S. 75; zu Blumenberg Walter Sparn: Hans Blumenbergs Herausforderung der Theologie, in: Theologische Rundschau 49 (1984), S. 170–207; Robert B. Pippin: Blumenberg and the Modernity Problem, in: The Review of Metaphysics 40/ (1987), S. 535–557; Domenico Jervolino: Sull'ermeneutica della secolarizzazione, in: Studi Filosofici 1991/92, S. 267–276; David Ingram: Blumenberg and the philosophical grounds of historiography, in: History and Theory 29 (1990), S. 1–15.

22   Blumenberg: Die Legitimität (wie Anm. I., 5), S. 103.

23   Schmitt: Politische Theologie II. Die Legende von der Erledigung jeder Politischen Theologie. Berlin 1970, S. 101; Blumenberg: Die Legitimität, S. 104f.

24   So Karl Löwith in: Besprechung des Buches „Die Legitimität der Neuzeit" von Hans Blumenberg [1968], in: ders., Weltgeschichte und Heilsgeschehen. Zur Kritik der Geschichtsphilosophie. Stuttgart 1983 (Karl Löwith; Sämtliche Schriften 2) S. 452– 459, hier S. 453f. Löwith spitzt die Rezension auf das Problem der Legitimität zu – nicht nur der Neuzeit, sondern der Historiographie überhaupt; ebd., S. 459: „Der Verfasser [d.i. Blumenberg] verkennt, daß in der Geschichte, der politischen wie jeder anderen, die niemals abgeschlossenen Ergebnisse immer etwas anderes sind als von den Urhebern der neuen Epoche beabsichtigt und erwartet wurde. Die Geburten des geschichtlichen Lebens sind allesamt ‚illegitim'. Und ‚verifizieren' läßt sich die vielfach bedingte und weit verzweigte Herkunft eines geschichtlichen Phänomens so wenig wie sich mit Sicherheit feststellen läßt, ob der vermeintliche Vater eines Kindes der wirkliche ist." Der Sache nach hat Löwith Recht, wenn auch sein großzügiger Umgang mit der Frage nach der Genese historischer Sachverhalte skeptisch stimmt.

25   Vgl. darüber Löwith: Weltgeschichte und Heilsgeschehen (wie Anm. I., 24), S. 453f.

26 Ernst-Wolfgang Böckenförde: Die Entstehung des Staates als Vorgang
    der Säkularisation, in: Säkularisation und Utopie. Erbacher Studien. Ernst
    Forsthoff zum 65. Geburtstag. Stuttgart 1967, S. 75–94, hier S. 68.
27 Panajotis Kondylis: Die Aufklärung im Rahmen des neuzeitlichen Ratio-
    nalismus. München 1986 (1. Aufl. Stuttgart 1981), S. 361f.
28 Lutz Danneberg: „Einfluß", in: Reallexikon der deutschen Literatur-
    wissenschaft. Neubearbeitung des Reallexikons der deutschen Literatur-
    geschichte, gem. m. Harald Fricke, Klaus Grubmüller u. Jan-Dirk Müller
    hg. v. Klaus Weimar. Bd. 1: A–G. Berlin u. New York 1997, S. 424–427,
    hier S. 424.
29 Für die terminologische Differenzierung ebd.
30 Siehe dazu die eingangs beschriebenen Typen von ,Säkularisierung';
    Einleitung.
31 Nur eine „Wertprämisse" wird gelegentlich durchscheinen: Der Prozeß
    der Säkularisierung wird begrüßt, und zwar als Beförderung von Tole-
    ranz, von Erkenntnisfortschritt usf.
32 Kondylis beschreibt die Auseinandersetzung über Blumenbergs Buch mit
    Blick auf Löwiths Rezension auch als ideologische und nicht enden wol-
    lende (bzw. könnende) Debatte; ders.: Die Aufklärung (Anm. I., 27), S.
    56–58, Anm. 10 u. 10a. Kondylis selbst spricht – nicht unbedingt ideolo-
    giefrei, sondern vorsichtig und positiv – von Säkularisierung bzw. von
    einem „Säkularisierungstrend" bei Humanisten wie Lorenzo Valla; ebd.,
    S. 86: „Da innerhalb des weltanschaulichen Komplexes des neuzeitlichen
    Rationalismus Aufwertung der Natur und Aufwertung des Individuums
    organisch zusammengehören, so mußte die humanistische Verklärung des
    souveränen Menschen eo ipso jene Haltung befördern, die in der natur-
    wissenschaftlichen Bemühung und durch dieselbe die Befreiung des
    Menschen von alter Herrschaft bzw. seine eigene Macht über die Natur
    und in der Methode die unwiderstehliche Macht des menschlichen Intel-
    lekts am Werk erblicken möchte." Noch Koselleck bestimmt die Ver-
    wendungsweisen des Begriffs wesentlich aus der ,ideologischen' Position
    ihrer Träger; ders.: Zeitverkürzung und Beschleunigung, S. 181–183.
    Abgesehen von Hegel, der den Begriff der Säkularisierung noch nicht
    kennt, und den Adepten des Emanzipationsgedankens scheint in normati-
    ven Studien aber eine negative Wertung der ,Säkularisierung' zu domi-
    nieren, die jedoch immer wieder für ganz unterschiedliche Zusammen-
    hänge bestimmt wird. Schon Schmitt äußert sich distanziert über den Sä-
    kularisierungsprozeß. Max Horkheimer und Theodor W. Adorno spre-
    chen von der Selbstermächtigung der Wissenschaft und bestimmten den
    Begriff der Säkularisierung gleichfalls negativ. Sie trauern über den Ver-
    lust von Mythen und „Sinn" durch das wissenschaftliche Denken, über
    die von Weber analysierte „Entzauberung" der Welt; dies.: Dialektik der
    Aufklärung. Philosophische Fragmente. Frankfurt a.M. 1988 (1. Aufl.

1944), S. 11: „Auf dem Weg zur neuzeitlichen Wissenschaft leisten die Menschen auf Sinn Verzicht. Sie ersetzen den Begriff durch die Formel, Ursache durch Regel und Wahrscheinlichkeit. Die Ursache war nur der letzte philosophische Begriff, an dem wissenschaftliche Kritik sich maß, gleichsam weil er allein von den alten Ideen ihr noch sich stellte, die späteste Säkularisierung des schaffenden Prinzips." Dargestellt ist dieser Begriff von ‚Säkularisierung' in: Michael Werz, Grenzen der Säkularisierung. Zur Entstehung der Ideologiekritik. Frankfurt a.M. 2000 (Nexus 54). Vgl. kritisch zur Weber-Kritik Jacob Taubes Andreas Urs Sommer: „Pathos der Revolution" im „stahlharten Gehäuse". Marginalien zum Thema „Max Weber bei Jacob Taubes", in: Abendländische Eschatologie. Ad Jacob Taubes, hg. v. Richard Faber, Eveline Goodman-Tau u. Thomas Macho. Würzburg 2001, S. 365–371.

33   Die Vorgeschichte ist bereits ausführlich rekonstruiert, so daß eine erneute Darlegung das differenzierte Niveau der vorliegenden Studien nur unterbieten könnte; dazu die materialreiche Dissertation von Ulrich Ruh, auf die sich die nachstehende Forschungsdiskussion stützen kann: Säkularisierung als Interpretationskategorie. Zur Bedeutung des christlichen Erbes in der modernen Geistesgeschichte. Freiburg u.a. 1980 (Freiburger theologische Studien 119). Anders als Ruh werde ich im folgenden allerdings versuchen, die Dynamik der Rezeptionen und Nicht-Rezeptionen einzelner Positionen im Auge zu behalten und darüber hinaus die Tauglichkeit des jeweils bevorzugten Konzeptes der Säkularisierung für die Interpretation am Material prüfen.

34   Auch Ruh hält am Gebrauch des Begriffs als Interpretationskategorie fest, obwohl er die Schwierigkeiten im Umgang mit derselben deutlich benennt; ebd., S. 351–358.

35   Dieses Verfahren ist – wie erwähnt – schon von Pollack und Pickel erprobt; dies.: Religiöse Individualisierung statt Säkularisierung? Koselleck hingegen spielt den Begriff der Verzeitlichung gegen denjenigen der Säkularisierung aus; ders.: Zeitverkürzung und Beschleunigung, S. 183: „[...] die Opposition von Vergangenheit und Zukunft rückt an die zentrale Stelle und verabschiedet die Opposition von Diesseits und Jenseits." Im Gang der Studie bezieht er aber beide Begriffe aufeinander, und zwar in der Absicht, das Zeitempfinden in seinem Wandel zu beschreiben.

36   Albrecht Schöne: Säkularisierung als sprachbildende Kraft. Studien zur Dichtung deutscher Pfarrersöhne. Göttingen 1958 (Palaestra 226). Im folgenden wird nach der „Zweite[n], überarbeitete[n] und ergänzte[n] Auflage" zitiert, die zehn Jahre nach der Erstauflage im selben Verlag erschienen ist. Bei erheblichen Abweichungen werden die Ausgaben verglichen.

37   Ebd., S. 8.

38   Herbert Schöffler: Protestantismus und Literatur. Leipzig 1922; Ruh:

Säkularisierung als Interpretationskategorie, S. 305; ders.: „Säkularisierung", in: Christlicher Glaube in moderner Gesellschaft, Teilband 18. Freiburg u.a. 1982 (Enzyklopädische Bibliothek), S. 59–100.

39   Schöne: Säkularisation als sprachbildende Kraft (wie Anm. I., 36), S. 11–19.

40   Ebd., S. 10.

41   Schöne folgt in seiner Rekonstruktion von Luthers Sprach- und Literaturauffassung in erster Linie der Literaturgeschichtsschreibung des neunzehnten und frühen zwanzigsten Jahrhunderts, etwa Karl Borinskis „Die Poetik der Renaissance" (1886); ebd., S. 14 passim. Die theologische Fachliteratur hingegen nimmt Schöne kaum zur Kenntnis.

42   Zur Dokumentation: Zeitschrift für deutsche Philologie 83 (1964), Sonderheft zur Tagung der deutschen Hochschulgermanisten vom 27. bis 31. Oktober 1963 in Bonn. Die – allerdings unkommentierte – Ankündigung der Tagung ist in den „Mitteilungen des Deutschen Germanisten-Verbandes" zu finden; ebd. 10/2 (1963), S. 2. In den Akten des Deutschen Germanistenverbandes sind keine Protokolle der Sektion „Säkularisation" erhalten; auch Protokolle über vorbereitende Vorstandssitzungen des Verbandes liegen nicht vor.

43   An den Aussprachen beteiligen sich für das Mittelalter Hans Kuhn, Hennig Brinkmann, Jean Fourquet, Moser und Friedrich Ohly; an der Aussprache über die Vorträge von Langen und Binder nahmen Fritz Martini, Maria Bindschedler, Hans Glinz, Werner Kohlschmidt und Benno von Wiese teil.

44   Aussprache [I], in: Zeitschrift für deutsche Philologie 83 (1964), SH zur Tagung der deutschen Hochschulgermanisten vom 27. bis 31. Oktober 1963 in Bonn, S. 22f., hier S. 23.

45   August Langen: Zum Problem der sprachlichen Säkularisation in der deutschen Dichtung des 18. und 19. Jahrhunderts, in: ebd., S. 24–42, hier S. 24 – im Rekurs auf ders.: Der Wortschatz des deutschen Pietismus. Tübingen 1954; Eric A. Blackall: The Emergence of German as a Literary Language 1700–1775. Cambridge 1959.

46   Aussprache [II], in: Zeitschrift für deutsche Philologie 83 (1964), SH zur Tagung der deutschen Hochschulgermanisten vom 27. bis 31. Oktober 1963 in Bonn, S. 69–71, hier S. 70.

47   Ebd.

48   Aussprache [I] (wie Anm. I., 44), S. 23.

49   Schöne: Säkularisation als sprachbildende Kraft [1958] (wie Anm. I., 36), S. 22.

50   Friedrich Delekat: Über den Begriff der Säkularisation. Heidelberg 1958; Martin Stallmann: Was ist Säkularisierung? Tübingen 1960 (Sammlung gemeinverständlicher Vorträge und Schriften aus dem Gebiet der Theologie und Religionsgeschichte 227/228); Hermann Lübbe: Säkularisie-

rung. Geschichte eines ideenpolitischen Begriffs. Freiburg 1965; Blumenberg: Die Legitimität der Neuzeit; Schöne: Säkularisation als sprachbildende Kraft [1968], S. 24f., Anm. 44. Außerdem korrigiert Schöne die zuvor falsch wiedergegebene bibliographische Angabe zu den „Acta Pacis Westphalicæ" und ergänzt Informationen über den Kontext der Verwendung; ebd. [1958], Anm. 44, sowie die ebenfalls später eingefügte Korrektur des Verfassernamens, die Präzisierung der bibliographischen Angabe und die erweiterte Erläuterung in: ebd. [1968], Anm. 45. – Für die Herkunft des Begriffs der ‚Säkularisation'/‚Säkularisierung' plädiert Koselleck dafür, neben der kirchenrechtlichen Verwendung auch den Begriff ‚Saeculum' stärker zu berücksichtigen; ders.: Zeitverkürzung und Beschleunigung, S. 179f., Anm. 5.

51 Schöne: Säkularisation als sprachbildende Kraft [1958] (wie Anm. I., 36), S. 23.

52 Ebd. [1968], S. 26. – Aus „Ganz entsprechend [...]" wird „entspricht"; ebd.

53 Ebd. [1958], S. 22; de Boor: Der Wandel des mittelalterlichen Geschichtsdenkens, in: Zeitschrift für deutsche Philologie 83 (1964), SH zur Tagung der deutschen Hochschulgermanisten vom 27. bis 31. Oktober 1963 in Bonn, S. 6–22, hier S. 22; Langen: Zum Problem der sprachlichen Säkularisation, S. 24; Binder: Säkularisation in den Werken Goethes, Schillers und Hölderlins, in: ebd., S. 42–69 passim; unter verändertem Titel erneut abgedruckt; ders.: „Grundformen der Säkularisation: Goethe, Schiller, Hölderlin", in: ders., Aufschlüsse. Studien zur deutschen Literatur. Zürich u. München 1976, S. 35–62.

54 Blumenberg erwähnt weder Schönes Untersuchung noch den Germanistentag. Ein interdisziplinäres Gespräch führte die Germanistik ‚unter sich' und ohne Außenwirkung.

55 De Boor: Der Wandel des mittelalterlichen Geschichtsdenkens (wie Anm. I., 53), S. 22.

56 Langen: Zum Problem der sprachlichen Säkularisation (wie Anm. I., 45), S. 24.

57 Binder: Säkularisation in den Werken Goethes, Schillers und Hölderlins, S. 42.

58 Langen: Zum Problem der sprachlichen Säkularisation (wie Anm. I., 45), S. 28.

59 Aussprache [II], S. 71.

60 Gerhard Kaiser: Pietismus und Patriotismus im literarischen Deutschland. Ein Beitrag zum Problem der Säkularisation. Frankfurt a.M. ²1973.

61 Ebd., S. XIV.

62 Während Kaiser die funktionale Sicht auf die „Säkularisation" in seinem Vorwort noch ablehnt, erweitert er die methodologischen Vorgaben in einem späteren Aufsatz: Er fragt nach Funktion und Intention, nach dem

„thematischen Anwendungsbereich" sowie nach den „Mitteln und Formen der Säkularisierung"; ders.: „Erscheinungsformen der Säkularisierung in der deutschen Literatur des 18. Jahrhunderts", in: Säkularisierung und Säkularisation vor 1800, hg. v. Anton Rauscher. München u.a.
1976 (Beiträge zur Katholizismusforschung, Reihe B: Abhandlungen) S.
91–120, hier S. 98.

63 Blumenberg: Die Legitimität der Neuzeit (wie Anm. I., 5), S. 86.

64 Benno von Wiese: Dichtung und Geistesgeschichte des 18. Jahrhunderts.
Eine Problem- und Literaturschau, in: Deutsche Vierteljahrsschrift für
Literaturwissenschaft und Geistesgeschichte 12 (1934), S. 430–478, hier
S. 443; dazu Ruh: Säkularisierung als Interpretationskategorie, S. 305
passim. In den Anmerkungen zu dem entsprechenden Kapitel gibt Ruh
eine falsche Seite des von Wiese-Zitats an [434 statt korrekt: 443]. Karl-
heinz Gradl übernimmt den Fehler in seine literaturwissenschaftlichen
Dissertation, ohne an dieser Stelle allerdings auf seinen Bezugstext, nämlich auf die Dissertation von Ruh hinzuweisen; Gradl: Säkularisierung
und Bildung. Eine Studie zu Goethes Roman „Wilhelm Meisters Lehrjah-
re". Frankfurt a.M. u.a. 1983 (Europäische Hochschulschriften: Reihe 1,
Deutsche Sprache und Literatur 857), S. 15. Beide ordnen den Beitrag
von von Wiese in das geistesgeschichtliche Interesse der Disziplin ein,
weisen aber nicht auf die ‚Sollbruchstelle' hin, die durch die Nicht-
Rezeption dieses Beitrags der Germanistik in den sechziger und siebziger
Jahren entsteht.

65 Von Wiese: Dichtung und Geistesgeschichte des 18. Jahrhunderts (wie
Anm. I., 64), S. 443.

66 Ebd., S. 442f.

67 Ruh: Säkularisierung als Interpretationskategorie, S. 317.

68 Ebd., S. 318f.

69 Hans-Georg Kemper: Gottebenbildlichkeit als Naturnachahmung im
Säkularisierungsprozeß. Problemgeschichtliche Studien zur deutschen
Lyrik in Barock und Aufklärung. Bd. I u. II, Tübingen 1981 (Studien zur
deutschen Literatur 64).

70 Vgl. noch einmal Hans-Georg Kemper: Der himmlische Zug. Zum pietistischen Einfluß auf Lenz' erstes Erlebnisgedicht, in: Rezeption und Reform. FS für Hans Schneider zu seinem 60. Geburtstag, hg. v. Wolfgang
Breul-Kunkel u. Lothar Vogel. (Quellen und Studien zur hessischen Kirchengeschichte 5), S. 335–359, hier S. 359.

71 Kemper: Gottebenbildlichkeit, I (wie Anm. I., 69), S. 13.

72 Ebd., S. 10 u. II, S. 3, Anm. 5 enthält den Hinweis auf Robert Spaemann:
Genetisches zum Naturbegriff, in: Archiv für Begriffsgeschichte 11
(1967), S. 59–74, hier S. 61.

73 Kemper: Gottebenbildlichkeit, Bd. I, S. 13 u. II, S. 8f., Anm. 21 für
Thomas P. Saine: ‚Was ist Aufklärung?' Kulturgeschichtliche Überlegun-

gen zu neuer Beschäftigung mit der deutschen Aufklärung, in: Zeitschrift für deutsche Philologie 93 (1974), S. 522–544.

74 Kemper: Gottebenbildlichkeit (wie Anm. I., 69), Bd. 1, S. 12.

75 Zur konzeptuellen und konzeptionellen Grundlegung des Unternehmens Hans-Georg Kemper: Deutsche Lyrik der frühen Neuzeit, Bd. I: Epochen- und Gattungsprobleme. Reformationszeit. Tübingen 1987; kritisch Elke Axmacher: [Rez.] Säkularisierung und Kontingenzbewältigung in der frühneuzeitlichen Lyrik?, in: Theologische Rundschau 55/3 (1990), S. 357–372.

76 Ebd., S. 16–23, hier S. 16.

77 Ebd., S. 21.

78 Ebd.

79 Ebd. In einem später erschienen Aufsatz spricht Kemper nurmehr von „Säkularisierungstendenzen"; ders.: Der Himmel auf Erden und seine poetische Heiligung. Säkularisierungstendenzen in den ‚Freundschaftlichen Liedern' von Immanuel Jakob Pyra und Samuel Gotthold Lange, in: „Geist=reicher" Gesang. Halle und das pietistische Lied, hg. v. Gudrun Busch u. Wolfgang Miersemann. Tübingen 1997 (Hallesche Forschungen 3), S. 269–285.

80 Kemper: Deutsche Lyrik der frühen Neuzeit (wie Anm. I., 75), , S. 22.

81 Nicht alle Autoren, die dem systemtheoretischen Ansatz folgen, kommen zu dieser Beschreibung. Niels Werber etwa faßt „Säkularisierung" als „Autonomisierung literarischer Kommunikation" auf; ders.: Literatur und Religion. Was ist ein ‚theologisches Kunstwerk'?, in: ders.: Literatur als System. Zur Ausdifferenzierung literarischer Kommunikation. Opladen 1992, S. 159–217, hier S. 201.

82 Karl S. Guthke: Tragödie der Säkularisation. Schillers ‚Kabale und Liebe', in: ders.: Das Abenteuer der Literatur. Studien zum literarischen Leben der deutschssprachigen Länder von der Aufklärung bis zum Exil. Bern u. München 1981, S. 210–241; die Beiträge von Erich Meuthen und Heidi Ritter in: Glaube, Kritik, Phantasie. Europäische Aufklärung in Religion und Politik, Wissenschaft und Literatur, hg. v. Lothar Bornscheuer, Herbert Kaiser u. Jens Kulenkampff. Frankfurt a.M. u.a. 1993 (Interdisziplinäres Symposium an der Universität-GH-Duisburg vom 16.– 19. April 1991). Von einiger Wirkungsmächtigkeit ist vermutlich das Doktorandenkolloquium von Schöne gewesen, dem beispielsweise Sukeoshi Shimbo für Diskussionen gedankt hat; ders.: Die innerpietistische Säkularisation des Bekenntnisbriefes, in: Deutsche Vierteljahrsschrift für Literaturwissenschaft und Geistesgeschichte 56 (1982), S. 198–224, hier S. 198; an Schöne hat auch Rudolf Wehrli mit einem Kapitel angeknüpft, das den Titel „Säkularisation als sprachbildende Kraft" trägt. Dieser ist allerdings nicht als Zitat gekennzeichnet; ders.: G.C. Lichtenbergs ausführliche Erklärung der Hogarthischen Kupferstiche. Versuch einer Inter-

pretation des Interpreten. Bonn 1980 (Studien zur Germanistik, Anglistik und Komparatistik 97), S. 158–175; in direkter Nachfolge von Gradl, aber ohne denselben zu erwähnen; Stephan Wolting: Des Suchens sei kein Ende. Säkularisierung und Sendung in Goethes Meisterfragment. Dissertation Düsseldorf 1991 (4 MF); ders.: Des Suchens sei kein Ende. Säkularisierung und Sendung in Goethes Romanfragment ,Wilhelm Meisters theatralische Sendung'. Aachen 1996 (Sprache & Kultur); mit größerem zeitlichen Abstand Dieter-Rüdiger Moser: „,Wonne der Wehmut'. Zur Säkularisierung christlicher Denk- und Bildvorstellungen in der Goethe-Zeit", in: Lenau Jahrbuch 23 (1997), S. 29–43; Harald Seubert: Säkularisierung biblischer „Gleichnisse" in Friedrich Adolph Krummachers ,Parabeln', in: Fabel und Parabel. Kulturgeschichtliche Prozesse im 18. Jahrhundert, hg. v. Theo Elm u. Peter Hasubek. München 1994, S. 265–285; Akihiko Takahashi: Das vertriebene Paradies. Das Säkularisierungsproblem bei Friedrich Schlegel, in: Goethe-Jahrbuch 34 (1992), S. 75–88.

83 Für das Referateorgan „Germanistik" wurde in den Jahren 1981, 1982 und 1988 das Lemma „Säkularisierung" verzeichnet; in der Folge tauchte es nicht mehr auf Die folgenden knapp angedeuteten Stichproben sollen zeigen, daß der Begriff nach wie vor als Ordnungsmuster verwendet wird.

84 Etwa die Explikation des Säkularisierungs-Begriffs in der Dissertation von Werner Hamacher: Wissenschaft, Literatur und Sinnfindung im 19. Jahrhundert. Studien zu Wilhelm Bölsche. Würzburg 1993 (Epistemata; Reihe Literaturwissenschaft 99), S. 18–22. Hamacher nimmt in erster Linie auf Zabel (wie Anm. 1) Bezug, versäumt es aber, auf die germanistischen Diskussionen hinzuweisen. Im Zuge der Explikation werden die Unterschiede zwischen dem kirchenrechtlichen Begriff der „Säkularisation" und dem geistesgeschichtlichen der „Säkularisierung" zwar angedeutet, schließlich aber verwischt.

85 Ebd.; Werner M. Bauer: Anthropomorphismus und Säkularisation. Zu den Tiergeschichten Ferdinand von Saars und Marie von Ebner-Eschenbachs, in: Marie von Ebner-Eschenbach. Ein Bonner Symposion zu ihrem 75. Todesjahr, hg. v. Karl Konrad Polheim. Bern u.a. 1994, S. 177–208; ders.: Falsche Analogie. Vermenschlichung und Säkularisation in den Tiergeschichten der Marie von Ebner-Eschenbach, in: Des Mitleids tiefe Liebesfähigkeit. Zum Werk der Marie von Ebner-Eschenbach, hg. v. Joseph P. Strelka. Bern u.a. 1997 (New Yorker Beiträge zur Österreichischen Literaturgeschichte 7), S. 121–142; Yaha A. Elsaghe: ,Sintflut' und ,Gipfelkreuz'. Säkularisationsphänomene in Max Frisches ,Homo faber', in: Weimarer Beiträge 40/1 (1994), S. 134–140; Christian Schacherreiter: Die profanen Namen des Paradieses. Erlösungssehnsucht und Vollkommenheitsmythos in den Zeiten der Säkularisierung, in: Mythos und Utopie. Andeutungen eines literarischen und kulturellen Phä-

nomens im 20. Jahrhundert. Publikationen zur Ausstellung in der „Galerie im Stifter–Haus", 30. April bis 29. Mai 1997. Adalbert-Stifter-Institut des Landes Oberösterreich (Linz) 1997 (Literatur im Stifter-Haus 10), S. 12–23.

86 Für einen Überblick und einen Versuch der Anwendung Volker Hartmann: Religiosität als Intertextualität. Studien zum Problem der literarischen Typologie im Werk Franz Werfels. Tübingen 1998 (Mannheimer Beiträge zur Sprach- und Literaturwissenschaft 40), S. 13–24; auch Wolfgang Braungart: Ästhetische Religiosität oder religiöse Ästhetik? Einführende Überlegungen zu Hofmannsthal, Rilke und George und zu Rudolf Ottos Ästhetik des Heiligen, in: Ästhetische und religiöse Erfahrungen der Jahrhundertwenden. II: um 1900, hg. v. dems., Gotthard Fuchs u. Manfred Koch. Paderborn u.a. 1998, S. 15–29. Der Begriff der ‚Religiosität' ist außerdem im Sinne eines Sammelbegriffs verwendet worden; Claudia Brinker-von der Heyde u. Niklaus Largier: Homo Medietas. Aufsätze zu Religiosität, Literatur und Denkformen des Menschen vom Mittelalter bis in die Neuzeit. Bern u.a. 1999; Harold Bloom: Ruin the sacred truths. Cambridge u.a. 1989; dt. Die heiligen Wahrheiten stürzen. Dichtung und Glaube von der Bibel bis zur Gegenwart. Frankfurt a.M. 1991. – Gleiches gilt für die Geschichtswissenschaft. Während der Begriff in Winfried Schulzes „Einführung in die Neuere Geschichte" (Stuttgart ²1991) noch als zentral erachtet wird, taucht er in einem aktuellen Lehrbuch nicht einmal mehr auf; vgl. Anette Völker-Rasor (Hg.): Frühe Neuzeit. M. e. Geleitwort v. Winfried Schulze. München 2000 (Oldenbourg Lehrbuch Geschichte).

87 Karl Dienst: Der Pluralismus der Säkularisationskonzeptionen, in: Jahrbuch der Hessischen Kirchengeschichtlichen Vereinigung 21 (1970), S. 149–176, hier S. 149.

88 Vor allem Lehmann: Von der Erforschung der Säkularisierung zur Erforschung von Prozessen der Dechristianisierung und der Rechristianisierung im neuzeitlichen Europa, in: Säkularisierung, hg. v. dems., S. 9–16, hier S. 10.

89 Jonathan Sperber: Kirchengeschichte or the Social and Cultural History of Religion?, in: Neue Politische Literatur 43/1 (1998), S. 13–35. Für die Soziologie hat Karel Dobbelaere von im wesentlichen drei Perioden gesprochen: der klassischen (Weber, Durkheim), der mittleren und durch die Kirchensoziologie dominierten Periode sowie von der „neo-classical period", die zu den Ausgangsfragen der Klassiker zurückkehre; ders.: Secularization: A Multi-Dimensional Concept. London 1981 (Current Sociology 29/2), S. 3; schon zuvor mit einer ähnlichen Einteilung der Forschungsphasen Antonio Grumelli: Secularization. Between Belief and Unbelief, in: The Culture of Unbelief. Studies and Proceedings from the First International Symposium on Belief Held at Rome, March 22–27,

1969, hg. v. Rocco Caporale u. Antonio Grumelli. Berkeley u.a. 1971, S. 77–90.

90 Bernd Schwarze: Säkularisierung I, in: Theologische Realenzyklopädie 29/3,4 (1998), S. 603–638, hier S. 630; ähnlich Walter Kasper: „Säkularisierung", in: Staatslexikon 4 (1988), Sp. 993–998, hier Sp. 997f., unter den Monographien Ruh: Säkularisierung als Interpretationskategorie; Marramao: Die Säkularisierung der westlichen Welt.

91 Petzold: Säkularisierung – eine noch brauchbare Interpretationskategorie? (wie Anm. I., 2).

92 Schieder: Säkularisierung und Sakralisierung, S. 308f.

93 Für die angloamerikanische Forschung ausführlich David Lyon, der mit der Kritik an den teleologischen Komponenten der Kategorie den wahren Kern des ‚Säkularisierungsmythos' retten will; ders.: The Steeple's Shadow. On the Myths and Realities of Secularization. London 1985. Der Verweis auf „Religionssurrogate" beruht allerdings wiederum auf der Annahme einer Unumkehrbarkeit, und zwar im Sinne einer Unumkehrbarkeit von generalisierbaren anthropologischen Dispositionen. Von der angloamerikanischen Forschung wurde früh und mit hohem analytischen sowie theoretischem Anspruch auf die so verstandene Konstanz religiöser Phänomene hingewiesen – erstmals und musterhaft von David Martin: A General Theory of Secularization. Oxford 1978; später von Rodney Stark u. William Sims Bainbridge: A Theory of Religion. New York u.a. 1987 (Toronto Studies in Religion 2).

94 Im Anschluß an Klaus Lichtblau: Kulturkrise und Soziologie um die Jahrhundertwenden. Zur Genealogie der Kultursoziologie in Deutschland. Frankfurt a.M. 1996, III., S. 178–279; Ulrich Linse: Säkularisierung oder Neue Religiosität? Zur religiösen Situation in Deutschland um 1900, in: Recherches Germaniques 27 (1997), S. 117–141, hier S. 122.

95 Ebd., S. 117.

96 Petzold: Säkularisierung – eine noch brauchbare Interpretationskategorie? (wie Anm. I., 2), S. 68.

97 Ebd., S. 67.

98 Ebd.

99 Im Überblick über die italienische Forschung Edith Sauer: Säkularisierung, Entchristianisierung, Entzauberung. Diskussionen in der italienischen Geschichtsschreibung, in: Säkularisierung (wie Anm. I., 2), hg. v. Lehmann, S. 183–193.

100 Hartmut Lehmann: Max-Planck-Institut für Geschichte, Göttingen, in: Jahrbuch der Max-Planck-Gesellschaft 1994, S. 591–597, hier S. 594. An Lehmanns programmatische Aussagen zu dem Forschungsschwerpunkt „Dechristianisierung, Säkularisierung und Rechristianisierung im neuzeitlichen Europa" des Max-Planck-Instituts für Geschichte anknüpfend, begründet Monika Neugebauer-Wölk ein historiographisches Interesse für

„Esoterik" in der Aufklärung; dies.: Esoterik im 18. Jahrhundert – Aufklärung und Esoterik. Eine Einleitung, in: Aufklärung und Esoterik, hg.
v. ders. unter Mitarb. v. Holger Zaunstöck. Hamburg 1999 (Studien zum
achtzehnten Jahrhundert 24), S. 1–37, hier S. 6f.

101 Olivier Tschannen versucht unter Berücksichtigung dieses Umstandes
    nachzuweisen, daß die soziologische Säkularisierungstheorie die Religion
    in ihrer weltlichen Funktion, eine heilige Weltdeutung zu erzeugen, er-
    setzt habe. Tschannen: Les théories de la sécularisation, S. 9.

102 Das fragt auch Niklas Luhmann: Die Religion der Gesellschaft. Frankfurt
    a.M. 2000, S. 279. Detlef Pollack und Gert Pickel argumentieren darüber
    hinaus für die Verbindung der Säkularisierungs- und der Individualisie-
    rungsthese: „Es ist eine Blindstelle der Individualisierungsthese, dass sie
    die Möglichkeit zur Einnahme areligiöser oder religiös gleichgültiger Ori-
    entierungen nicht erlaubt. Dabei wollen wir durchaus nicht so weit gehen
    zu behaupten, dass Entkirchlichung nicht auch immer wieder mit Prozes-
    sen der religiösen Individualisierung verbunden sein *kann*. *Dominant*
    scheint uns aber der Trend hin zu einer stärkeren Distanzierung von Reli-
    gion und Kirche in allen ihren Dimensionen zu sein, ihren christlichen,
    kirchlichen, aber auch ihren außerchristlichen und diffusen, nicht-
    institutionalisierten Formen. In einem so verstandenen Prozess der Säku-
    larisierung dürften – das ist richtig – auch Prozesse der religiösen Indivi-
    dualisierung eingelagert sein, so dass man die Individualisierungsthese
    auch als einen Teilaspekt der Säkularisierungsthese behandeln könnte."
    [Hervorhebungen im Original] Dies.: Religiöse Individualisierung statt
    Säkularisierung? Eine falsche Alternative. Antwort auf die Replik von
    Wohlrab-Sahr und Krüggeler, in: Zeitschrift für Soziologie 29/3 (2000),
    S. 240–248, hier S. 247; dazu Johannes Twardella: Gott im Nullsummen-
    spiel. Streit unter Religionssoziologen: Ist die Säkularisierung eine Erfin-
    dung? In: FAZ, Geisteswissenschaften, 12. Juli 2000, Nr. 159, S. N 5.

103 Unter Bezug auf Gerhard Fricke Schöne: Säkularisation als sprach-
    bildende Kraft (wie Anm. I., 36), S. 41f.

104 Ebd., S. 63.

105 Ebd., S. 88.

106 Ebd., S. 88f.

107 Ebd., S. 88.

108 „1. Handelt es sich nicht mehr um literarische Auslegung, sondern um
    eigene dichterische Produktion. 2. geht die dichterische figura zeitlich
    gesehen der neutestamentlichen veritas nicht mehr vorauf, sondern folgt
    ihr nach. 3. wird nicht mehr ein religiöser, sondern ein weltlich-
    historischer Stoff der figuralen Behandlung unterworfen." Ebd., S. 89.

109 Ebd., S. 91.

110 Ebd., S. 285. Auf Abgrenzungsschwierigkeiten weist er an anderer Stelle
    selbst hin: Auch die „postfigurale Gestaltung" könne „durch die Ausdeh-

nung ihres Anwendungsbereichs ihre Bezeichnungsschärfe verlieren."
Ebd., S. 274.

111 Vgl. die Ausführungen zu der Tagung der deutschen Hochschulgermanisten (1963) im vorausgehenden Abschnitt. Ruh kommt hingegen für Schöne zu einer gegenteiligen Einschätzung: „Schönes Verständnis von literarischer Säkularisierung als Sprachübertragung, besonders sein Versuch einer Typologie, liefert nicht nur einen spezifisch literaturwissenschaftlichen Säkularisierungs-Begriff, sondern erweist an den Einzelinterpretationen gleichzeitig dessen Brauchbarkeit." Ruh: Säkularisierung als Interpretationskategorie, S. 339.

112 Lutz Danneberg: Interpretation: Kontextbildung und Kontextverwendung. Demonstriert an Brechts Keuner-Geschichte ‚Die Frage, ob es einen Gott gibt‘, in: Siegener Periodicum zur Internationalen Empirischen Literaturwissenschaft 9 (1990), S. 189–230; Henk de Berg: Kontext und Kontingenz. Kommunikationstheoretische Überlegungen zur Literaturhistoriographie. Mit einer Fallstudie zur Goethe-Rezeption des Jungen Deutschland. Opladen 1995; Heidi Aschenberg: Kontexte in Texten. Umfeldtheorie und literarischer Situationsaufbau. Tübingen 1999.

113 Kemper: Gottebenbildlichkeit (wie Anm. I., 69), I, S. 14 u. II, S. 9–13, Anm. 25–29.

114 Ketelsen hat in etwa dieselbe Konstellation skizziert und aus dem „Eklektizismus" des Autors erläutert; ebd., S. 14 u. II, S. 13f., Anm. 30–32.

115 Wolfgang Philipp: Das Werden der Aufklärung in theologiegeschichtlicher Sicht. Göttingen 1957 (Forschungen zur systematischen Theologie und Religionsphilosophie 3); Hans-Martin Barth: Atheismus und Orthodoxie. Analysen und Modelle christlicher Apologetik im 17. Jahrhundert. Göttingen 1971 (Forschungen zur systematischen und ökumenischem Theologie 26); Udo Krolzik: Säkularisierung der Natur. Providentia-Dei-Lehre und Naturverständnis der Frühaufklärung. Neukirchen-Vluyn 1988, 1988; Science and Religion/Wissenschaft und Religion. Proceedings of the Symposium of the XVIIIth International Congress of History of Science at Hamburg–Munich, 1.– 9. August 1989, hg. v. Änne Bäumer u. Manfred Büttner. Bochum 1989 (Abhandlungen zur Geschichte der Geowissenschaften und Religion/Umwelt-Forschung 3); Kemper: Gottebenbildlichkeit, passim.

116 Ebd., I, S. 16.

117 Das Zitat ist Uwe-Karsten Ketelsens Kieler Habilitationsschrift entnommen; Ketelsen: Die Naturpoesie der norddeutschen Frühaufklärung. Poesie als Sprache der Versöhnung: alter Universalismus und neues Weltbild. Stuttgart 1974 (German. Abhandlungenen 45), S. 36; Kemper: Gottebenbildlichkeit (wie Anm. I., 69), I, S. 17 u. II, S. 17, Anm. 53.

118 Ebd., I, S. 12; Kemper: Deutsche Lyrik, 5,2, S. 51.

119 Kemper: Gottebenbildlichkeit (wie Anm. I., 69), I, S. 15.

120 Ebd., S. 18.
121 Ebd., S. 19.
122 Ebd., S. 18.
123 Kemper: Deutsche Lyrik (wie Anm. I., 75), 5,2, S. 47.
124 Ebd., S. 51.
125 Ebd., S. 48.
126 Kemper: Nachwort, in: Barthold Heinrich Brockes: Irdisches Vergnügen in Gott. Naturlyrik und Lehrdichtung. Ausgewählt u. hg. v. Hans–Georg Kemper. Stuttgart 1999, S. 259–297, hier S. 270.
127 Kemper: Ebd., S. 270. Siehe auch Ernst Fischer: Patrioten und Ketzermacher. Zum Verhältnis von Aufklärung und lutherischer Orthodoxie in Hamburg am Beginn des 18. Jahrhunderts, in: Zwischen Aufklärung und Restauration. Sozialer Wandel in der deutschen Literatur (1700–1848). Festschrift für Wolfgang Martens zum 65. Geburtstag, u. Mitwirkung v. Ernst Fischer u. Klaus Heydmann hg. v. Wolfgang Frühwald und Alberto Martino. Tübingen 1989 (Studien und Texte zur Sozialgeschichte der Literatur 24), S. 17–47, bes. 28–35; Fischer: Brockes' didaktische Poesie als Medium der Orthodoxiekritik, oder: Ursprünge der Aufklärung in Deutschland, in: Beiträge zu[r] Komparatistik und Sozialgeschichte der Literatur. Festschrift für Alberto Martino, hg. v. Norbert Bachleitner, Alfred Noe u. Hans-Gert Roloff. Amsterdam 1997, S. 657–681.
128 Kemper: Nachwort (wie Anm. I., 126), S. 281–296. Für die jüngst vorgenommene Erschließung von Brockes Bibliothek versucht Kemper, die Verbindung zur ‚Clandestina‘ im Blick auf Brockes Quellen zu stützen; Kemper: Brockes und das hermetische Schrifttum seiner Bibliothek. Bibliotheksbestand hermetische Literatur, in: Barthold Heinrich Brockes (1680–1747) im Spiegel seiner Bibliothek und Bildergalerie, hg. u. Mitarbeit v. Christine Krotzinger v. Hans-Georg Kemper, Uwe-K. Ketelsen u. Carsten Zelle. 2 Bde. Wiesbaden 1998, Bd. 2, S. 223–269.
129 Kemper: Nachwort (wie Anm. I., 126), S. 269.
130 Kemper: Ebd., S. 275.
131 Prominent etwa bei Rudolf Schlögl: Glaube und Religion in der Säkularisierung. Die katholische Stadt – Köln, Aachen, Münster – 1700–1840. München 1995 (Ancien Régime: Aufklärung und Revolution 28).
132 Exemplarisch bei Martin Heckel: Korollarien zur Säkularisierung. Vorgetragen am 22. November 1980. Heidelberg 1981; G.[...] Schwaiger: „Säkularisation“, in: Lexikon des Mittelalters 7 (1995), Sp. 1277–1279.
133 Etwa in Kemper: Deutsche Lyrik.
134 Beispielsweise bei Werner Schneiders: Zwischen Welt und Weisheit. Zur Verweltlichung der Philosophie in der frühen Moderne, in: Studia Leibnitiana 15 (1983), S. 2–18.
135 Möglicherweise trägt die ‚Verführbarkeit‘ der Literaturwissenschaft dazu bei, daß sich die Literaturwissenschaft jüngst auf die Beschreibung reli-

giöser Phänomene konzentriert, die nicht mehr mit Hilfe des Begriffs der Säkularisierung beschrieben werden, sondern einen anderen Prozeß in den Blick nehmen: „[...] Religion gerät in den Erwartungshorizont der Ästhetisierung". Wolfgang Braungart, Gotthard Fuchs u. Manfred Koch: Vorwort, in: Ästhetische und religiöse Erfahrungen der Jahrhundertwenden. I: um 1800, hg. v. Braungart, Fuchs u. Koch. Paderborn u.a. 1997, S. 7–15, hier S. 9. Vgl. für ein Abwägen von Chancen und Schwierigkeiten für einen Gebrauch des „Säkularisierungstheorem[s]" unter diesem Aspekt Hartmann: Religiosität als Intertextualität, S. 23.

136 Siehe Einleitung.

137 Böckenförde: Die Entstehung des Staates als Vorgang der Säkularisation, S. 68. – Die Gültigkeit für diese auf einen großen Zeitraum angelegte These hat Michael Stolleis noch einmal bestätigt; Stolleis: ‚Konfessionalisierung' oder ‚Säkularisierung' bei der Entstehung des frühmodernen Staates, in: Zeitsprünge 1/3,4 (1997) SH, S. 452–477, hier S. 476.

138 Böckenförde: Die Entstehung des Staates, S. 76.

139 Eine sozialhistorisch detaillierte Unterteilung in intendierte und nicht-intendierte Folgen der Konfessionalisierung legt Wolfgang Reinhard vor; vgl. ders.: Abschied von der ‚Gegenreformation' und neue Perspektiven der Forschung, in: Zeitsprünge SH 1/3,4 (1997), S. 440–451, hier S. 443f.

140 Reid Mortensen versucht für die vertragliche Basis des British Empire in den Jahren von 1662 bis 1689 ähnliches; Mortensen: Establishment and Toleration: The British Pattern of Secularisation, in: University of Queensland Law Journal 17/2 (1993), S. 185–203.

141 Sozialhistorische Analysen winken demgegenüber mit verkürzenden Erklärungsversuchen. Der Staat, der protestantische Geist und die Druckerpresse hätten die Säkularisierung im frühmodernen England bewirkt, so etwa C. John Sommerville: The Secularization of Early Modern England. From Religious Culture to Religious Faith. New York u.a. 1992, S. 3; ebenfalls sozialhistorisch – diesmal allerdings mit einer auf vier Etappen festgelegten Periodisierung: erstens der Periode einer Einheit von Religion und Politik, von Staat und Kirche, zweitens der Periode der Entstehung der Arbeitsteilung zwischen Kreuz und Schwert, drittens derjenigen der Zersplitterung der religiösen Einheit und die Herausbildung des nationalen Ordnungsprinzips sowie viertens die partielle Entchristlichung; Miklós Tomka: Säkularisierung und Nationalismus, in: Concilium 31 (1995), S. 492–498, hier S. 493.

142 In der leicht modifizierten Fassung seines 1993 zuerst erschienenen Beitrags Stolleis: ‚Konfessionalisierung' oder ‚Säkularisierung' bei der Entstehung des frühmodernen Staates (wie Anm. I., 137), S. 476. Dazu auch Schulze: Einführung in die Neuere Geschichte, S. 48–52.

143 Wolfgang Naucke: Christliche, aufklärerische und wissenschaftstheoretische Begründung des Strafrechts (Luther – Beccaria – Kant), in: Chri-

stentum, Säkularisation und modernes Recht, hg. v. Luigi Lombardo Vallauri u. Gerhard Dilcher. Baden-Baden 1981, Bd. II, S. 1201–1209, hier S. 1208.

144 Um diese weitreichende Überlegung zu stützen, wären viele Diskussionen zu führen, was hier jedoch nicht leistbar ist: Zu berücksichtigen wären die Fragestellungen der traditionellen Wirkungsgeschichte (Gadamer); dazu kritisch Jürgen Straub: Handlung, Interpretation, Kritik. Grundzüge einer textwissenschaftlichen Handlungs- und Kulturpsychologie. Berlin u. New York 1999 (Perspektiven der Humanwissenschaften; Phänomenologisch-psychologische Forschungen 18), S. 260–266; die Fragen nach Kausalität und nach gesetzmäßigen Erklärungen überhaupt – dazu der Forschungsbericht aus einem Projekt der Deutschen Forschungsgemeinschaft zu diesem Thema: Michael Hampe, Peter König u. Maria-Sibylla Lotter: Gesetze und Typen der Ordnung in Natur, Gesellschaft und Recht, in: Dialektik 2 (1998), S. 131–139. In den Sozialwissenschaften und in der praktischen Philosophie wird der Streit über diese Themen zumeist als Opposition zwischen Handlungs- und Systemtheorie beschrieben, wobei die Handlungstheorie – in einer Vermittlung von beidem Heidrun Hesse: Ordnung und Kontingenz. Handlungstheorie versus Systemfunktionalismus. München 1999 (Alber-Reihe praktische Philosophie 60).

145 Robert K. Merton: The Unanticipated Consequences of Purposive Action, in: American Sociological Review 1 (1936), S. 894–904; für ein in diesem Sinne angelegtes Prozeßmodell Rudi Keller: Sprachwandel. Von der unsichtbaren Hand in der Sprache. Zweite, überarbeitete und erweiterte Aufl. Tübingen u. Basel 1994.

146 Luhmann zeichnet einen solchen Prozeß der Reduktion nach und stellt entscheidende Differenzierungen für das achtzehnte Jahrhundert fest; ders.: Die Funktion der Religion. 4. Auflage. Frankfurt a.M. 1996 (Erstauflage 1979), S. 233; ders.: Religion und Gesellschaft, in: Sociologia Internationalis 29 (1991), S. 133–139; Michael Welker: Niklas Luhmanns Religion der Gesellschaft, in: Sociologia Internationalis 29 (1991), S. 149–157; Heinz Meyer: Religionskritik, Religionssoziologie und Säkularisation. Frankfurt a.M. 1988, S. 11.

147 Luhmann: Die Funktion der Religion, S. 237f. [Hervorhebungen im Original]. Luciano Zagari verwendet für die Literaturinterpretation mit Blick auf ähnliche Konstellationen den Begriff der „Privatreligion", führt den Quellenbereich für die Entlehnung des Begriffs aber nicht an; ders.: Säkularisation und Privatreligion: Novalis – Heine – Benn – Brecht, in: Ästhetische Moderne in Europa. Grundzüge und Problemzusammenhänge seit der Romantik, hg. v. Silvio Vietta u. Dirk Kemper. München 1998, S. 475–508, bes. S. 477–479; über das Verhältnis von These einer religiösen Individualisierung und der (damit nicht unbedingt zusammenfallenden)

These über die „Privatisierung religiösen Entscheidens"; Pollack u. Pik-
kel: Religiöse Individualisierung statt Säkularisierung? S. 245.

148 Detlef Pollack: Religiöse Chiffrierung und soziologische Aufklärung. Die
Religionstheorie Niklas Luhmanns im Rahmen ihrer systemtheoretischen
Voraussetzungen. Frankfurt a.M. 1988 (Europäische Hochschulschriften;
Reihe 23, Theologie 322), S. 126–139, hier S. 136.

149 Ebd., S. 136–139. Überlegungen wie diese unterzieht Hugh McLeod der
empirischen Untersuchung und kam zu dem Ergebnis, daß die „clearest
evidence of secularisation" zwischen 1848 und 1914 in der Tat im Bereich der individuellen Glaubens und der religiösen Praktiken zu suchen
sei; ders.: Secularisation in Western Europe, 1848–1914. Houndmills u.a.
2000 (European Studies Series 13), S. 285 u. passim; vgl. Frankfurter
Allgemeine Zeitung, 21.6.2001, S. 48.

150 Blumenberg: Die Legitimität der Neuzeit (wie Anm. I., 5), bes. der dritte
Teil: „Der Prozeß der theoretischen Neugierde", S. 263–528; Klaus
Scholder: Ursprünge und Probleme der Bibelkritik im 17. Jahrhundert.
Ein Beitrag zur Entstehung der historisch-kritischen Theologie. München
1966 (Forschungen zur Geschichte und Lehre des Protestantismus; Zehn-
te Reihe 33), bes., S. 74–76; Peter Harrison: The Bible, Protestantism,
and the Rise of Natural Science. Cambridge 1998.

151 John William Draper: The Conflict between Science and Religion. New
York 1874; Andrew Dickson White: The Warfare of Science. London
1876.

152 O[tto] Zöckler: Geschichte der Beziehungen zwischen Theologie und
Naturwissenschaft, mit besonderer Berücksichtigung der Schöpfungsge-
schichte. Erste Abtheilung: Von den Anfängen der christlichen Kirche bis
auf Newton und Leibniz. Gütersloh 1877, S. 1f. und passim; dazu
Frederick Gregory: Theologians, Science, and Theories of Truth in
nineteenth Century Germany, in: The Invention of Physical Science.
Intersections of Mathematics, Theology and Natural Philosophy since the
Seventeenth Century. Essays in honour of Erwin N. Hiebert, hg. v. Mary
Joe Nye. Dordrecht 1992 (Boston Studies in the Philosophy of Science
139), S. 81–96.

153 Karl Heim: Der gegenwärtige Stand der Debatte zwischen Theologie und
Naturwissenschaft (1908), in: Glaube und Denken 9 (1996), S. 173–199.

154 Adolf Mayer: Naturwissenschaftliche Apologetik des Christentums. Berlin u. Leipzig 1928 (Sitzungsberichte der Heidelberger Akademie der
Wissenschaften; Mathematisch-naturwissenschaftliche Klasse 13), S. 16;
als ein Beispiel für den Privatglauben naturforschender Individuen Jürgen
Hübner: Die Theologie Keplers zwischen Orthodoxie und Naturwissenschaft. Tübingen 1975 (Beiträge zur historischen Theologie 50).

155 Ted Peters: Theology and Science: Where are we? In: Zygon 31/2 (1996),
S. 323–343.

156 David C. Lindberg u. Ronald L. Numbers (Hg.): God and Nature. Historical Essays on the Encounter between Christianity and Science. Berkeley u a. 1986; vor allem James R. Jacob u. Margaret C. Jacob: The Anglican Origins of Modern Science: The Metaphysical Foundations of the Whig Constitution, in: Isis 71 (1980), S. 251–267; James R. Jacob: The Scientific Revolution. Aspirations and Achievements, 1500–1700. New Jersey 1995 (The Control of Nature 5).

157 Von der Einsicht, daß erst die quellenbezogene Forschung unter dem Aspekt der Säkularisierung Neues verspricht, sind auch die Beiträge in nachstehendem Sammelband geleitet; Manfred Tietz (Hg.): La secularización de la cultura española en el Siglo de las Luces. Actas del congreso de Wolfenbüttel (Conferencias pronunciadas con ocasion del congreso celcbrado del 23 al 26 de setiembre de 1985 en la Herzog August Bibliothek Wolfenbüttel), i. Zusammenarb. m. Dietrich Briesemeister. Wiesbaden 1992 (Wolfenbütteler Forschungen 53).

158 Pointiert Schneiders: Zwischen Welt und Weisheit, S. 4 passim.

159 Barbara Bauer: Nicht-teleologische Geschichte der Wissenschaften und ihre Vermittlung in den Medien und Künsten. Ein Forschungsbericht, in: Wolfenbütteler Barock-Nachrichten 26/1 (1999), S. 3–35, hier S. 3 passim.

160 Um nur ein Beispiel für eine solche Fortschrittsgeschichte zu geben, die interessanterweise ohne den Begriff der Säkularisierung auskommt; Dilthey: Weltanschauung und Analyse des Menschen, S. 471–479. Der Abschnitt ist überschrieben „Der Fortschritt der Anthropologie in diesen Systemen"; gemeint sind die Systeme von Descartes, Hobbes, Spinoza und Leibniz. Ihr Fortschritt liege im Verwerfen des Begriffs von Lebenskräften, dem dadurch erst möglichen Entwurf mechanistischer Gesetzlichkeit und der Beschreibung psychophysischer Probleme.

161 In diesem Sinn plädiert Lothar Gall für einen differenzierten und historisch kontrollierten Umgang mit der Antinomie von Natur und Geschichte. Fortschrittsglaube und Fortschrittskritik stellen sich dabei als mehr oder minder emphatische Reaktionen der Menschen auf äußere Phänomene dar: als Glaube an die fortschreitende Naturbeherrschung durch Wissenschaft und Technik einerseits und als in Anbetracht der ökologischen Probleme, der „Verzweiflung an jenem Fortschritt" wiederbelebte Naturromantik des 19. Jahrhunderts; Ders.: Natur und Geschichte – eine spezifische Antinomie des 20. Jahrhunderts? Vortrag vom 28. November 1995. Heidelberg 1995 (Heidelberger Universitätsreden 11), S. 1–25, hier S. 23 u. 25.

162 [Sir] T[homas] C[lifford] A[llbutt:] „Medicine", in: The Encyclopaedia Britannica. A Dictionary of Arts, sciences, Literatur and general Information. Vol. XVIII: Medal to Mumps. 11. Aufl. Cambridge 1911, S. 41–64, hier S. 46.

163 Dazu Bauer: Nicht-teleologische Geschichte.

164 Zöckler: Geschichte der Beziehungen zwischen Theologie und Naturwissenschaft.

165 Susanne Ehrhardt-Rhein: Zwischen Glaubenslehre und Vernunftwahrheit. Natur und Schöpfung bei Halleschen Theologen des 18. Jahrhunderts. Münster 1996 (Physikotheologie im historischen Kontext 3), S. 181–190; allgemein Christopher B. Kaiser: Creation and the History of Science. London 1991 (The History of Christian Theology 3).

166 Elisabeth Schinagl-Peitz: Naturkundliches Wissen in lateinischen und deutschen Predigten des Spätmittelalters, in: Die deutsche Predigt im Mittelalter. Internationales Symposium am Fachbereich Germanistik der Freien Universität Berlin vom 3.–6. Oktober 1989, hg. v. Volker Mertens u. Hans-Jochen Schiewer. Tübingen 1992, S. 285–300.

167 Ulrich Löffler: Lissabons Fall – Europas Schrecken. Die Deutung des Erdbebens von Lissabon im deutschsprachigen Protestantismus des 18. Jahrhunderts. Berlin u. New York 1999 (Arbeiten zur Kirchengeschichte 70); zur Ausdifferenzierung der Naturforschung und den Schwierigkeiten der Theologie in diesem Zusammenhang Manfred Büttner: Theologie und Klimatologie im 18. Jahrhundert, in: Neue Zeitschrift für systematische Theologie und Religionsphilosophie 6 (1964), S. 154–192. Naturkatastrophen und ihre geistige Bewältigung faszinieren die Forschung nach wie vor. Erst im letzten Jahr fand in Konstanz eine Tagung zum Thema „Naturkatastrophen und ihre Wahrnehmung in der Geschichte" statt; Julia Voss: Wenn Berge wie Eselsohren abknicken. Auferstanden aus Ruinen: Eine Tagung in Konstanz betrachtet die Geschichte der Naturkastrophen aus sicherer Entfernung, in: FAZ, Mo., 27. November 2000, Nr. 276, S. 55.

168 Markus Seils: Friedrich Albrecht Carl Gren in seiner Zeit 1760–1798. Spekulant oder Selbstdenker? Stuttgart 1995 (Heidelberger Schriften zur Pharmazie- und Naturwissenschaftsgeschichte 14), S. 112–115; allgemein zur Ausdifferenzierung der Naturforschung Rudolf Stichweh: Zur Entstehung des modernen Systems wissenschaftlicher Disziplinen. Physik in Deutschland 1740–1890. Frankfurt a.M. 1984.

169 Zur Säkularisierung der Wissenschaften als Entgöttlichung Arnold E. Loen: Säkularisation. Von der wahren Voraussetzung und angeblichen Gottlosigkeit der Wissenschaft. München 1965; für die Geschichtsschreibung Arno Seifert: Von der heiligen zur philosophischen Geschichte. Die Rationalisierung der universalhistorischen Erkenntnis im Zeitalter der Aufklärung, in: Archiv für Kulturgeschichte 68 (1986), S. 81–117, hier S. 82; Amos Funkenstein: Theology and the scientific Imagination from the Middle Ages to the Seventeenth Century. Princeton, besonders S. 4f.

170 Zu fragen wäre zunächst, wie relevant die Physikotheologie für die Poesie überhaupt wurde; dazu Hans-Georg Kemper: Deutsche Lyrik der frü-

hen Neuzeit. Tübingen 1991. Bd. 5/II: Frühaufklärung, S. 47–52; ob ihr nicht vielleicht nur kurzfristig zu Bekanntheit verholfen worden ist; dazu Harold P. Fry: Physics, Classics and the Bible. Elements of the Secular and the Sacred in Barthold Heinrich Brockes ‚Irdisches Vergnügen in Gott‘, 1721. New York u.a. 1990 (The Enlightenment; German and Interdisciplinary Studies 2), S. 1. Wann die Physikotheologie genau endet, ist ebenfalls ungeklärt – Walter Schatzberg nennt als späteste Physikotheologien Adam Gottlob Schirachs „Melitto-Theologia" (1767) und Johann Samuel Preu „Versuch einer Sismotheologie" (1772); Schatzberg: Scientific Themes in the Popular Literature and the Poetry of the German Enlightenment, 1720–1760. Bern 1973 (German Studies in America 12), S. 66f. Von einem langfristigen Wirken bis ins 19. Jahrhundeht geht Sara Stebbins aus: Maxima in minimis. Zum Empirie- und Autoritätsverständnis in der physikotheologischen Literatur der Frühaufklärung. Frankfurt a.M. 1980 (Mikrokosmos; Beiträge zur Literaturwissenschaft und Bedeutungsforschung 8), S. 222. Demgegenüber spricht Fritz Krafft von einem „fast schlagartig[en]" Ende der Physikotheologie mit der Kritik Kants in den 1760er Jahren; Krafft: „...denn Gott schafft nichts umsonst!" Das Bild der Naturwissenschaft vom Kosmos im historischen Kontext des Spannungsfeldes Gott – Mensch – Natur. Münster 1999 (Natur – Wissenschaft – Theologie 1), S. 94. Zu fragen wäre in diesem Zusammenhang auch, inwiefern die Physikotheologie als Argumentationsmuster zuvor schon in der natürlichen Theologie angelegt gewesen ist und auch wieder in diese übergeht – dazu Otto Zöckler: Theologia naturalis. Entwurf einer systematischen Naturtheologie vom offenbarungsgläubigen Standpunkte aus. Bd. 1: Die Prolegomena und die specielle Theologie enthaltend. Frankfurt a.M. u. Erlangen 1860.

171 Freilich wären unter dem Stichwort der Säkularisierung auch andere Gebiet zu berücksichtigen, die hier nicht einmal alle angesprochen werden können. Man denke nur an das Gebiet der theologischen Anthropologie, deren ‚Säkularisierung‘ es erst noch zu beschreiben gilt; vgl. Anselm Schubert: Das Ende der Sünde. Anthropologie und Erbsünde zwischen Reformation und Aufklärung. Göttingen 2002 (Forschungen zur Kirchen- und Dogmengeschichte 84); siehe auch am populären Beispiel Spaldings Andreas Urs Sommer: Sinnstiftung durch Individualgeschichte. Johann Joachim Spaldings „Bestimmung des Menschen", in: Zeitschrift für Neuere Theologiegeschichte 8/2 (2001), S. 163–200, bes. S. 185.

172 Vgl. dazu nur G.[...] S. Rousseau: Enlightenment Crossings. Pre- and Post-modern Discourses: Medical, Scientific. Manchester 1991; Udo Benzenhöfer u. Wilhelm Kühlmann (Hg.): Heilkunde und Krankheitserfahrung in der Frühen Neuzeit. Studien am Grenzrain von Literaturgeschichte und Medizingeschichte. Tübingen 1992 (Frühe Neuzeit 10); Helmut Holzhey u. Urs Boschung (Hg.): Gesundheit und Krankheit im

18. Jahrhundert. Referate der Tagung der Schweizerischen Gesellschaft zur Erforschung des 18. Jahrhunderts, Bern, 1. und 2. Oktober 1993. Amsterdam/Atlanta, GA 1995 (Clio Medica 31); Lisbeth Haakonssen: Medicine and Morals in the Enlightenment. Johan Gregory, Thomas Percival and Benjamin Rush. Amsterdam, Atlanta, GA 1997 (Clio Medica 44); Andreas-Holger Maehle: Werte und Normen: Ethik in der Medizingeschichte, in: Medizingeschichte. Aufgaben, Probleme, Perspektiven, hg. v. Norbert Paul u. Thomas Schlich. Frankfurt a.M. u. New York 1998, S. 335–354; zahlreiche Beiträge in William Clark, Jan Golinski u. Simon Schaffer (Hg.): The Sciences in Enlightened Europe. Chicago u. London 1999.

173 Josef N. Neumann: Medizin im Zeitalter der Aufklärung, in: Georg Ernst Stahl (1659–1734) in wissenschaftshistorischer Sicht. Leopoldina-Meeting am 29. und 30. Oktober 1998 in Halle (S.), hg. v. Dietrich v. Engelhardt u. Alfred Gierer. Haale (Saale) 2000 (Acta Historica Leopoldina 30), S. 13–31. Der Mechanismus gilt auch über die Medizin hinaus als den Fortschritt beförderne Denkbewegung; im Blick auf das Nachwirken Descartes (bis heute) Martin Schneider: Das mechanistische Denken in der Kontroverse. Descartes' Beitrag zum Geist-Maschine-Problem. Stuttgart 1993 (Studia Leibnitiana; Supplementa 29), bes. die Forschungsdiskussion S. 8–13.

174 Die angeführte Themenliste stellt eine Auswahl aus den zahllosen fachwissenschaftlichen Dissertationen dar, denen Friedrich Hoffmann oder Michael Alberti präsidiert haben. Mit dieser Auswahl möchte ich nur auf die eingeschränkte Reichweite der Themen hinweisen, wie sie im Genre der medizinischen Dissertation untersucht wurden.

175 Über das Untersuchungsgebiet von ‚Medizin und Literatur' Walter Erhart: Medizingeschichte und Literatur am Ende des 19. Jahrhunderts, in: Scientia Poetica 1 (1997), S. 224–267; Peter Sprengel: Darwinismus und Literatur: Germanistische Desiderate, in: Scientia Poetica 1 (1997), S. 140–182.

176 Luhmann verteidigt den Gebrauch des Begriffs darüber hinaus historisch, nämlich als als adäquate Beschreibungen für Veränderungen ‚um 1800', und methodologisch: als die ‚andere Seite' der Religion, als ihre „innergesellschaftliche[] Umwelt"; ders.: Die Religion der Gesellschaft, S. 281–283.

Anmerkungen zu
II. Säkularisierung der Medizinethik

1 Werner Leibbrand: Heilkunde. Eine Problemgeschichte der Medizin. München 1953 (Orbis Academicus; Problemgeschichte der Wissenschaft in Dokumenten und Darstellungen II,6), S. 283–374.

2 Ebd., S. 300f.

3 Leibbrand: Heilkunde, S. XII.

4 Ebd., S. XIII.

5 Hinsichtlich ihres ‚quasi-religiösen' Gehalts ‚korrigiert' Leibbrand ‚irrationale Strömungen' im Blick auf das (höherwertige) Christentum. So handelt noch der letzte Satz des mit dem Stichwort „Verweltlichung" betitelten Kapitels über Fechners religiöse Überzeugungen. Ebd, S. 374: „Fechner war ontologisch denkender Christ."

6 Zu Boerhaave ebd., S. 295–297; zu Hoffmann ebd., S. 303–305.

7 Zu den pflichtenethischen Schriften des „Corpus hippocraticum" zählen der „Eid", das „Gesetz", „Über den Arzt", „Über das würdige Verhalten" und „Vorschriften"; Barbara Elkeles: Arzt und Patient in der medizinischen Standesliteratur der Frühen Neuzeit, in: Heilkunde und Krankheitserfahrung in der frühen Neuzeit, hg. v. Benzenhöfer u. Kühlmann, S. 131–143, hier S. 131 und die Edition von Karl Deichgräber: Der hippokratische Eid. Text gr. u. dt.; Nachleben. 4. erw. Aufl. Stuttgart 1983.

8 Jackie Pigeaud: La Renaissance hippocratique au XVIIIème siècle, in: Hippokratische Medizin und antike Philosophie. Verhandlungen des VIII. Internationalen Hippokrates-Kolloquiums im Kloster Banz/Staffelstein vom 23. bis 28. September 1993, hg. v. Renate Wittern u. Pierre Pellegrin. Hildesheim 1996 (Medizin der Antike 1), S. 583–610.

9 Barbara Elkeles: Aussagen zu ärztlichen Leitwerten, Pflichten und Verhaltensweisen in berufsvorbereitender Literatur der frühen Neuzeit. Med. Diss. masch. Hannover 1980; zusammenfassend dies.: Arzt und Patient, S. 131–134.

10 Elkeles: Arzt und Patient (wie Anm. II., 7); Wolfgang Eckart: „Medicus politicus" oder „Machiavellus Medicus"? Wechselwirkungen von Ideal und Realität des Arzttypus im 17. Jahrhundert, in: Medizinhistorisches Journal 19 (1984), S. 210–224, der Text ist in einer leicht veränderten Version nochmals erschienen, ders.: Anmerkungen zur „Medicus Politicus" und „Machiavellus Medicus"-Literatur des 17. und 18. Jahrhunderts, in: Heilkunde und Krankheitserfahrung (wie Anm. II., 7), hg. v. Benzenhöfer u. Kühlmann, S. 114–130.

11 Über Rodericus (oder Rodrigue) à (oder de) Castro (1546–1627) ist wenig bekannt; unter den bio-bibliographischen Lexika ist er nur verzeichnet in: Dictionaire des sciences médicales. Biographie Médicale. Tome troisième. Paris 1821, S. 184; Yvonne David-Peyre: Le ‚Medicus

Anmerkungen zu S. 49

Politicus de Rodrigo de Castro' et la musicothérapie, in: Revue d'Histoire de la Médecine Hébraique 26 (1973), S. 69–74 u. M.[...] Kayserling: Zur Geschichte jüdischer Ärzte. Die Familie de Castro, in: Monatsschrift für Geschichte und Wissenschaft des Judenthums 8 (1859), S. 161–170 u. 9 (1860), S. 92–98 u. 330–339; Elkeles: Arzt und Patient (wie Anm. II., 7), S. 134–140. Vergleichsweise ausführliche Informationen enthält Hermann Kellenbenz: Sephardim an der unteren Elbe. Ihre wirtschaftliche und politische Bedeutung vom Ende des 16. bis zum Beginn des 18. Jahrhunderts. Wiesbaden 1958, S. 325–328 u. passim. – Für den Hinweis auf Kellenbenz dank ich Eva Horváth. Auf die Ausbildung, die Lebens- und Arbeitsbedingungen jüdischer Ärzte will ich in diesem Zusammenhang aber nicht eigens eingehen. Allerdings könnte gerade das Beispiel de Castros die Beschäftigung mit dem Verhältnis von jüdischer und christlicher Medizinethik anregen. Meines Wissens ist dieser Aspekt, dem ich mit Blick auf de Castro noch nachgehen will, nicht eigens erforscht – anders als die allgemeine berufliche Situation jüdischer Ärzte im Reich; vgl. die zahlreichen Studien von Samuel Kottek und darüber hinaus Robert Jütte: Zur Funktion und sozialen Stellung jüdischer „gelehrter" Ärzte im spätmittelalterlichen und frühneuzeitlichen Deutschland, in: Gelehrte im Reich. Zur Sozial- und Wirkungsgeschichte akademischer Eliten des 14. bis 16. Jahrhunderts, hg. v. Rainer Christoph Schwinges. Berlin 1996 (Zeitschrift für historische Forschung, Beih. 18), S. 159–179; Manfred Komorowski: Bio-bibliographisches Verzeichnis jüdischer Doktoren im 17. und 18. Jahrhundert. München u.a. 1991 (Bibliographisches zur jüdischen Geschichte 3); Wolfgang Treue: Zwischen jüdischer Tradition und christlicher Universität: Die Akademisierung der jüdischen Ärzteschaft im Frankfurt am Main in der Frühen Neuzeit, in: Würzburger medizinhistorische Mitteilungen 17 (1998), S. 375–397; ders.: Lebensbedingungen jüdischer Ärzte in Frankfurt am Main während des Spätmittelalters und der Frühen Neuzeit, in: Medizin, Gesellschaft und Geschichte. Jahrbuch des Instituts für Geschichte der Medizin der Robert Bosch Stiftung 17 (1998), S. 9–55; John Efron: Medicine and the German Jews. A History. New Haven u. London 2001; Robert Jütte: Mit Ariel wär's nicht nur sauber. Ärzte zwischen Glaube und Hygiene: John Efrons Standardwerk über jüdische Heilkunst in Deutschland, in: FAZ, Fr., 27.7.2001, Nr. 172, S. 48.

12   Gotthard Frühsorge: Der politische Körper. Zum Begriff des Politischen im 17. Jahrhundert und in den Romanen Christian Weises. Stuttgart 1974; Eckart: Anmerkungen, S. 115–117.

13   Heinrich Pompey: Die Bedeutung der Medizin für die kirchliche Seelsorge im Selbstverständnis der sogenannten Pastoralmedizin. Freiburg, Basel u. Wien 1968.

14   Die „Methodus discendi"-Literatur spare ich aus; dazu Gregor Schwert:

die Literaturgattung „Methodus discendi". Anleitung zum Studiem der Medizin von Stainpeis bis Boerhaave. Ein Beitrag zur Geschichte der medizinischen Ausbildung. Inaugural-Dissertation zur Erlangung des Doktorgrades der Medizin [...] der Medizinischen Fakultät der Westfälischen Wilhelm-Universität Münster 1983; für den Hinweis auf Schwert siehe die Beiträge von Eckart: Anmerkungen und Elkeles: Arzt und Patient (wie Anm. II., 7).

15 Dazu Michael Stolberg: Probleme und Perspektiven einer Geschichte des „Volksmedizin", in: Die Grenzen des Anderen, hg. v. Schnalke u. Wiesemann, S. 49–74; Volker Roelcke: Medikale Kultur: Möglichkeiten und Grenzen der Anwendung eines kulturwissenschaftlichen Konzepts in der Medizingeschichte, in: Medizingeschichte (wie Anm. I., 172), hg. v. Paul u. Schlich, S. 45–68.

16 Im Jahr 1694 nahm die medizinische Fakultät in Halle ihren Lehrbetrieb auf. Friedrich Hoffmann, Ordinarius primus, gab der Fakultät nicht nur ihr Statuten, sondern sorgte auch für die baldige Einstellung seines Studienfreundes Georg Ernst Stahl (1659–1734). Sie unterrichteten arbeitsteilig: Zu Hoffmanns Tätigkeitsfeldern gehörten Innere Medizin, Chirurgie, Anatomie und Physik; zu denigen Stahls zählten Physiologie, Pathologie, Dialektik, Botanik und Pharmakologie. Zur Entstehung und Entwicklung der Hallenser Fakultät Jürgen Helm: Hallesche Medizin zwischen Pietismus und Frühaufklärung, in: Universitäten und Aufklärung, hg. v. Notker Hammerstein. Göttingen 1995, S. 63–96.

17 Zum Problem der Spezifikation solcher Begriffskombinationen – für die ‚Medicus philologus'-Literatur Herbert Jaumann: Iatrophilologia. ‚Medicus philologus' und analoge Konzepte in der frühen Neuzeit, in: Philologie und Erkenntnis. Beiträge zu Begriff und Problem frühneuzeitlicher ‚Philologie', hg. v. Ralph Häfner. Tübingen 2001, S. 151–176.

18 Haakonssen: Medicine and Morals (wie nm. I. 172), S. 35. „Character" ist in diesem Fall nicht psychologisierend, sondern typisierend gemeint.

19 Sehr ergiebig für eine Untersuchung des Medizinerideals im 18. Jahrhundert wäre die von David Faßmann herausgegebene Zeitschrift „Gespräch in dem Reich derer Todten", die ich jedoch noch nicht einsehen konnte; zu Faßmann Nils Eckhardt: Arzt, Medizin und Tod im Spiegel der von David Faßmann (1638–1744) in den Jahren 1718 bis 1739 herausgegebenen Zeitschrift „Gespräche in dem Reiche derer Todten". Dissertation zur Erlangung des Grades eines Doktors der Medizin Der Medizinischen Fakultät der Universität Düsseldorf [...]. Aus dem Institut für Geschichte der Medizin der Universität Düsseldorf 1987, S. 51 u. passim.

20 Vgl. dazu das vorige Kapitel, vor allem die Diskussion über Kempers Lyrikgeschichte.

21 Krafft: „...denn Gott schafft nichts umsonst!" (wie Anm. I., 170), S. V.

22 A[lasdair] C. Crombie: Von Augustinus bis Galilei. Die Emanzipation der Naturwissenschaft. Köln u. Berlin 1964, S. 518: „Was die wissenschaftliche Methode angeht, so kann die ganze Zeitspanne vom 13. bis 17. Jahrhundert als eine Periode angesehen werden, in der die Funktionen sowohl der experimentellen Prinzipien der Bestätigung, Widerlegung und Wechselbeziehung als auch der mathematischen Techniken immer mehr dazu verwandt wurden, die Naturphilosophie auf exakte Naturwissenschaft zu reduzieren." Für das Konzept einer „Emanzipation" von Weltbildern und institutionellen Ordnungen einer mehr oder minder genau erschlossenen ‚Vorzeit' vgl. auch die Anmerkungen über Habermas in der Einleitung und im ersten Kapitel.

23 Ingo Wilhelm Müller: Iatromechanische Theorie und ärztliche Praxis im Vergleich zur galenistischen Medizin (Friedrich Hoffmann – Pieter van Foreest – Jan van Heurne). Stuttgart 1991 (Historische Forschungen. Im Auftrag der Historischen Kommission der Akademie der Wissenschaften und der Literatur hg. v. Karl Erich Born u. Harald Zimmermann; 17), S. 15; Günter B. Risse: „Hoffmann, Friedrich", in: Dictionary of Scientific Biography, hg. v. Charles Coulston Gillispie. Bd. 6. New York 1972, S. 458–461.

24 Karl Eduard Rothschuh: Studien zu Friedrich Hoffmann (1660–1742), in: Sudhoffs Archiv 60 (1976), S. 163–193 u. 230–270, hier S. 174; Müller: Iatromechanische Theorie und ärztliche Praxis (wie Anm. II., 23), S. 16 und passim.

25 Müller: Iatromechanische Theorie und ärztliche Praxis (wie Anm.II., 23), S. 264.

26 Ebd., S. 264.

27 Ebd., S. 276; zum Fortwirken des Galenismus siehe Ingo Wilhelm Müller: Humoralmedizin. Physiologische, pathologische und therapeutische Grundlagen der galenistischen Heilkunst. Heidelberg 1993, S. 17–28.

28 Müller: Iatromechanische Theorie und ärztliche Praxis (wie Anm. II., 23), S. 266. Müller nennt u.a. Experimente zur Ermittlung der Blutzusammensetzung und der Pulsfrequenz.

29 Friedrich Hoffmann: De officio boni theologi ex idea boni medici, ipso natale serenissimi regii principis, in actu promotionis habita oratio. Halae 1702.

30 Ebd., S. 3f.

31 Ebd., S. 4.

32 Ebd., S. 4f.

33 Ebd., S. 5f.

34 Ebd., S. 5.

35 Ebd., S. 7.

36 Ebd., S. 5.

37 Ebd., S. 7.

38 Ebd., S. 8.

39 Ebd., S. 12: „[...] qui plus ad peccata & vitia hominum, quam eorum fontem respiciunt [...]."

40 Ebd., S. 11: Deniq; praecipua regula in Practicis est: medicum ante omnia causam morbi aggredi, & tollere debere non autem symptomata curare. Palliativa ejusmodi vocatur cura, quae radicem & fontem mali negligit, talis non expers est periculi, utpote vel recidivas ingignit, vel pejorem morbo habitum introducit."

41 Ebd., S. 12.

42 Ebd., S. 15.

43 Ebd., S. 15f.: „Tutissimam quoque quoad salutem animae nostrae res est, custodire bonam consientiam & divina virtute se armare adversus fraudulentos peccatorum insultus, omnique studio evitare occasionem peccandi."

44 Ebd., S. 16: „Felix itaque, terque, quaterque beatus est, qui humili mente suam agnoscit imbecillitatem, suam imperfectionem, & quotidie remediis tam praeservationis, quam curationis ergo utitur efficacissimis."

45 Ob die medizinische Schule Stahls bereits als Gegner in Frage käme, bliebe zu prüfen. Doch der eigentliche Streit der Medizinerschulen in Halle beginnt erst mit Erscheinen der beiden systematischen Werke, mit Stahls „Theoria medica vera" (1708) und Hoffmanns „Medicina rationalis systematica" (1718); dazu Helm: Hallesche Medizin (wie Anm. II., 16), S. 65–72.

46 Irenische Tendenzen gab es selbstverständlich auch in der „katholischen Aufklärung", die jedoch ein erst noch zu eröffnendes Forschungsgebiet darstellt. Bislang hat sich vor allem Notker Hammerstein diesem Gebiet gewidmet; vgl. nur ders.: Aufklärung und katholisches Reich. Untersuchungen zur Universitätsreform und Politik katholischer Territorien des Heiligen Römischen Reichs Deutscher Nationen im 18. Jahrhundert. Berlin 1977 (Historische Forschungen 12).

47 Friedrich Hoffmann: Medicinische Betrachtung, wie man durch Einrichtung seiner Lebens-Art nach den Gesundheits-Regeln der Heiligen Schrifft könne lange Jahre gesund und vergnügt leben und von vielen Kranckheiten unangefochten bleiben, in: ders., Gründlicher Unterricht, Wie ein Mensch nach den Gesundheits-Regeln der Heil. Schrifft und durch Vermeidung unbedächtlicher Medicorum und Verhütung des Mißbrauchs der besten und herzlichsten Nahrungs- und Artzney-Mittel, sein Leben und Gesundheit lang conserviren könne [...]. Ulm 1722, S. 1–69, hier §. 3, S. 12. Als Quelle dient vor allem das Buch Jesus Sirach (30, 22–25; 31, 12–36).

48 Ingo W. Müller ist demgegenüber der Ansicht, Hoffmann berücksichtige die Seele in der Medizin so gut wie nicht: „Die Seele, die in früherer Zeit als wesentlicher Faktor galt, wird nahezu ganz aus den Betrachtungen

ausgeklammert, als eine Angelegenheit, die man den Theologen überlassen sollte." Müller: Mechanismus und Seele – Grundzüge der frühen hallensischen Medizinschulen, in: Aufklärung und Erneuerung. Beiträge zur Geschichte der Universität Halle im ersten Jahrhundert ihres Bestehens (1694–1806). Zur Dreihundertjahrfeier im Auftrag des Rektors hg. v. Günter Jerouschek u. Arno Sames u. Mitarb. v. Michael Beintker, Rainer Enskat, Erhard Hirsch, Josef N. Neumann, Richard Saage, Udo Sträter. Halle 1994, S. 245–261, hier S. 249. Doch läßt sich nicht nur die „Oratio" gegen Müllers Sichtweise anführen, sondern auch Hoffmanns „Untersuchung von der Seele/ daß sie eine Ursache so wol der Gesundheit/ als auch vieler Kranckheiten sey", in: ders., Gründliche Anweisung Wie ein Mensch Vor dem Frühzeitigen Tod und allerhand Arten Kranckheiten durch ordentlich Lebensart sich verwahren könne. Halle 1715, IV., S. 204–263. Hoffmanns Definition der Seele klingt fast schon vitalistisch: „[...] eine lebendige und selbständige Kraft/ welche in sich und in die Dinge ausser ihr eine ohnumschränckte Freyheit zu würken hat." Ebd., §. 1., S. 204. Diese habe Gott mit einem „organischen Cörper" vereinigt, auf den sie aber durch das „Geblüth" wirken könne, und zwar indem sie dieses „Geblüth" durch „Gemüths-Ruhe" in gesundem harmonischem Fluß halte, durch Mißstimmung (Wut, Zorn o. ä.) beschleunige oder seine „Circulation" anhalte; ebd., §§ 1–6, S. 204–219. Insofern die Seele zur Ursache von Krankheiten wird, bezieht Hoffmann sie also ganz systematisch in seine Medizin ein, was Lester S. King schon für die „Fundamenta Medicinae" (1695) belegte und als animistischen Zug von Hoffmanns System deutete; King: The Road to Medical Enlightenment 1650–1695. London u. New York 1970 (History of Science Library), S. 190f. Helm hingegen bemühte sich, erneut einen dualistischen Zug von Hoffmanns Lehre zu erweisen und auf diese Weise einen erheblichen Unterschied zu derjenigen Stahls hervorzuheben; ders.: Hallesche Medizin (wie Anm. II., 16), S. 67 u. 70. Geyer-Kordesch hingegen betont, daß Hoffmann der Seele später (in „Vernünfftige physikalische Theologie und gründlicher Beweis des göttlichen Wesens", 1742) mehr Wirkung auf den Körper einräume; dies.: Pietismus, Medizin und Aufklärung in Preußen im 18. Jahrhundert. Das Leben und Werk Georg Ernst Stahls. Tübingen 2000 (Hallesche Beiträge zur europäischen Aufklärung 13, S. 246.

49   Hoffmann, so wird vermutet, sei durch den Zuspruch seines Freundes Francke nach Halle berufen worden; Martina Dorothea Engel: Ätiologie und Pathogenes der Epilepsie aus iatromechanischer Sicht am Beispiel von Friedrich Hoffmann (1660–1742). Inaugural-Dissertation zur Erlangung des Doktorgrades der Medizin der Hohen Medizinischen Fakultät der Ruhr-Universität Bochum. Aus der Abteilung für Geschichte der Medizin der Ruhr-Universität Bochum 1999, S. 16 u. 18f.

50   Ebd., S. 19; zur engen Verbindung von hallescher Medizin und Pietismus

Geyer-Kordesch: Pietismus, Medizin und Aufklärung (wie Anm. II., 48), hier bes. S. 103.

51 Zum Umgang mit „Ego-Dokumenten" in einer mikrologisch angelegten Medizingeschichte Michael Kutzer: Herrgott, Heiler und Harnschau: Das Vermächtnis des Ulmer Stadtarztes Augustin Thoner (1567–1655), in: Medizinhistorisches Journal 35, S. 149–173.

52 Ausgenommen sind sechs Briefe an Lorenz Heister, die sich in der Universität Erlangen-Nürnberg befinden, und ein gedruckter Brief an seinen Freund Daniel Wilhelm Triller, auf den ich später zurückkomme; diese Hinweise entstammen Jens Jessen u. Reiner Voigt: Bibliographie der Autobiographien. Bd. 4: Selbstzeugnisse, Erinnerungen, Tagebücher und Briefe deutschsprachiger Ärzte. München u.a. 1996, S. 219.

53 Hoffmans Barschaft beläuft sich – seinem Testament zufolge – auf 9000 Taler. Er spendet 1000 und mehrfach noch kleinere Beträge: „Dieses Capital soll der Löbl.[ichen] Theologischen Facultät, zu welcher ich in hoc pia caussa ein besonderes Vertrauen habe [...] bezahlet werden." In: Das Testament von Friedrich Hoffmann dem Jüngeren vom 25. Oktober 1742, abgedruckt in: Werner Piechocki: Das Testament des halleschen Klinikers Friedrich Hoffmann des Jüngeren (1660–1742), in: Acta Historica Leopoldina 2 (1965), S. 107–144, hier S. 125–130, zit. XIV.), S. 128. Außerdem erhält die Stadtbibliothek Hoffmanns theologische Bücher – allerdings nur zur Verwahrung aufgrund des Platzmangels in der theologischen Fakultät; ebd., XVII.), S. 128.

54 Ebd., XXI.), S. 129: „Damit aber auch alles, was ich geordnet und gestiftet habe, desto fester möge gehalten werden, setze ich zu executoribus dieses meines Testaments und letzten Willens den zeitigen Herrn ProRectorem Magnificam und die jetzigen und künftigen Herren Decanos Facultatis Theologicae et Medicae, nebst dem Herrn Syndico Universitatis [...]."

55 Gabriel Wilhelm Goetten: Das Jetzt-lebende Gelehrte Europa [...]. Braunschweig 1735, S. 132ff.; Julius Otto Opel: Einleitung, in: Christian Thomasius. Kleine deutsche Schriften. FS der Historischen Commission der Provinz Sachsen zur Jubelfeier der Universität Halle-Wittenberg am 1. bis 4. August 1894, hg. v. dems. Halle 1894, S. 1–78, hier S. 40–42; im Rückgriff auf Goetten Martin Gierl: Pietismus und Aufklärung. Theologische Polemik und die Kommunikationsreform der Wissenschaft am Ende des 17. Jahrhunderts. Göttingen 1997 (Veröffentlichungen des Max-Planck-Instituts für Geschichte 129), S. 451f.

56 Wie vorherige Anmerkung.

57 Michael Stolleis: Staat und Staatsräson in der frühen Neuzeit. Studien zur Geschichte des öffentlichen Rechts. Frankfurt a.M. 1990, vor allem S. 37–164.

58 Einen Einblick in die humanistischen Fundamente frühneuzeitlicher Me-

dizin gibt Johannes Caselius in seiner ‚hlsluı ia littoraria' für die Mediziner; ders.: Medicvs gravissimvs hvmanitatis stvdiorvm vindex ex historia litteraria advmbratvs a Iacobo Bvrckhard [...]. Wolfenbvtteli 1716; weitere Hinweise in Jaumann: Iatrophilologia.

59 Ahasveri Fritschi: Medicus Peccans, Sive Tractatus De Peccatis Medicorum. Norimbergae 1684; Elkeles: Arzt und Patient, S. 141.

60 Die erste Skizze dieser hinlänglich bekannten Streitigkeiten stammt von dem Thomasius-Schüler und Philosophieprofessor Nikolaus Hieronymus Gundling (1671–1729) und wurde in den „Wöchentlichen Hallischen Anzeigen" publiziert: „Haben sich die Herren Medici, heut zu Tage, in zwey Hauptsecten, wenn wir so reden dürfen, abgetheilet: nemlich in die so genannten Mechanicos und Stahlianer. Davon nun suchen Erstere zu behaupten, daß die Actiones Vitales, in dem menschlichen Cörper, grösten theils, sowohl in statu sano, als in Statu morboso, mechanice und vermittelst der cörperlichen Structur, entstünden und procedirten; Ja, die eingenommenen Medicamente selbst, auf mechanische Art in dem Cörper wirckten; also die Seele wenig, oder vielmehr gar Nichts, zu alle dem contribuire. Die Herren Stahlianer hergegen statuiren das Gegentheil; Es sey nemlich die menschliche Seele das Primum Movens in dem Cörper, und die cörperlich mechanische Structur nur ein Instrumentum ermeldten Motoris; auch die eingegebene Arzneyen eine blose Anreitzung, die Seele in Bewegung zu bringen." Zit. n. Wolfram Kaiser: Pro memoria Georg Ernst Stahl (1659–1734), in: Georg Ernst Stahl (1659–1734). Hallesches Symposion 1984, hg. v. dems. u. Arina Völker. Halle (Saale) 1985 (Wissenschaftliche Beiträge der Martin-Luther-Universität Halle-Wittenberg 1985/66; E 73), S. 7–24, hier S. 13. Über die Schule Stahls und die Hallenser Kontroversen wird der Sammelband von Carsten Zelle informieren; ders. (Hg.): Vernünftige Ärzte. Hallesche Psychomediziner und die Anthropologie der Aufklärung. Erscheint Tübingen 2001 (Hallesche Beiträge zur Europäischen Aufklärung 19).

61 Roderici à Castro [...] Medicus–Politicus: Sive de Officiis Medicopoliticis Tractatus, quatuor distinctis libris [...]. Hamburgi 1662.

62 Ebd., L. I: Oppressis piùs senticosis errorum tribulis: repressisque oppugnantìum telis, Medicina suo loco collocatur, ejus origo traditur, & respectus ad alias facultates, C. 9: „Medicina e deo esse, explicatur locus Ecclesiastici", S. 29–33.

63 Ebd., mit Bezug auf Hesekiel 21.

64 Ebd., mit Bezug auf Exodus 21.

65 Blickt man etwa in die Dissertationen, denen der Stahl-Schüler Michael Alberti präsidierte, so fällt auf, daß kaum einer der Texte ohne Erwähnungen des „Medicus Politicus" von de Castro auskommt.

66 Ebd., L. III: Vitia appunguntur medico imprimis fugienda, virtutes prosequendae commendatur, amictus ipsius, vultus, ingressus, mores, actiones,

& reliqua, quae ad circumspectionem ac prudentiam utilia sunt, referun-
tur, C. 1: „Quae potissimum vitia medico declinando sint", S. 110–113.
Die Laster werden in der obigen Reihenfolge zitiert und mit Ovid, Aristoteles und Augustinus erläutert.

67 à Castro: Medicus-Politicus (wie Anm. II., 61), L. I, C. II, S. 3 u. passim.

68 Elkeles: Arzt und Patient (wie Anm. II., 7), S. 135.

69 Kellenbenz: Sephardim an der unteren Elbe (wie Anm. I., 11), S. 325–
328.

70 à Castro: Medicus-Politicus (wie Anm. II., 61), Praefatio, unpag. [A2–
A3]; Kellenbenz: Sephardim an der unteren Elbe (wie Anm. I., 11), S.
327.

71 Darüber hinaus besticht der Text durch stupende Gelehrsamkeit im Umgang mit den antiken Quellen. Gleich eingangs werden die Lehren der
‚empirischen', ‚methodischen' und ‚chymischen' Sekte diskutiert; ebd.,
L. I, C. 4–6, S. 8–19.

72 Dazu Eckart: „Medicus Politicus" (wie Anm. II., 10), S. 216–219; ders.:
Anmerkungen, S. 118–120.

73 Eckart: „Medicus Politicus" (wie Anm. II., 10), S. 216.

74 Machiavellus Medicus, Seu Ratio Status Medicorum, Secundum Exerci-
tium Chymicum delineata, & in certas Regulas redacta, atqve Ob usum,
qvem Junioribus Practicis praestat, publicae luci donata, à Philiatro.
Argentorati 1698, XIII., unpag. [3v]: „Ut frequentiorem habeas praxin de
Matrimonio favorabili Tibi prospice & cum Concionatoribus, ut com-
menderis familiariter age." Der Medicinische Machiavellvs, oder: Die
Staats-Klugheit der Medicorum in Gründliche Regeln verfasset, Und zum
Nutzen der Neuangehenden Practicorum ans Licht gegeben von Philiatro.
[...] Strasburg 1745, Regel XIII., S. 17: „Willst du eine starcke Praxin ha-
ben, so siehe zu, daß du eine gute Mariage treffest, und dich mit denen
Priestern bekandt machest, denn die werden dich recommendiren." Zum
Textbestand Wolfgang Eckart: Machiavellus Medicus. Eine satirisch-
kritische Schrift zur medizinischen „Politik" des ausgehenden 17.
Jahrhunderts, in: Nouvelles de la République des Lettres 2/1 (1982), S.
97–125.

75 Machiavellus Medicus, unpag. [3v]; Der Medicinische Machiavellvs, S.
17f.

76 Machiavellus Medicus, unpag. [3v]: „[...] circa quae admodum curiosi
sunt"; Der Medicinische Machiavellvs, S. 18: „[...] denn sie pflegen sehr
curieus dabey zu seyn."

77 Machiavellus Medicus, unpag. [3v]; Der Medicinische Machiavellvs, S.
18.

78 Eckart: Anmerkungen (wie Anm. II., 10), S. 125f.

79 Friedrich Hoffmann: „De Religione & Studiis Medici", in: ders.. Medicvs
Politicus sive Regvlae Prudentiae secundum quas Medicus juvenis studia

sua et vitae rationem dirigere debet, si famam sibi felicemque praxin et cito acquirere et conservare cupit. Lugduni Batavorum 1736, S. 1. Siehe auch – nicht übermäßig texttreu übersetzt – Friedrich Hoffmann: Politischer Medicus, oder Klugheits-Regeln, Nach welchen ein junger Medicus seine Studia und Lebensart einrichten soll, wenn er sich will berühmt machen, auch geschwinde eine glückliche Praxin zu erlangen und zu erhalten begehret. In das Deutsche übersezt, von Johann Moritz Auerbach. Leizig 1752, S. 3.

80 Hoffmanni: Medicvs Politicus (wie Anm. II., 79), S. 1.

81 Ebd., S. 1.

82 Ebd., S. 2: „Quid igitur vita hominis? nil nisi umbra."

83 Ebd., S. 2: „Medicus sit moderatus, nec multum de rebus religionem & fidem spectantibus disputet."

84 Ebd., S. 2.

85 Ebd., S. 2.

86 Ebd., S. 3.

87 Ebd., S. 3.

88 Ebd., S. 4.

89 Ebd., S. 4.

90 Zu Stahl Johanna Geyer-Kordesch: Pietismus, Medizin und Aufklärung (wie Anm. II., 48); dies.: Stahl – Leben und seine medizinische Theorie, in: Georg Ernst Stahl (1659–1734) in wissenschaftshistorischer Sicht, hg. v. Engelhardt u. Gierer, S. 13–31.

91 Anders als ich es oben darlege, betont Martin Pott in diesem Zusammenhang den religiösen „Indifferentismus" Hoffmanns und blickt dabei auf das Alterswerk des Mediziners, in dem dieser von der Offenbarungsreligion Abstand nehme; Martin Pott: Aufklärung und Aberglaube. Die deutsche Frühaufklärung im Spiegel ihrer Aberglaubenskritik. Tübingen 1992 (Studien zur deutschen Literatur 119), S. 378f.

92 Hoffmanni: Medicvs Politicus (wie Anm. II., 79), S. 4–6.

93 Eckart: Anmerkungen (wie Anm. II., 10), S. 125f.

94 Ebd.

95 Zu Carl Geyer-Kordesch: Pietismus, Medizin und Aufklärung (wie Anm. II., 48), S. 193–201.

96 Hoffmanni: Medicvs Politicus (wie Anm. II., 79), S. 4.

97 Elkeles: Arzt und Patient, S. 133 (wie Anm. II., 7), Anm. 15.

98 Eckart: „Medicus politicus" (wie Anm. II., 10) , S. 221.

99 Ebd.: „Medicus politicus", S. 213.

100 Wolfram Kaiser: Zu Problemen der ärztlichen Ethik im 18. Jahrhundert, in: Ethik in der Geschichte von Medizin und Naturwissenschaften, hg. v. dems. u. Ariana Völker. Halle (Saale) 1985 (Wissenschaftliche Beiträge der Martin-Luther-Universität Halle-Wittenberg 1985/55; E 77), S. 58–68; Christa Haubrich: Zur Ethik des pietistischen Arztes im 18. Jahrhun-

dert, in: ebd., S. 69–83; Ariana Völker: Die Medizin der Aufklärungsepoche und die heilkundliche Konzeption des Pietismus hallescher Prägung, in: Dixhuitième. Zur Geschichte von Medizin und Naturwissenschaften im 18. Jahrhundert, hg. v. ders. Halle (Saale) 1988 (Wissenschaftliche Beiträge der Martin-Luther-Universität Halle-Wittenberg 1988/20; T 67), S. 9–15.

101 Johann Samuel Carl: Vorstellung vom decoro medici. An- und einweisend Dessen Geistliche Gestalt/ Pflicht und Arbeit. Von Machiavellischen Thorheiten gereinigt/ Und nach dem Maaß-stab des Christenthums eingerichtet. Zweyte Auflage Vermehrt mit einer Zugabe von Dreyfacher Einleitung in die Medicin. Büdingen 1723, unpag. [ )(3r].

102 Ebd., S. 10.

103 Ebd., S. 17.

104 Die Frage, wie „lumen naturale" und geistliches Licht (oder Offenbarung) zueinander stehen, wäre allerdings vor dem denkgeschichtlichen Hintergrund des Pietismus erst zu stellen. Vgl. auch zur Thematik des „lumen" am Beispiel eines Gedichtes von Johann Jakob Zimmermann; Martin Brecht: „Etliche durch des Lichts Natur poetice und sonsten illustrirte Glaubens-Articul". Ein Lehr-Gedicht aus dem radikalen Pietismus [Eckhard Lessing zum 60. Geburtstag], in: Pietismus und Neuzeit. Ein Jahrbuch zur Geschichte des neueren Protestantismus 20 (1994), S. 75–89, hier S. 83: „Man wird sich allerdings bei Zimmermann davor zu hüten haben, die Sphären des Natürliche und des Geistlichen zu sehr auseinanderzureißen. Im Grunde geht er noch von einem einheitlichen Weltzusammenhang aus."

105 Weber: Die Protestantischen Sekten und der Geist des Protestantismus (wie Anm. I., 16); vgl. dazu das erste Kapitel dieser Untersuchung.

106 Martin Honecker: Christus medicus, in: Der kranke Mensch in Mittelalter und Renaissance, hg. v. Peter Wunderli. Düsseldorf 1986 (Studia humaniora 5), S. 27–43; Jaumann: Iatrophilologia, S. 153.

107 Zu Leben und Werk Albertis Wolfram Kaiser u. Ariana Völker (Hg.): Michael Alberti (1682–1757). Halle (Saale) 1982 (Wissenschaftliche Beiträge der Martin-Luther-Universität Halle-Wittenberg 1982/4; T 44).

108 Karl Ed.[uard] Rothschuh: Konzepte der Medizin in Vergangenheit und Gegenwart. Stuttgart 1978, S. 67f.

109 Ebd., S. 68.

110 Pompey: Die Bedeutung der Medizin (wie Anm. II., 13), S. 54.

111 ‚Iatrotheologie' fällt – nach Rothschuh – unter die Kategorie „supranaturalistische[r] Krankheitsinterpretationen"; sie zeichne sich dadurch aus, daß sie rationalistisch nach den „Gründen des göttlichen Zorns", also nach den supranaturalistischen Krankheitsursachen frage; Rothschuh: Konzepte der Medizin, S. 47 [Hervorhebungen im Original]. Zu diesem Zweck hält sie eine Lehre von der Sündhaftigkeit des Menschen, vom

Ursprung von Gut und Böse und von der Gnadenwahl bereit. Das in erster Linie religiöse „Heils*ziel*" wird vor allem durch kirchliche, sakramentale Mittel erreicht. Ebd., S. 48 [Hervorhebung im Original].

112 Aug[ust] Hirsch: „Alberti, Michael A.", in: Allgemeine Deutsche Biographie. Bd. 1. Leipzig 1875, S. 214f, hier S. 215; über die Anhänger Stahls, die seine Medizin mit Bekehrungsabsichten „verschmelzen" Geyer-Kordesch: Stahl (wie Anm. II., 90), S. 100; Helm: Hallesche Medizin (wie Anm. II., 16), S. 86f.

113 Vgl. Mich[ael] Alberti: Specimen Medicinae Theologicae Selectiora quaedam themata ad scientiam et experientium medicam praecipue pertinentia Cum S. Theologia tamen proprius firmiusque connexa Multis particularibus observationibus nec non casibus conscientiae. Illustrata commendans In medicinae et theologiae usum Directum cum praefatione Jo[hann] Michael Langii [...]. Halae 1726. Textgleich sind beispielsweise die Tractatio I. „De religione medici" aus dem „Specimen" (S. 1–70) und die Dissertation „De religione medici" (1722, Resp. Friedrich Brösike), auf die ich in Abschnitt b) eingehen will. Aber auch die nachstehend besprochene Dissertation wurde in das „Specimen" übernommen.

114 Zusammenfassend David Knipp: ‚Christus medicus' in der frühchristlichen Sarkophagskulptur. Ikonographische Studien der Sepulkralkunst des späten vierten Jahrhunderts. Leiden u.a. 1998 (Supplements to Vigiliae Christianae; Formerly Philosophia Patrum; Texts and Studies of Early Christian Life and Language 37), S. 1.

115 Joseph Ott weist die Verwendung des Begriffs bereits in Apostelakten nach, deren gnostischen Ursprung er für unbestritten hält; ders.: Die Bezeichnung Christi als ιατρος in der urchristlichen Literatur, in: Der Katholik 90 (1821), S. 457–458, hier S. 458.

116 R.[...] Herzog: „Asklepios", in: Reallexikon für Antike und Christentum 1 (1950), Sp. 795–799; Karl Kerényi: Der göttliche Arzt. Studien über Asklepios und seine Kultstätten. Darmstadt 1964; Rudolf Arbesmann: The Concept of ‚Christus Medicus' in St. Augustine, in: Traditio 10 (1954), S. 1–28; zusammenfassend Knipp: ‚Christus medicus' (wie Anm. II., 114), S. 1–4.

117 D.[...] Detschew: „Apollon", in: Reallexikon für Antike und Christentum 1 (1950), Sp. 524–529.

118 Auch Gott selbst wird als Mediziner betrachtet; ich will später darauf zurückkommen.

119 Knipp: ‚Christus medicus' (wie Anm. II., 114), S. 1.

120 Ebd., S. 4.

121 Wilhelm Kühlmann u. Joachim Telle: Einleitung, in: Der Frühparacelsismus. Erster Teil, hg. u. eingel. v. dens. Tübingen 2001 (Corpus Paracelsisticum; Dokumente frühneuzeitlicher Naturphilosophie in Deutschland 1), S. 1–40, hier S. 29.

122 Um nur zwei Beispiele zu nennen: Conrad Johren (Praes.)/Georg Petrus
Schultz (Resp.): Dissertatio inauguralis De Christo Medico, [...].
Francofurti ad Viadrum 1703; Alb[ertvs] Meno[] Verpoortennvs
(Praes.)/Sebastianvs Gottlieb Beyervs (Resp.): Dissertatio Philologico–
Exegetica De Christo Medico Corporis et Animi [...]. Cobvrgi 1726.

123 Alberti spart in seinen Dissertationen nicht mit Ausblicken auf die ‚heid-
nische‘ Medizin. Ich will nur zwei Beispiele anführen: Ders.
(Praes.)/Samuel Csernansky (Resp.): Dissertatio inauguralis medica, De
Medicinae apud Ebraeos et AEgyptios conditione, [...]. Halae, 3. Sept.
1742. Alberti und Csernansky betrachten die göttlichen Ursprünge der
Medizin und beginnen zu diesem Zweck bei den Ägyptern. Mit Hermann
Conring („Medicina Hermetica") betrachten sie Hermes als Begründer
der ägyptischen Medizin. Diese werde – vermittelt durch Jacob, Joseph
und Moses (z. B. Genesis 50,2) – von den Hebräern aufgenommen und
von den Christen erst zu eigentlicher Perfektion entwickelt. Ein weiteres
Beispiel ist die Dissertation über die Siebenzahl, die von jeher eine göttliche Zahl darstelle, nach der sich das Wohl und Weh des einzelnen Menschen oder einer ganzen Gesellschaft wandele; Alberti (Praes.)/Johannes
Amadeus Hase (Resp.): Dissertatio inauguralis medica, De Septenario
medico memorabili, Daß nach der Siebenden Zahl denckwürdige Veränderungen am menschlichen Leibe vorgehen. Halæ, November 1742.

124 Michael Alberti (Præs.)/Christian am Ende (Resp.): Dissertatio
inauguralis medica, De Medicina Christi Divina et Miraculosa, [...]. Halæ
[1725] – bzw. Alberti: Specimen, Tractatio X. De Medicina Christi
Divina et Miraculosa, S. 606–688.

125 Philipp Jakob Spener: Die Evangelische Glaubens-Lehre 1688. Predigten
über die Evangelien (1686/87). 1. Advent bis 4. p. Trin., eingel. v. Diet-
rich Blaufuß u. Erich Bayreuther. Teilbd. 1. Hildesheim 1986 (Philipp
Jakob Spener III.1), S. 870–889; dazu Dietrich Blaufuß: Philipp Jakob
Speners „Evangelische Glaubens–Lehre". Bedeutung – Entstehung –
Überlieferung, in: ebd., S. 10–90, hier S. 24f.

126 Zum Thema vgl. Rebekka Habermas: Wallfahrt und Aufruhr. Zur
Geschichte des Wunderglaubens in der frühen Neuzeit. Frankfurt a.M. u.
New York 1991 (Historische Studien 5).

127 Alberti/am Ende: De Medicina Christi (wie Anm. II., 124), S. 1.

128 Über diese ‚geheimen Kräfte‘ handelt Alberti an anderer Stelle, nämlich
in seinen ‚psychosophischen‘ Überlegungen: Observatio XII. De occultis
animae humanae effectibus, in: ders.: Medicinische und Philosophische
Schrifften, von unterschiedenen Materien Welche bisher eintzeln edirt/
und vorlängst nicht weiter zu bekomen gewesen; Nunmehro aber zusammen getragen und auf Vieler offtmahliges Begehren Zum gemeinen
Nutzen aufs neue aufgelegt. Mit einigen Neuen Tractätgen vermehrt, Und
mit einem kurtzen aber zulänglichen Indice versehen sind. Halle 1721, S.

597–620. Alberti zielt auf Typen der ‚sinnlichen Erkenntnis'; ebd., S. 603–617: auf den Geruchssinn beispielsweise, der – ebenso wie der körperliche Anblick von Menschen – Sympathie oder Antipathie bewirke, aber auch auf Phänomene wie Wetterfühligkeit und die Wahrnehmung astrologischer Konstellationen. Besondere Aufmerksamkeit erfährt die Seelenverwandtschaft – als eine Form ‚geistiger' Kommunikation von zwei Seelen. Grundlegend für Albertis Überlegung ist die Fiktion, daß vor dem Sündenfall noch eine „Harmonie der Seele" („harmonia animae") mit dem Natürlichen geherrscht habe. Sie werde in den ‚verborgenen Seelenkräften' bewahrt, ebd., S. 606f.

129   Alberti/am Ende: De Medicina Christi (wie Anm. II., 124), S. 5 u. 8.

130   Spener: Glaubens-Lehre (wie Anm. II., 125), Dom. 5, Trinit., S. 881 zit. n. ebd., S. 8.

131   Spener: Glaubens-Lehre (wie Anm. II., 125), Dom. 5, Trinit., S. 881, zit. n. ebd., S. 8: „[...] aber das sind Wunder–Werck, wo entweder was geschieht, was schlechterdings der Natur ohnmöglich ist; als da dorten Sonn und Mond auf Josua Befehl Jos. 10. v. 12.23. stehen bleiben musten: oder wann Todte wahrhafftig auferweckt werden, welches keine erschaffene Macht zu thun vermag: oder aber wann einige Dinge, welche sonsten natürlicher Weise auch geschehen können, auf solche Weise, da keine natürliche Mittel gebraucht worden, verrichtet werden [...]."

132   Es ist kein Einzelfall, daß Alberti und seine Schüler ganz auf Spener vertrauen. Vgl. Alberti (Praes.)/Adam Christianus Stephani (Resp.): Dissertatio inauguralis medica, De voto castitatis medico, Oder: Medizinischer Unterricht vom Gelübde der Keuschheit. Halae, Sept. 1736, §. VII, S. 6 u. passim: Mit Spener (Theologische Bedencken, Teil 2, S. 209) geht es beiden nicht nur um die „Reinheit der Seele und des Körper" („Puritas animi atque corporis"), die sie durch die Verletzung des Gelübdes der Keuschheit gefährdet sehen, sondern gerade auch um eine praktische Folge der Ausschweifung, um die Schwächung des Körpers.

133   Alberti/am Ende: De Medicina Christi (wie Anm. II., 124), S. 7: „Christus [...] est Medicus quoad nomen & quoad officium, quoad promissionem & quoad impletionem, quoad spiritualia & quoad corporalia, omnia in omnibus verbis & factis, potentia & actu sub perpetua sapientissima, justissima & saluberrima directione & operatione [...]."

134   Helm zitiert in diesem Sinne aus dem „Specimen", Christus habe sich nicht nur als Arzt der Seele, sondern auch des Körpers bewährt: „Benedictus Salvator se tanquam perfectissimum & infallibilem animae atque corporis satis evidentem probavit [...]." Helm: Hallesche Medizin (wie Anm. II., 16), S. 88 u. ebd., Anm. 120.

135   Um nur einige Beispiele zu nennen: 1. Cor. 10, 31; Joh. 5, 23; Psalm 98, 2; Matth. 9, 12; Psalm 18, 3; Psalm 41, 3; Alberti/am Ende: De Medicina Christi (wie Anm. II., 124), S. 6.

136 Zum Begriff „Magd der Theologie" Rothschuh: Konzepte der Medizin (wie Anm. II., 108), S. 55.

137 Toellner zeigt, daß Schmerz (und damit Krankheit) nach Descartes zum Zeichen einer vollkommenen (und damit naturgesetzlich erklärbaren) Naturordnung werden; Richard Toellner: Der Körper des Menschen in der philosophischen und theologischen Anthropologie des späten Mittelalters und der beginnenden Neuzeit, in: Gepeinigt, begehrt, vergessen. Symbolik und Sozialbezug des Körpers im späten Mittelalter und in der frühen Neuzeit. Hg. von Klaus Schreiner u. Norbert Schnitzler. München 1992, S. 140. Das zitierte Beispiel zeigt jedoch, daß der so gezeichnete Wandel der Auffassung von Schmerz und Krankheit nicht für alle medizinischen Systeme trägt. Krankheit wird bei Alberti noch ganz biblizistisch erklärt und bewertet.

138 Alberti (Praes.)/am Ende (Resp.): De Medicina Christi (wie Anm. II., 124), S. 18.

139 Ebd., S. 10.

140 Ebd., S. 2: „Medicus artifex ne in se suscipiat morbos *incurabiles* curare." [Hervorhebung im Original].

141 Ebd.: „Christus medicus curat morbos *incurabiles.*" [Hervorhebung im Original].

142 Christian[us] Benedictus Carpzov (Praes.)/Io[annis] Christianus Moerlinus (Resp.): Deo optimo medico juvante Medicos ab ecclesia pro sanctis habitos [...]. Lipsiae [1709]; vgl. eine erste Erwähnung des Textes als Teil des erbaulichen Schrifttums Pompey: Die Bedeutung der Medizin, S. 53.

143 Carpzov/Moerlinus: Deo optimo medico (wie Anm. II., 142), S. 4.

144 Pompey: Die Bedeutung der Medizin (wie Anm. II., 13), S. 40–52.

145 „Vor dem Hintergrund dieses theologischen Konzepts [nach dem die Beziehung zu Gott im Mittelpunkt der Medizin stehen soll] ist es verständlich, daß Alberti für die mechanistischen Vorstellungen Friedrich Hoffmanns nur wenig Sympathie aufbringt und – vor allem im ‚Specimen medicinae theologicae' – die Lehre seines Fakulätskollegen heftig angreift. Es widerspreche der göttlichen Wahrheit, und man leugne die Herrschaft Gottes, wenn man alle Vorgänge aus materiellen oder natürlichen Kräften abzuleiten versuche, wenn man meine, Gott habe einmal die Natur geschaffen und mit verschiedenen Fähigkeiten beglückt, so daß sie nun aus sich heraus wirken könne." Helm bezieht sich vor allem auf das „Specimen", allerdings in diesem Fall nur mit Blick auf Rothschuhs Darstellung desselben; Helm: Hallesche Medizin Wie Anm. II., 16), S. 87, Anm. 109, S. 89 u. ebd., Anm. 123.

146 Doch liegen auch Abhandlungen vor, die das „Medicus Religiosus"-Thema sogleich spezifizieren, um über einzelne Aspekte Auskunft zu geben – über die Krankheiten der Seele etwa; vgl. die Schrift des Jesuiten Caroli Scribani: Medicvs religiosvs de animorvm morbis et cvrationibus.

Antverpiae 1648. Auch handelt es sich hinsichtlich der Gattungsfrage nicht nur um Traktate, in denen über den „Medicus religiosus" gesprochen wird. In Form einer Vorlesung appelliert Gerhard Cam an sein ‚humanistisches' Publikum, die ‚Religion der Mediziner' hochzuschätzen; vgl. Gerardo Cam: De religione medici. Delphis 1721. Nach wie vor bemühte man sich um die Auswertung der antiken Zeugnisse – auch hinsichtlich der Religion der Mediziner. Charakteristischerweise sind solche Werke nicht „De religione medici" betitelt. Die Hippokrates-Kommentatoren Johann Matthias Gesner und Georg Matthiae etwa sprechen vorsichtiger: De habitv medicinae ad religionem, secundum Hippocratem ΠΕΡΙ ΕΥΣΧΗΜΟΣΥΝΗΣ T. VI., 2 seqq. [...]. Gottingae 1739.

147 Zur Angst vor Quacksalbern und Kurpfuschern und der mitunter ungerechtfertigten Polemik gegen dieselben Klaus Bergoldt: Die mittelalterliche Kritik am Arzt, in: Ruperto Carola. Heidelberger Universitätshefte 43/83,84 (1991), S. 35–60; Roy Porter: Health for sale. Quackery in England 1660–1850. Manchester u.a. 1989; Christian Probst: Fahrende Heiler und Heilmittelhändler. Medizin von Marktplatz und Landstraße. Rosenheim 1992; Sabine Sander: Handwerkschirurgen. Sozialgeschichte einer verdrängten Berufsgruppe. Göttingen 1989 (Kritische Studien zur Geschichtswissenschaft 83); Heinz Schott (Hg.): Der sympathetische Arzt. Texte zur Medizin im 18. Jahrhundert. München 1998, S. 323–328.

148 Wie prototypisch solche Beschreibungen ausfallen, zeigt der Vergleich mit dem Specimen inaugurale medico-politicum De crimine Stellationatus medici, Von verstellten und versteckten Betrüglichkeiten in der Medizin; [...]. Moderatore Michaele Alberti, [...]. Pro gradu doctoris [...] Johannes Andreas Bodenburg [...]. Halae 11. Sept. 1747. Dort geht es im wesentlichen um die „Charlatani", um die Paracelsisten, um abergläubische Prediger, um „Cabalistae, Empirici, Clysteriseri", die mit de Castro „Medicus politicus"und mit Ahasver Fritschs „Medicus Peccans" beschrieben werden; Alberti/Bodenburg: Specimen, S. 12 u. passim.

149 Ahasver Fritsch: Addimenta. Der Christliche Medicus. Ex libello Auctoris, Von der Gebühr und Schuldigkeit eines Christlichen Regenten/ Rahts/ Medici, &c., an: ders., Medicus Peccans.

150 Ebd., S. 94. – Diese Fragen gehören in das Gebiet der ‚Policey' bzw. des ‚Medicinalwesens', über das das Wolfenbütteler Arbeitsgespräch „Zwischen Aufklärung, Policey und Verwaltung: zur Genese des Medicinalwesens 1750–1850" (15.–18. März 2000) unter der Leitung von Bettina Wahrig-Schmidt und Werner Sohn informierte. Eine Veröffentlichung der Beiträge ist geplant; siehe den Tagungsbericht von Sohn u. Wahrig-Schmidt: Zwischen Aufklärung, Policey und Verwaltung: zur Genese des Medicinalwesen 1750–1850, in: Wolfenbütteler Bibliotheks-Informationen 25/1–2, Januar–Juli 2000, S. 14f.

151 Ebd., S. 111–116.

152 Basil Willey: The Seventeenth Century Backround. Studies in the Thought of the Age in Relation to Poetry and Religion. London 1950, S. 41.

153 Ebd.

154 Eine detaillierte Textbeschreibung gibt James Winny: Introduction, in: Sir Thomas Browne, Religio Medici. Edited and annotated by James Winny. Cambridge 1963, S. ix–xxxiv. – Ich zitiere im folgenden nach der von Winny besorgten Ausgabe.

155 Ebd., S. 1f.

156 Ebd., S. 3.

157 Ebd.

158 Ebd., S. 6.

159 Ebd., S. 71.

160 Ebd., S. 4.

161 Gisela Hack-Molitor: On Tiptoe in Heaven. Mystik und Reform im Werk von Sir Thomas Browne (1605–1682). Heidelberg 2001, S. 45.

162 Ebd., S. 17.

163 Ebd., S. 96. Seine medizinische Religion entnimmt Browne aber beiden Büchern, dem „Buch der Natur" und dem „Buch der Heiligen Schrift"; Dietrich Böhlau: Naturverstehen und Sinnverstehen. Traditionskritische Thesen zur Entwicklung und zur konstruktivistisch-szientistischen Umdeutung des Topos vom Buch der Natur, in: Naturverständnis und Naturbeherrschung. Philosophiegeschichtliche Entwicklung und gegenwärtiger Kontext. München 1981, S. 70–95, hier S. 75.

164 Browne: Religio medici (wie Anm. II., 154), passim.

165 Zur Freundschaft beider Gernot Rath: Ein unbekannter Brief Friedrich Hoffmanns aus dem Triller-Nachlaß, in: Sudhoffs Archiv für Geschichte der Medizin und der Naturwissenschaften 47 (1963), S. 342–346.

166 Mit Bezug auf Thomas Browne: De Religione Medici (wie Anm. II., 154), Sect. 9, p. 2. Triller: Zufällige Gedanken über den seltsamen und ungereimten Einfall des Thomas Browne, daß es viel besser und anständiger sey, wenn sich die Menschen an statt der gewöhnlichen Weise, allein wie die Bäume fortpflanzeten und vermehrten, in: ders., Poetischer Betrachtungen, Ueber verschiedene aus der Natur- und Sitten-Lehre hergenommene Materien, Zweyter Theil. Nebst einem poetischen Anhange, Mit Genehmigung des Herrn Verfassers Sammt einer Vorrede hg. v. J.C.B. Hamburg 1737, 169f.:

     „Thomas Browne ist dargegen,
     Daß man mit den Weibern spielt,
     Und dann einen Eheseegen
     Aus des Beyschlafs Lust erzielt;
     Weil es ihm zu läppisch scheinet,
     Daß sich Mann und Frau vereinet.

Vielmehr dünkt ihm Gut und Recht,
Daß das menschliche Geschlecht
Wie die Bäume sich vermehre,
Warum fügt er dann nicht bey,
Daß es auch viel besser sey,
Wenn man, wie die Bäume pflegen,
Sich von Sonnenschein und Regen,
Ohne Speiß und Trank, ernähre?
Und vor den verworfnen Rest,
Den man heimlich von sich läst,
Weil er nichts zur Nahrung nütze,
Lauter edlen Balsam schitze?
Hiessen wir nicht recht beglückt,
Wann wir Menschen so geschickt,
von der Natur geschaffen wären?
Schade doch! daß diese Lehren
Unser Schöpfer nicht gewust,
O mit was für großer Lust
Würden wir uns nun vermehren?"

Über die „Poetischen Betrachtungen" Trillers allerdings mehr unter poe-
tologischem Aspekt und nicht in bezug auf die medizinischen Aspekte
von Trillers Dichtung Kemper: Deutsche Lyrik (wie Anm. I., 75). Bd.
5/II, S. 33–37; Uwe Steiner: Poetische Theodizee. Philosophie und Poesie
in der lehrhaften Dichtung im achtzehnten Jahrhundert. München 2000,
S. 177–181.

167 Michaele Alberti (Praes.)/Johan.[n] Fridericus Brösike (Resp.):
      Dissertatio medica inauguralis De religione medici, [...]. Halae 1722.
168 Siehe oben.
169 Alberti/Broesike: De religione medici (wie Anm. II., 167), §. XI., S. 47.
170 Ebd., §. II., S. 14f.
171 Ebd., §. I., S. 8.
172 Ebd., S. 12.
173 Ebd.
174 Ebd., S. 11.
175 Ebd.: „Si deus pro nobis, quis contra nos [...]." (Römer 8, 31).
176 Alberti/Brösike: De religione medici (wie Anm. II., 167), §. X., S. 42.
177 Dazu Sachiko Kusukawa: Aspectio divinorum operum. Melanchthon and
      Astrology for Lutheran medics, in: Medicine and the Reformation, hg. v.
      Ole Peter Grell u. Andrew Cunningham. London u. New York 1993, S.
      33–56.
178 Alberti/Brösike: De religione medici (wie Anm. II., 167), §. II., S. 13f.
179 Ebd., §. I., S. 12.
180 Ebd., S. 15.

181 Ebd., §. V., S. 23f.

182 Zit. n. ebd., §. III., S. 16.

183 Io[annis] Adamo Kvlmo (Praes.)/Christianvs Sendel (Resp.): De religione medici [...]. Gedani 1740, §. I., S. 1: „Mechanismum autem potius ad DEum adducere, quam ab eodem abducere, extra dubium jam est positum."

184 Ebd., §. XXV., S. 6.

185 Ebd., §. LVI., S. 14.

186 Ebd., §. XXV., S. 6.

187 Ebd., §. V., S. 2 und später §§. CV.–CXXXIV. S. 23–28.

188 Prominent verwendet wird der Topos des ‚liber naturae' bereits im Römerbrief (I, 18–20); zu Herkunft und Entwicklung des Topos im Blick auf die ‚großen Texte' der Ideengeschichte Böhlau: Naturverstehen und Sinnverstehen, S. 73f.

189 Niklas Luhmann: Die Wissenschaft der Gesellschaft. Frankfurt a.M. 1990; Rudolf Stichweh: Der frühmoderne Staat und die europäische Universität. Zur Interaktion von Politik und Erziehungssystem im Prozeß ihrer Ausdifferenzierung (16.–18. Jahrhundert). Frankfurt a.M. 1991.

190 Luhmann: Die Wissenschaft der Gesellschaft (wie Anm. II., 189), S. 606f.

191 Zusammenfassend dazu Claudio Baraldi: „Gesellschaftsdifferenzierung", in: ders., Giancarlo Corsi u. Elena Esposito, GLU. Glossar zu Niklas Luhmanns Theorie sozialer Systeme. Frankfurt a.M. 1997, S. 65–71, bes. S. 68–71.

192 Monika Wohlrab-Sahr u. Michael Krüggeler: Strukturelle Individualisierung vs. autonome Menschen oder: wie individualisiert ist Religion? Replik zu Pollack/Pickel: Individualisierung und religiöser Wandel in der Bundesrepublik Deutschland, in: Zeitschrift für Soziologie, S. 240–244, hier S. 240; Twardella: Gott im Nullsummenspiel.

193 Pompey: Die Bedeutung der Medizin (wie Anm. II., 13), S. 7 und passim.

194 Ebd., passim.

195 Dazu Michael Freyer u. Gundolf Keil: Geschichte des medizinisch-naturkundlichen Unterrichts. Einführung in Grundlegung und Verlauf der Entwicklung eines neuen Lehrgebiets. Fürth 1997; Michael Heidelberger u. Sigrun Thiessen: Natur und Erfahrung. Von der mittelalterlichen zur neuzeitlichen Naturwissenschaft. Reinbek bei Hamburg 1981 (Kulturgeschichte der Naturwissenschaften und der Technik), S. 185–222; am Fallbeispiel Walther Ludwig: Philosophische und medizinische Aufklärung gegen evangelischen Biblizismus und Teufelsglauben. Der Arzt Wolfgang Reichard [1486–1547] im Konflikt mit dem Theologen Ambrosius Blarer, in: Medizinhistorisches Journal 32 (1997), S. 121–177; dazu Michael Kutzer: [Rez.], in: Mittellateinisches Jahrbuch 35/1 (2000), S. 185f. Ludwig zeigte, daß selbst in Anbetracht auffälliger psycho-

physischer Zustände schon im 16. Jahrhundert differenzierte Erklärungsmodelle gebraucht wurden, daß die ‚natürlich-rationale' Erklärung ihre
Eigenständigkeit gegen die ‚biblizistisch-übernatürliche' behauptete.

196 Thilo Offergeld: Einleitung, in: Hugo de Sancto Victore, Didascalion de
studio legendi [lat.-dt. Studienbuch], übers. u. eingel. v. Thilo Offergeld.
Freiburg u.a. 1997 (Fontes Christiani 27), S. 7–102, hier S. 55.

197 Hugo führt sechs Ursachen für Krankheiten, also für die köperlichen
Bedürfnisse des Menschen an: „Luft, Bewegung, Ruhe, Entleerung und
Füllung, Speise und Trank, Schlafen und Wachen und die Befindlichkeit
des Seelenlebens [...]." Ebd., Didascalion, 2,26.

198 Ebd.

199 Guido de Baere: „Sandaeus (van der Sandt), Maximilianus", in: Lexikon
für Theologie und Kirche 9 (2000), Sp. 5; siehe auch Hanspeter Marti:
Gesellschaftliches Leben und ‚unio mystica' am Beispiel der Mystiktheo-
rie des Jesuiten Maximilian Sandaeus (1578–1656), in: Geselligkeit und
Gesellschaft im Barockzeitalter, u. Mitw. v. Knut Kiesant, Winfried
Schulze u. Christoph Strosetzki hg. v. Wolfgang Adam. Wiesbaden 1997
(Wolfenbütteler Arbeiten zur Barockforschung 28), Teil 1, S. 199–209.

200 R.P. Maximiliani Sandaei Societ. IESV Doct. Theol. Theologia medica,
seu commentationes De Medicis, Morbis, Et Medicinis Euangelicis. Coloniae Agrippinae 1652. – Die auf den Kupfern notierten Bibelstellen
sind nur teilweise in den Subscripta der Embleme angeführt; sie sind zur
Erleichterung des Nachvollzuges von mir ergänzt worden. Zu den Wundern, die Sandaeus auf dem Titel ausspart, gehören u.a. die Auferwek-
kung der Tochter eines Synagogenvorstehers (Matthäus 9, 18–19) und die
Heilung des Besessenen von Gadara (Matthäus 8, 28–34). Auf dem zweiten Titel fehlen die Kupfer; vgl. Medicvs christianvs Siue A. R.P. Maximiliani Sandaei Societats IESVS S. Theol. Doctores Theologia medica In
qua, Principis, tam Ecclesiasticis, quam Politici Officia, exemplo Medici
declarantur: & de morbis á Christo humani generis Archiatro sanatis,
eorum remedijs disseritur. Coloniae Agrippinae 1656 StUB Göttingen).

201 Sandaeus: Theologia medica (wie Anm. II., 200), L. I, XV.

202 Ebd., L. II, V.

203 Ebd., L. II, VIII.

204 Ebd., L. III passim.

205 In der Übersicht und vielfach nachgedruckt Abrahami Bzouij:
Nomenclator sanctorvm professione medicorvm Anniuersariam quorum
festiuitatem vniuersalis celebrat Ecclesia. [...] Romæ 1612, S. XI–XVI.

206 August Pfeiffer: Theologia medica catechetica, oder Geistliche Kran-
cken-Kur/darinnen so wohl Pathologia sacra, oder der Bericht von den
geistl[ichen] Seelen-Kranckheiten/i. e. Sünden und Lastern/ nach den
zehn Geboten/ als Therapeutica sacra, die Anordnung und Mittel der
geistlichen Gesundheit und ewigen Seeligkeit/ aus den übrigen Stücken

des Catechismi/ und also die gantze Christliche Catechismus-Lehre unter einem anmuthigen Medicinischen Bilde vorgestellet wird. Mit zwiefachem Register. Lübeck u. Leipzig 1693.

207   Ebd., §. 2. S. 1.

208   Ebd., §§. 3.–4., S. 2–4.

209   Untersucht werden zum Beispiel die „Blindheit des Herzens/caecitas", der „Wahnwitz/delirium", der „Schwindel/vertigo", die „Schlaffsucht /lethargus", „Ohnmacht", „Unglaube" und „Mißtrauen/Syncope", „Melancholey/ Schwermuth und Traurigkeit/Melancholia Hypochondriaca" usf. Ebd., passim.

210   Ebd., §. 11., S. 9.

211   Peiffer: Hochwürdigster/ Durchläuchtigster Hertzog/ Gnädigster Herr, in: ebd., S. 4–22.

212   Peiffer: „Vorrede an den günstigen Leser.", in: ebd., S. 23–32, hier S. 29f.

213   Jo[hann] Michael Lange: Praefatio, in: Alberti, Specimen (wie Anm. II., 113), S. 3–18, hier S. 5.

214   Ebd., S. 6.

215   Alberti: Praefatio authoris, in: Alberti, Specimen (wie Anm. II., 213), S. 19–61, hier S. 20–22.

216   Alberti: Specimen, §. I., S. 29.

217   Ebd., §. XVI., S. 38.

218   Ebd., §. XIX., S. 40.

219   „Quid sub medicina intelligam, cuilibet cognitum erit, nempe illam rationalem ac judiciosam artem quae versatur circa sanitatem hominum conservandam, a morbis praeservandam, & laesam [sic] restituendam [...]." Michaele Alberti (Praes.)/Joachimus Abrahamus Rothe (Resp.): De convenientia medicinae cum theologia practica, [...]. Halae 1732, §. I., S. 6.

220   Ebd.

221   Ebd., §. IV., S. 8f.

222   Ebd., §. V., S. 9.

223   Ebd., §§. XIII.–XXIV., S. 14–26.

224   Ebd., §. XXVIII., S. 29.

225   Michael Alberti (Praes.)/Georg Emanuel Eichenfeld (Resp.): Dissertatio inauguralis medica, De peregrinatione medica, Von Gesundheits-Reisen, oder Medicinischen Wallfahrten, [...]. Halae, März 1739; Alberti (Praes.)/Johanns Fridericus Otto (Resp.): Dissertatio inauguralis medica, De concionum salubri mensura, Wie lange vor Lehrer und Zuhörer zu predigen gesund sey? Halae, Sept. 1739. Beide Dissertationen stellen Zitatenschätze dar, die sich aber kaum mehr ordnen lassen: Die Kirchenväter stehen neben Homer, Plutarch findet sich neben Luther. Der Rekurs auf Luther entscheidet zumindest die Frage. Denn mit seinen Worten

wird davor gewarnt, zu lange zu predigen: Den Zuhörern vergehe dann die „Lust zu hören"; ebd., §. 1, S. 8f.

226   Michael Alberti (Praes.)/Ludovicus Hansen (Resp.): Dissertatio inauguralis medico-forensis, De termino animationis foetus humani, Wenn das
Kind im Mutter-Leibe die Seele empfängt; [...]. Halae, 11. Novembr.
1739. Verglichen mit anderen Dissertation ist diese ungewöhnlich lang
(78 S.) und akribisch gearbeitet. Die Verfasser stützen sich dabei auf die
unter Jacob Thomasius entstandene Dissertation von Johannes Vake
„Von dem Ursprung der menschlichen Seelen" (1669 und 1699), auf Joachim Langes „De ortu animæ", auf Caemmerer „Untersuchung von der
Seelen" usf; ebd., Caput II. De Origine Animae Humanae, §. II, S. 12f.
Bis hin zu Bellarmin mustern sie die Tradition sehr genau und ordnen den
Universitäten ihrer Zeit Positionen zu.

227   Ebd., Caput V. De Usu in Medicina Forensi, §. II., S. 75: „Ex capitibus
antecedentibus vero luculuntur apparet hanc distinctionem curatius rem
observando non absoluti valoris esse, quia foetus â prima conceptione
anima rationali jam gaudet. Cum vero JCti in talibus casibus ordinarie
Medicorum Consilia explorant, ita etiam primis termporibus factum est,
ut, cum legislatores juris civilis principiis stoicorum imbuti crediderint,
foetum non semper animatum & vivum esse, sed post medicum gestatio-
nis tempus talem fieri, mitiorem poenam decreverint pro illis hominibus,
qui ante illud tempus abortum procurarent."

228   Franz Xaver Mezler: Ueber den Einfluß der Heilkunst auf die praktische
Theologie. Ein Beitrag zur Pastoralmedicin. 1. Bd. Ulm 1794, S. 7 [Her-
vorhebungen im Original].

229   Ebd., S. 6f.

230   Ebd., S. 7 u. 38.

231   Ebd., S. 6.

232   Ebd., S. 8.

233   Ebd., S. 427f.

234   Ebd., S. 401–404.

235   Ebd., S. 406f.; dazu – im Anschluß an Pompey: Die Bedeutung der Medizin (wie Anm. II., 13) – Reinhart Siegert: Die „Volkslehrer". Zur Trä-
gerschicht aufklärerischer Privatinitiative und ihren Medien, in: Jahrbuch
für Kommunikationsgeschichte 1 (1999), S. 62–86, hier S. 62f. und Anm.
27, 52–57. Gleichfalls zum Thema der medizinischen Volksaufklärung
Holger Böning: Medizinische Volksaufklärung und Öffentlichkeit. Ein
Beitrag zur Popularisierung aufklärerischen Gedankengutes und zur Entstehung einer Öffentlichkeit über Gesundheitsfragen. Mit einer Bibliographie medizinischer Volksschriften, in: Internationales Archiv für Sozialgeschichte der deutschen Literatur 15/1 (1990), S. 1–92; die Beitrag
von Wolfgang Adam, Alfred Messerli und Hanspeter Marti, in: Gesundheit und Krankheit im 18. Jahrhundert, hg. v. Holzhey u. Boschung; Mi-

chael Stolberg: Probleme und Perspektiven einer Geschichte der „Volksmedizin" (wie Anm. II., 15), S. 49–73.

236　Mezler: Ueber den Einfluß der Heilkunst (wie Anm. II., 228), S. 407–412.

237　Ebd., S. 412–422.

238　Johann George Francken: Ein christlicher Medicus als ein ehrwürdiger Medicus, ward da der weiland Wolgeborne, Hochgelahrte und Hocherfahrne Herr, Herr D. Friedrich Hoffmann, [...] Im Jahr 1742 dem 12. November, Abends, zwischen sieben und acht Uhr, im 83sten Jahre Seines ruhmwürdigen Alters, um Herrn selig entschlaffen, und hierauf dem 18 ejusdem Dessen erblaster Leichnam mit solennen Ceremonien in dem Hoffmannischen Erb-Begräbniß beygesetzt wurde, in der gewöhnlichen Trauer-Rede vorgestellt [...]. Halle 1743.

239　Das Buch Jesus Sirach 38, 1f.; mit leicht abweichendem Wortlaut, aber sinngemäß zitiert bei Francke: Ein christlicher Medicus (wie Anm. II., 238), S. 4.

240　„Drum ist ein Christlicher Medicus doppelter Ehren werth, der nicht nur seine Wissenschaft bey der Cur der Patienten wol anzuwenden weiß, sondern auch mit GOtt wol stehet und seine göttlichen Segens versichert ist. Es ist demnach der Verlust, welchen wir durch den Tod des Hochseligen Herrn Geheimen Rath Hoffmanns erlitten, unschätzbar; denn bey diesem vortrefflichen Medico war nicht nur Wissenschaft und Erfahrung in einem herrlichen Grade anzutreffen, Er besaß zugleich eine wahre ungeheuchelte Gottesfurcht." Ebd., S. 5.

241　Ebd., S. 8 und passim.

242　Psalm 125, 1; leicht abweichend bei Francke: Ein christlicher Medicus (wie Anm. II., 238), S. 6.

243　Bei dem nachstehenden Bild handelt es sich um das Titelkupfer von Alberti/Hansen: De termino animationis foetus humani (wie Anm. II., 226 – Senckenbergische Bibliothek).

244　Leibbrand: Heilkunde (wie Anm. II., 1), S. 285.

245　Ebd., S. 287–291.

246　Als Beleg gilt das Werk Giovanni Baptista Morgagnis; ebd., S. 291.

247　Ebd., S. 295–297.

248　Daß diese Sammlertätigkeit nicht immer ‚geistlos' ist, zeigt Jörg Jochen Berns: Naturwissenschaft und Literatur im Barock, in: Morgen-Glantz 5 (1995), S. 129–173, bes. S. 157f.

249　Leibbrand: Heilkunde (wie Anm. II., 1), S. 300f.

250　Zu den mechanistischen Interessen des Zeitalters Josef N. Neumann: Medizin im Zeitalter der Aufklärung, in: Georg Ernst Stahl (1659–1734), hg. v. Engelhardt u. Gierer, S. 13–31; zu den mechanistischen Ursprüngen der Medizin im 17. Jh.; Walter Pagel: Religious Motives in the Medical Biology of the XVIIth Century 3/2 (1935), Chap. V.; Ralf Bröer:

Bröer: Salomon Reisel (1625–1701). Barocke Naturforschung eines Leibarztes im Banne der mechanistischen Philosophie. Halle (Saale) 1996 (Acta Historica Leopoldina 23).

Anmerkungen zu
III. Zwischen Gottesdienst und ‚Freygeisterei'

1 Albrecht Schöne: Goethes Farbentheologie. München 1987; Dieter Wuttke: Renaissance-Humanismus und Naturwissenschaft in Deutschland [für Albrecht Schöne zum 65. Geburtstag am 17. Juli 1990], in: Gymnasium. Zeitschrift für Kultur der Antike und humanistische Bildung 97 (1990), S. 232–254, hier S. 254; Carl Friedrich von Weizsäcker: Goethes Farbentheologie – heute gesehen. Göttingen 1991; Theda Rehbock: Goethe und die „Rettung der Phänomene". Philosophische Kritik des naturwissenschaftlichen Weltbildes am Beispiel der Farbenlehre. Konstanz 1995; kritisch zu Rehbock Friedrich Steinle: [Rez.], in: Archiv für Geschichte der Philosophie 82/1 (2000); Peter Hofmann: Goethes Theologie der Natur, in: Goethe-Jahrbuch 116 (1999), S. 331–344.

2 Eine Studie über den frühneuzeitlichen ‚Medicus poeta' steht noch aus. Daß der dichtende Mediziner ein weit verbreitetes Phänomen war, erhellt der Blick in zahllose Mediziner-Biographien; vgl. – um nur ein Beispiel zu geben – Sabine Sander: Ein Polygraph aus Kölleda. Christoph von Hellwig (1663–1721) – Arzt und Publizist der Barockzeit (Teil I), in: Sommerdaer Heimatheft 10 (1998), S. 18–36, hier S. 23f. Den zeitgenössischen bio-bibliographischen Lexika sind zahlreiche Hinweise auf den dichtenden Medicus zu entnehmen; vgl. Nachrichten von den vornehmsten Lebensumständen und Schriften Jetztlebender berühmter Aerzte und Naturforscher in und um Deutschland mit Fleiß gesammlet und zum Druk befördert von Friedrich Börner. Wolfenbüttel 1753.

3 Dazu Wolfgang Adam: Medizin und Essayistik. Gattungspoetologische Überlegungen am Beispiel der Wochenschrift „Der Arzt", in: Gesundheit und Krankheit im 18. Jahrhundert, hg. v. Holzhey u. Boschung, S. 79–88; Matthias Reiber: Anatomie eines Bestsellers. Johann August Unzers Wochenschrift „Der Arzt" (1759–1764). Göttingen 1999 (Das 18. Jahrhundert, Supplementa 8).

4 Allerdings zumeist ohne Berücksichtigung der in Deutschland erschienenen Literatur W.[...] F. Buynum, Stephen Lock u. Roy Porter (Hg.): Medical Journals and Medical Knowledge. London u.a. 1992 (Clio; The Wellcome Institute Series in the History of Medicine); Roy Porter (Hg.): The Popularization of Medicine, 1650–1850. London u.a. 1992 (Clio; The Wellcome Institute Series in the History of Medicine).

5 Der Offenbarungsglauben Boerhaaves ist – wie bei Haller – aus seinen

medizinischen Schriften kaum ersichtlich; vgl. etwa Hermanni Boerhaave [...] Methodus Studii Medici Emaculata & Accessionibus locupletata ab Alberto ab Haller, [...]. Tomus primus & secundus. Amstelaedami 1751. Haller spricht aber darüber, daß Boerhaave immer wieder versucht habe, die göttliche Sendung des Heilands philosophisch zu begründen; Haller: Briefe über die wichtigsten Wahrheiten der Offenbarung. Vermehrte und verbesserte Auflage aus dem Jahr 1780. Bern ²1780, S. 8f.; dazu Sandra Pott: Reformierte Morallehren und deutsche Literatur von Jean Barbeyrac bis Christoph Martin Wieland [i.V.], Kapitel IV.

6   Karl Richter: Literatur und Naturwissenschaft; mit Blick auf Ketelsen und Kemper Gunter E. Grimm: Nachwort, in: Deutsche Naturlyrik. Vom Barock bis zur Gegenwart, hg. v. dems. Stuttgart 1995, S. 483–513, hier S. 484f.

7   Dazu – für die Lyrik – Karl S. Guthke: Glaube und Zweifel. Hallers christliches Erbe, in: ders., Literarisches Leben im achtzehnten Jahrhundert in Deutschland und der Schweiz. Bern u. München 1971, S. 174–192; im Blick auf Hallers Bibellektüren ders.: Der Glaube des Zweiflers. Glanz und Krise der Aufklärung in Hallers Lyrik, in: Das Abenteuer der Literatur. Studien zum literarischen Leben der deutschsprachigen Länder von der Aufklärung bis zum Exil. Bern 1981, S. 9–28.

8   [Friedrich] A[ugust] [Gottreu] Tholuck: Vermischte Schriften größtentheils apologetischen Inhalts. 2. Theil. Hamburg 1839, S. 1–147.

9   Ebd., S. 1.

10   Ebd.

11   Hans-Walter Krumwiede: August G. Tholuck, in: Gestalten der Kirchengeschichte. Die neueste Zeit I, hg. v. Martin Greschat. Stuttgart u.a. 1984 (Gestalten der Kirchengeschichte 9, 1), S. 281–292.

12   Dazu kritisch Richard Toellner: Albrecht von Haller. Über die Einheit im Denken des letzten Universalgelehrten. Wiesbaden 1971 (Sudhoffs Archiv; Beihefte 10), passim. Nur selten allerdings wird die Position vertreten, Haller sei im Grunde seines Herzens ungläubig gewesen und habe sich ausschließlich für die Naturforschung interessiert – zu diesen Ausnahmen zählt Heinrich Ernst Jenny: Haller als Philosoph. Ein Versuch. Inaugural-Dissertation Bern u. Basel 1902, S. 82 u. passim.

13   Nikolaus Mani: Physiologische Konzepte von Galen bis Haller, in: Gesnerus 45 (1988), S. 165–190, hier S. 180–183; Jörg Jantzen: Physiologische Theorien, in: Wissenschaftlicher Bericht zu Schellings naturphilosophischen Schriften 1797–1800, hg. v. Manfred Durner, Francesco Moiso u. dems. Stuttgart 1994 (Werke 5,9; Erg.-Bd.), S. 375–635.

14   Zu dieser schon legendären Feindschaft Aram Vartanian: La Mettrie's L'Homme Machine. A Study in the Origins of an Idea. Critical edition with an introductory Monograph and Notes. Princeton 1960, S. 85f.; Karl S. Guthke: Neues zu Hallers Literaturkritik, in: Lessing Yearbook 5

(1973), S. 198–218, hier S. 209f.; Ursula Pia Jauch [Staffelbach]: Krankheit als Metapher. Neue Überlegungen zu einer alten Querelle: Julien Offray de la Mettrie und Albrecht von Haller, in: Gesundheit und Krankheit im 18. Jahrhundert, hg. v. Holzhey u. Boschung, S. 141–156; dies.: La Mettrie, die „Suisses" und die Toleranz. Oder: Aufklärung mit gezogener Bremse, in: Schweizer im Berlin des 18. Jahrhunderts. Internationale Fachtagung, 25. bis 28. Mai 1994, hg. v. Martin Fontius u. Helmut Holzey. Berlin 1996, S. 249–259; Hubert Steinke: „Die Ehre des Rechtshabens": Experiment und Theorie im Streit um die Lehre von der Irritabilität, in: Sudhoffs Archiv 82/2 (1998), S. 141–169.

15 Pott: Reformierte Morallehren (wie Anm. III., 5), Kapitel IV.

16 Ebd.

17 Ebd.; zur Differenzierung in moralische und naturforschende Skepsis Toellner: Albrecht von Haller, passim.

18 Aus arbeitspragmatischen Gründen hier zitiert nach Albrecht von Haller: Vorrede zur Prüfung der Sekte die an allem zweifelt, in: Sammlung kleiner Hallerischer Schriften. Zweite, verbesserte und vermehrte Auflage. Erster Theil. Bern 1772, I., S. 3–46, hier S. 44 [Hervorhebungen, S.P.].

19 Ebd., S. 46.

20 Diese Informationen entnehme ich der homepage des Berner Haller-Projekts; vgl. Berner Haller-Projekt. Albrecht von Haller (1708–1777) und die Gelehrtenrepublik des 18. Jahrhunderts. Ein Forschungsprojekt des Schweizerischen Nationalfonds, des Kantons Bern und der Burgergemeinde Bern, http://www.ana.unibe.ch/MHIUB/haller.htm.

21 Jean-Pierre de Crousaz an Jean-Henri-Samuel Formey, Lausanne 4e Mai 1742. Staatsbibliothek zu Berlin/Preußischer Kulturbesitz: Nachlaß Formey, K 10: Crousaz, Bl. 7f., hier Bl. 7.

22 Albrecht von Haller an Jean-Henri-Samuel Formey, [s.l.] le 17e Dec. 1742. Biblioteka Jagiellońska Krakow, Slg. Varnhagen, 1 Bl.

23 Zu Louis de Beausobre mein Beitrag: The Berlin Refuge in European Context. Learned Exchange, Literary Forms, Agenda of Research, and Reception, in: The Berlin Refuge 1680–1780. Learning and Science in European Context, hg. v. Sandra Pott, Lutz Danneberg u. Martin Mulsow. Erscheint Leiden u.a. (Brill's Studies in Intellectual History) [i.V.].

24 Vgl. mit Hinweis auf Beausobre Markus Völkel: „Pyrrhonismus historicus" und „fides historica". Die Entwicklung der deutschen historischen Methodologie unter dem Gesichtspunkt der historischen Skepsis. Frankfurt a. M., Bern u. New York 1987, S. 285f. Völkel behandelt Beausobre im Zusammenhang mit Marquis d'Argens, der, einer aufklärerischen Variante des Pyrrhonismus zugeneigt, zwischen kaum bezweifelbaren Vernunftwahrheiten und zu bezweifelnden Wahrscheinlichkeitserwägungen, Meinungen usf. unterscheide.

25 Louis de Beausobre: Le pyrrhonisme raisonnable. Berlin 1755, S. 29,

XXVII.: „Doutons, c'est le parti & le plus sûr & le plus sage [...]." Beausobre entfaltet die produktiven Züge des Zweifels im Argumentationsgang seiner Schrift. Daher will hier nur auf den Abschnitt hinweisen, von dem diese positive Betrachtung des Zweifels ihren systematischen Ausgang nimmt.

26 Vgl. gegen Leibniz ebd., S. 90–93 passim, gegen Wolff eb., S. 130 passim.

27 Ebd., S. 178–181, CXXXI.V–CXXXVI.

28 Ebd., S. 71, LXII.

29 Ebd., S. 179–181, CXXXVI.: „Une preuve, que l'experience n'est pas fort propre à nous donner des idées justes, & à démontrer ce qui nous paroit vraisemblable, est le peu de succès des travaux de nos plus grand chymistes; ils se bornent souvent à la découverte d'une nouvelle *composition*, ou d'un nouveau remède; découverte qui, quoiqu'utile, n'est pas toujours duë à la réfléxion, & ne l'est jamais à la connoissance exacte de ce qui doit arriver au mïen des expériences. Les idées des Chymistes sont souvent plus obscures, que celles de ceux qui, comme *Des-Cartes*, se contentent d'imaginer. On voit pour l'ordinnaire les amateurs de la chymie, pleins de cet esprit de certitude, si nuisible aux progrès des Sciences, parce qu'ils croïent tout voir, qu'ils ne se défient guères de leurs sens, & que les bornes prescrites à leurs efforts, sont celles qu'ils préscrivent à la nature. Ils voïent des ressemblances, où il n'y en a point." [Hervorhebungen im Original].

30 Ebd., S. 217, CLXVIII.: „La difficulté de connoître clairement, est un cri de la nature, qui nous avertit de notre foiblesse, & des précautions que nous avons à prendre."

31 Zu Bergen: J.C. Poggendorfs biographisch-literarisches Handwörterbuch für Mathemaik, Astronomie, Physik, Chemie und verwandte Wissenschaftsgebiete [...]. 1. Bd. Leipzig 1863, Sp. 147.

32 Louis de Beausobre an Jean-Henri-Samuel Formey, Francfort sur l'Oder, le 30 Xbre 1749. Staatsbibliothek zu Berlin/Preußischer Kulturbesitz: acc. Darmst. 1919.277, Sign. 2a 1759 (2). Bl. 8–10, hier Bl. 9: „Croiries vous, Monsieur, qu'il se peut trouver ici d'autres bons frères qui déclament contre la Metaphysique. Rien [sic] pourtant de plus vrai; et qui plus est ce sont Messiers les Docteurs en Medecine et leurs Disciples, eux qui en auroïent après les Theologiens le plus besoin [sic]."

33 Ebd., S. 46, XXXVII.

34 Göttingische Anzeigen von gelehrten Sachen 20 (1779), S. 375–383, hier S. 376–381. Leicht verändert abgedruckt in: Albrecht von Haller [...], Tagebuch seiner Beobachtungen über Schriftsteller und über sich selbst. Zur Karakteristik der Philosophie und Religion dieses Mannes. Erster Theil. Bern 1787, Einzelne Bemerkungen. II. Ueber natürliche Merkwürdigkeiten, S. 160–168.

35 Ebd., XII. Schreiben des Herrn von Haller, an den Herrn von Maupertuis wegen einer Schrift des Herrn Ofrai de la Metrie, nebst einer Antwort des Herrn von Maupertuis 1751, in: Sammlung kleiner Hallerischer Schriften (wie Anm. III., 18), S. 317–348, hier S. 324: „Allein es giebet allemahl mehr als einen Bäyle [...].“

36 Dazu Vartanian: La Mettrie's L'Homme Machine (wie Anm. III., 14); Jauch: La Mettrie (wie Anm. III., 14); Urs Boschung: Neurophysiologische Grundlagenforschung. „Irritabilität“ und „Sensibilität“ bei Albrecht von Haller, in: Meilensteine der Medizin, hg. v. Heinz Schott. Dortmund 1996, S. 242–249; Steinke: „Die Ehre des Rechthabens“.

37 Zu Hallers empirischer Position, die sowohl dem Materialismus als auch dem Mechanismus und dem Vitalismus entgegengesetzt ist, Richard Toellner: Anima et irritabilitas. Hallers Abwehr von Animismus und Materialismus, in: Sudhoffs Archiv 51 (1967), S. 130–144; Shirley S. Roe: Anatomia animata. The Newtonian physiology of Albrecht von Haller, in: Transformation and Tradition in the Sciences. Essays in honour of I.B. Cohen, hg. v. Everett Mendelsohn. Cambridge 1984, S. 273–300; Richard Toellner: Principles and Forces of Life in Haller, in: Vitalisms from Haller to the Cell Theory. Proceedings of the Zaragoza Symposium XIXth International Congress of History of Science 22–29 August 1993, hg. v. Guido Cimino u. François Duchesneau. Firenze 1997 (Biblioteca di physis 5), S. 31–40; Steinke: „Die Ehre des Rechtshabens“, S. 142f.; Simone de Angelis: Von Newton zu Haller. Studien zum Naturbegriff zwischen Empirismus und deduktiver Methode in der Schweizer Frühaufklärung . Erscheint Tübingen (Frühe Neuzeit) [i.V.].

38 Göttingische Zeitungen von gelehrten Sachen 51 (1747), S. 413–415, hier S. 414f. In entschärfter Form abgedruckt in: Haller, Von der Immaterialität der Seele, in: Ders., Tagebuch seiner Beobachtungen. Erster Theil, V. (wie Anm. III., 34), S. 16f., hier S. 16 [Hervorhebung im Original].

39 Göttingische Zeitungen von gelehrten Sachen 51 (1747), S. 415. Um La Mettries Boerhaave-Plagiat zu belegen, verweist Haller auf La Mettries „Histoire de l'ame“.

40 Göttingische Anzeigen von gelehrten Sachen, Zugabe 44 (1773), S. 371–374, hier S. 371. Ebenfalls zitiert in: Haller, Das Lob des DesCartes. Von Hrn. Thomas, in: Ders., Tagebuch seiner Beobachtungen. Erster Theil. Zwote Abtheilung, XCV. (wie Anm. III., 34), S. 381–384, hier S. 383; darüber hinaus Göttingische Anzeigen von gelehrten Sachen 17 (1765), S. 132–134, hier S. 133: „[...] Descartes kann wegen seiner Abhandlung ‚de methodo‘ zu den Verbesserern der Wissenschaften, auch zu den Vermehrern der Wege gerechnet werden, die zur Berechnung der Grössen führen. Hingegen betrat er in der Naturlehre die Bahn der Muthmassungen, und bildete sich eine Welt, wie sie etwa aus seinen Elementen mechanisch entstehen könnte, ohne die geringste[n] Versuche anzustel-

len, und er entschuldigte dieses durch den Mangel der dazu nöthigen Ko-
sten. Sein von mehrern gerühmter Mensch, den er bildete, begreift fast
nicht ein wahres Wort." Zu diesem Mangel, der Methodiker und Empiriker – nach Haller – gleichermaßen in Mißkredit bringe, auch Steinke:
„Die Ehre des Rechthabens".

41 Vgl. Göttingische Zeitungen von gelehrten Sachen 27 (1759), S. 212–
216, hier S. 212f. Ebenfalls abgedruckt in: Haller, Ueber den Menschen.
Hartley (Observations on Man. London 1749), in: Ders., Tagebuch seiner
Beobachtungen. Erster Theil, XX. (wie Anm. III., 34), S. 78–91, hier S.
78.

42 Göttingische Anzeigen von gelehrten Sachen 31 (1770), S. 243–247, hier
S. 243; Haller: Ueber den Menschen, S. 85.

43 Toellner: Principles and Forces of Life in Haller (wie Anm. III., 37).

44 Haller: Palingenesie. Von Herrn Bonnet, in: Haller, Tagebuch seiner
Beobachtungen. Erster Theil. Zwote Abtheilung, LXXXI. (wie Anm. III,
34), S. 328–336, hier 328f.: „Herr B. hält die Seele für unkörperlich, ohne
zu glauben, daß die Religion dabey leiden würde, wenn man beweisen
könnte, die Seele sey ein Körper."

45 Ebd., S. 334: „[..] solche durch keine zufällige Ursache zu bewirkende
Wunderwerke sind wirkliche Beglaubigungsbriefe vom Schöpfer und
Urheber der Gesetze der Natur."

46 Ebd., S. 336.

47 Mani: Physiologische Konzepte von Galen bis Haller (wie Anm. III., 13),
S. 180.

48 Haller: III. Vorrede über des Herrn von Büffon Lehre von der Erzeugung.
(30. März 1752), in: Haller, Tagebuch seiner Beobachtungen (wie Anm.
III, 34), S. 79–117, hier S. 110; zu Hallers Buffon-Rezeption im historischen Kontext: From Natural History to the History of Nature. Readings
from Buffon and His Critics. Edited, translated, and with introductions by
John Lyon and Philip R. Sloan. Notre Dame u. London 1981, passim.

49 Haller: III. Vorrede über des Herrn von Büffon Lehre (wie Anm. III, 48),
S. 114.

50 Ebd., S. 116.

51 Ebd.

52 Ebd., S. 117.

53 Haller: II. Vorrede zum Ersten Theile der allgemeinen Historie der Natur,
in: Sammlung kleiner Hallerischer Schriften (Anm. III., 18), hier S. 53.

54 Es erscheint mir unwahrscheinlich, daß Haller Buffons Hypothesenbil-
dung bloß aus strategischen Gründen verteidigt haben soll; vgl. Steinke:
„Die Ehre des Rechthabens" (wie Anm. III, 14), S. 151f. Vielmehr zeigt
Hallers Argumentation auf, welche Chancen und Defizite Hypothesen für
den Empiriker haben. Sie taugen danach nur als untersuchungsleitende
Annahmen.

55 Haller: II. Vorrede zum ersten Theile der allgemeinen Historie der Natur (wie Anm. III., 53), S. 61.

56 Ebd, S. 70: „Niemand wird wohl glauben, daß meine Schuzrede für die Hypothesen so gemeint sey, daß ich das Wahrscheinliche dem Wahren an die Seite sezen wolle."

57 Mani: Physiologische Konzepte von Galen bis Haller (wie Anm. III., 13), S. 181.

58 Albrecht von Haller: Tagebuch der medicinischen Litteratur der Jahre 1745 bis 1774. Gesammelt, herausgegeben und mit verschiedenen Abhandlungen aus der Geschichte und Litteratur der Medicin begleitet v. J.[...] J. Römer u. P.[...] Usteri. Bern 1789–1791. 3 Bde. in 2 Bden. ND Hildesheim u. New York 1974, II, XXI. u. passim.

59 Siehe Georg Matthiae: Untersuchung der Frage, Ob die christliche Religion einen besonderen Nutzen in der Medicin habe? [...] Göttingen 1745.

60 Haller: Tagebuch der medicinischen Litteratur, I. (wie Anm. III., 59), S. 68.

61 Dazu und für Nachstehendes der Beitrag von Javier Hervada: The Old and the New in the Hypothesis „Etiamsi daremus" of Grotius, in: Grotiana NS IV (1983), S. 3–20.

62 Die Hypothese ist programmatisch an den Anfang von „De Jure" gestellt; Hugonis Grotii: In Tres Libros De Jure Belli ac Pacis Prolegomena, in: ders., De Jure Belli Ac Pacis Libri Tres, In quibus jus Naturæ et Gentium, item juris publici praecipua explicantur. Editio nova cum annotatis Auctoris, Ex postrema ejus ante obitum cura multo nunc auctior. Accesserunt & annotata in Epistolam Pauli ad Philemonem. Amstelodami 1651, unpag. [*4–**5], hier [*5]: „Et haec quidem quae jam diximus, locum aliquem haberent etiamsi daremus, quod sine summo scelere dari nequit, non esse Deum, aut non curari ab eo negotia humana: cujus contrarium cum nobis partim ratio, partim traditio perpetua, inseverint; confirment vero & argumenta multa & miracula ab omnibus saeculis testata, sequitur jam ipsi Deo, ut opifici & cui nos nostraque omnia debeamus, sine exceptione parendum nobis esse, praecipue cum is se multis modis & optimum & potentissimum ostenderit, ita ut sibi obedientibus praemia reddere maxima, etiam aeterna, quippe aeternus ipse, possit, & voluisse credi debeat, multoque magis si id disertis verbis promiserit: quod Christiani indubitata testimoniorum fide convicti credimus. Et haec jam alia juris origo est praeter illam naturalem, veniens scilicet ex libera Dei voluntate, cui nobis subjici debere intellectus ipse noster nobis irrefragabitur dictat. Sed & illud ipsum sociale, sive quod laxius ita dicitur, quamquam ex principiis homini profluit, Deo tamen asscribi merito potest, quia ut talia principia in nobis existerent ipse voluit [...]."

63 Hervada: The Old and the New (wie Anm. III., 61).

64   Hypothetisches Denken war schon für Kardinal Bellarmin und für den reformierten Theologen Maresius ein Weg, mit Ergebnissen der Naturforschung umzugehen. Beiden ging es darum, das kopernikanische System „ex suppositione" zu begreifen. Dazu Klaus Scholder: Die Frage nach der Glaubhaftigkeit des biblischen Weltbildes I: Kopernikus und die Folgen, in: ders., Ursprünge und Probleme der Bibelkritik. Ein Beitrag zur historisch-kritischen Theologie. München 1966 (Forschungen zur Geschichte und Lehre des Protestantismus 33), S. 56–78, hier S. 63f.

65   Luhmann spricht ebenfalls von einem „methodologischen Atheismus", und zwar für die Soziologie zu Zeiten Comtes. Diese pflege den „methodologischen Atheismus" selbst in der Untersuchung von ‚Religion', „um sich dem Wissenschaftssystem zuzuordnen." Luhmann: Die Religion der Gesellschaft (wie Anm. II., 189), S. 278. Er gibt die Quelle der Bezeichnung aber nicht an.

66   Dazu Adolf Schlatter: Atheistische Methoden in der Theologie, in: ders., Atheistische Methoden in der Theologie mit einem Beitrag von Paul Jäger, hg. v. Heinzpeter Hempelmann. Wuppertal 1985, S. 5–21.

67   Zusammenfassend Paul Jäger: Das „atheistische Denken der neueren Theologie, in: Schlatter, Atheistische Methoden (wie Anm. III., 66), S. 22–47.

68   Ebd., S. 26f.

69   Die Frage, ob nicht gerade die populärwissenschaftliche, quasi-belletristische Literatur des frühen 20. Jahrhunderts zu der Wahrnehmung beigetragen hat, besonders der französische Materialismus habe zu einer Säkularisierung des Denkens geführt, würde der Untersuchung lohnen. La Mettrie gilt dort als witziger, wenn auch verblendeter Philosoph und Mediziner; vgl. Desiderius Papp: Der Maschinenmensch. Wien, Leipzig u. Lübeck 1925, bes. S. 29 u. 103; Bruno Wille: Der Maschinenmensch und seine Erlösung. Roman v. dems. Aus dem Nachlaß hg. v. Emmy Wille. Pfullingen 1930.

70   Ursula Pia Jauch: Jenseits der Maschine. Philosophie, Ironie und Ästhetik bei Julien Offray de La Mettrie (1709–1751). München 1998, S. 275.

71   Ebd., S. 274.

72   Alex Sutter: Göttliche Maschinen. Die Automaten für Lebendiges bei Descartes, Leibniz, La Mettrie und Kant. Frankfurt a.M. 1988, S. 263f; Jauch: Jenseits der Maschine, S. 269.

73   Renate Wittern: Die Anfänge der Anatomie im Abendland, in: Natur im Bild, hg. v. Thomas Schnalke. Erlangen 1995, S. 21–51; dies.: Kontinuität und Wandel in der Medizin des 14. bis 16. Jahrhunderts am Beispiel der Anatomie, in: Mittelalter und frühe Neuzeit. Übergänge, Umbrüche und Neuansätze, hg. v. Walter Haug. Tübingen 1999 (Fortuna vitrea; Arbeiten zur literarischen Tradition zwischen dem 13. und 16. Jahrhundert 16), S. 550–571, hier S. 552f.

74 Otto Ulbricht: Die Sektion des menschlichen Körpers als Feier: Anatomie und Geselligkeit im Barockzeitalter, in: Geselligkeit und Gesellschaft im Barockzeitalter (wie Anm. II., 199) Teil 1, S. 365–378, hier S. 365.

75 Zusammenfassend Adelheid Fritz: Albrecht von Haller und seine Bedeutung für die Entwicklung der pathologischen Physiologie auf der Grundlage seiner Opuscula pathologica. Inaugural-Dissertation zur Erlangung des Doktorgrades der Hohen Medizinischen Fakultät der Rheinischen Friedrich-Wilhelms-Universität zu Bonn. Bonn 1988, S. 8.

76 Nikolaus Mani: Neue Konzepte der Pathologie im 17. Jahrhundert, in: Gesnerus 40/1,2 (1983), S. 109–117; Fritz: Albrecht von Haller und seine Bedeutung für die Entwicklung der pathologischen Physiologie (wie Anm. III., 75), S. 9.

77 Unter den wenigen Arbeiten über Mylius will ich nur eine jüngeren Datums nennen – Dieter Hildebrandt: Christlob Mylius (1722–1754). Ein Genie des Ärgernisses. Berlin 1981 (Preußische Köpfe 5).

78 Zergliederung der Schönheit, die schwankenden Begriffe von dem Geschmack festzusetzen, geschrieben von Wilhelm Hogarth. Aus dem Englischen übersetzt von C[hristlob] Mylius. London 1754.

79 Zu dieser Freundschaft: Dem Andenken seines Freundes Christlob Mylius, Correspondentens der Königl. Gesellschaft der Wissenschaften zu Göttingen gewidmet von Abraham Gotthelf Kästner. Leipzig [1754].

80 Ebd., S. 43–52.

81 Christlob Mylius: Untersuchung, ob man Tiere, um physiologischer Versuche willen, lebendig öffnen dürfe? In: Ders., Vermischte Schriften des Hrn. Christlob Mylius, gesammelt Gotthold Ephraim Lessing. Berlin 1754, S. 188–204, hier S. 189; den Beitrag erwähnt Simon Richter: Medizinischer und ästhetischer Diskurs im 18. Jahrhundert: Herder und Haller über Reiz, in: Lessing Yearbook 25 (1993), S. 86 u. S. 94, Anm. 15. Die Irritabilitätsdebatte wurde in jüngster Zeit oft zum Bezug für die Wunschvorstellung von einer ‚irritierenden‘ Wirkung wissenschaftlicher Beiträge. ‚Spiritus rector‘ solcher Hoffnungen ist – wie im Fall Richters – häufig Derrida, dessen Kant-Studien „die Unentscheidbarkeit von ‚Reiz‘ und den ‚Reiz‘ von ‚Reiz‘" (Richter) postulieren. Daß sich die verschiedenen Reiz-Typen am historischen Material aber sehr wohl unterscheiden lassen, zeigte Richter selbst.

82 Ebd., S. 192.

83 Vgl. die Beiträge von Gábor Boros, Jean-Loup Seban, Günter Frank und Michael Kowalewicz in: Die Seele der tiere, hg. v. Friedrich Niewöhner u. Jean-Loup Seban. Wiesbaden 2001 (Wolfenbütteler Forschungen 94).

84 Mylius: Untersuchung (wie Anm. III., 81), S. 192–194, hier S. 192f.

85 Ebd., S. 199f.: Die Vollkommenheit von Hund zu Mensch stehe im Verhältnis von 1:1000. Entsprechendes Verhältnis gelte also für das Verbrechen, das man bei der Öffnung des Hundes begehe. Der Mensch sei also

1000mal besser als der Hund. Wolle man also einen Hund für einen physiologischen Versuch, der dem Menschen diene, öffnen, so sei das Verhältnis des Nutzens zu dem Bösen, was in der Handlung stecke 1000:1. Subtrahiert man 1000 (Nutzen) von 1(Böses), dann ergebe sich daraus – 999, was eine gute Handlung anzeige.

86   Ebd., S. 200–202.

87   Ebd., S. 202 [Hervorhebung im Original].

88   Vgl. dazu auch Christian Gottlob Mylius: Untersuchung, ob die Thiere um der Menschen willen geschaffen sind, in: ders., Vermischte Schriften (wie Anm. III., 81), S. 68–87.

89   Johann Georg Heinzmann: Vorrede, in: Albrecht von Haller [...], Tagebuch seiner Beobachtungen, S. III–XX (wie Anm. III., 34), hier S. VIII. In diesem Sinne noch Margarete Hochdoerfer: The conflict between religious and scientific views of Albrecht von Haller (1708–1777). University of Nebraska 1932.

90   Die „Fragmente" gelten als authentische Auszüge aus Hallers Tagebuch. Mit seiner Veröffentlichung erregte Heinzmann bei der Familie Hallers jedoch Mißfallen – wohl vor allem deshalb, weil er Zimmermann, den Freund der Familie, angriff. Textkritisch zu Heinzmann Gerhard Rudolph: Hallers Rezensionen, in: Sudhoffs Archiv 49/2 (1965), S. 199–204, hier S. 200; darüber hinaus Erich Hintzsche: Einige kritische Bemerkungen zur Bio- und Ergographie Albrecht von Hallers, in: Gesnerus 16/1,2 (1959), S. 1–15.

91   Die Rede ist von einem ominösen Brief aus Bern, der den schwachen Glauben Hallers bestätigen sollte: Heinzmann: Vorrede (wie Anm. III., 89), S. IX.

92   Ebd., S. XVf.: „Ich erhielt diese kostbaren Fragmente von verehrten Händen. Ich sah ihre Wichtigkeit bey den noch herrschenden ungleichen Meynungen ein, da selbst aufrichtige Verehrer des Hrn. von Haller an seinem Glauben irre geworden; – Ich finde es zu meinem Zwecke hinlänglich einige Proben aus diesem religiosen Tagebuche zu geben." Das Urteil der Hyperorthodoxie entnimmt Heinzmann Johann Georg Zimmermann: Das Leben des Herrn Haller. Zürich 1755, vgl. ebd., S. XII u. XIV, Anm. *)).

93   Ebd., S. X.

94   Doch bezieht sich Heinzmann für Zimmermanns Kritik an Haller auf Zimmermanns „Betrachtung über die Einsamkeit" (1756, Bd. II, S. 196): „Haller [...], der den Ruhm bis an seinen Tod liebte, der groß war so lange er seine Wissenschaften trieb, fiel in seinen letzten Lebensjahren, wenn er nicht acht Gran Opium im Leibe hatte, tiefer in Kleinmuth als der kleinste Mensch. Seine melancholischen Gefühle öfneten Abgründe vor seinen Augen, aus denen er immer hyperorthodoxe Gespenster aufsteigen sah, die ihm durch ihre Theologie alles Licht des aufgeklärten

(Zimmermannischen) Christenthums ausbliesen." Ebd., S. XI. Anstößig war vermutlich die Biographie selbst und nicht die Tatsache, daß sie schon zu Lebzeiten veröffentlicht wurde. Derart frühzeitige Veröffentlichungen waren üblich. Vgl. über Zimmermann die Beiträge in: Johann Georg Zimmermann, königlich großbritannischer Leibarzt (1728–1795), hg. v. Hans-Peter Schumann. Wiesbaden 1998 (Wolfenbütteler Forschungen 82).

95 Heinzmann: Vorrede (wie Anm. III., 89), S. XIX, Anm. *).

96 Ebd., S. XVI.

97 Ebd., S. XVIf.

98 Ebd., S. XVII.

99 Haller: Fragmente religiöser Empfindungen, in: Haller, Tagebuch seiner Beobachtungen (wie Anm. III., 34), S. 219–319, hier S. 221.

100 Als einzige Ausnahme nachstehende Passage: „Ich lese in der Bibel, durchgehe die Geschichte des leidenden Erlösers, und denke zugleich an meine Pflanzen, oder an andre Possen." Ebd., 25. Jul. 1741, S. 252.

101 Ebd., S. 222.

102 Ebd., S. 222.

103 Ebd., passim.

104 Ebd., S. 222: „Ich habe Ursache zu zweifeln, ob etwas Gutes an mir sey."

105 Ebd., 18. u. 19. Dec. 1736, S. 223 passim: Nur „Eitel Eitelkeit, Neid, Haß, Zorn"/"Aeusserliche Ruhe." Zu Gott: „Lau und ohne Eifer; ohne Furcht, ohne Liebe." Ebd., 18. Dec. 1736, S. 223: „Auch Zorn und Hader."

106 Dazu Pott: Reformierte Morallehren (wie Anm. III., 5), Kap. IV.

107 Es ist überhaupt schwer, Haller eine bestimmte konfessionelle Prägung zuzuschreiben: Sein Biograph Zimmermann berichtet, Haller habe – mit finanzieller Unterstützung der Berner Regierung – in Göttingen eine reformierte Kirche gestiftet; dazu Kurt Guggisberg: Bernische Kirchengeschichte. Bern 1958, S. 478–485, hier S. 484. Guggisberg betont darüber hinaus die „konservative[] Apologetik" Hallers; ebd., S. 479. Guthke hingegen ist der Auffassung, Haller ‚vereine' „Calvinismus und Physikotheologie wie Öl und Wasser"; ders.: Der Glaube des Zweiflers, S. 19. Blickt man in Hallers Rezensionen und untersucht seine Aussagen über die Konfessionen, so scheint er im wesentlichen Zwingli, danach erst Calvin zugeneigt. Außerdem verweist er immer wieder auf die eigene Familie, die sich energisch um die Berner Reformation bemüht habe.

108 Ebd., 19. Dec. 1736, S. 223.

109 Haller: Fragmente religiöser Empfindungen, 22. Juli 1737 (wie Anm. III., 99), S. 228.

110 „Ich bin davon überzeugt [, daß es Gott gibt], nicht aus der Vernunft allein, noch aus der Offenbarung, sondern auch aus der Empfindung, des wider alles Gute wütenden Bösen. Da ich also an eine Ewigkeit und alles

andere glaube, was die Offenbarung bekannt macht, warum bin ich denn
so sorglos, so eitel, warum setze ich mein größtes Wohlgefallen in die
Welt, in meine Thorheit, in meine Studien, in meinen Eigenwillen und
andere geringfügige Dinge." Ebd., 27. März 1746, S. 253f.

111 „Dunkel ists in meiner Seele. Licht der Gnade! Wirf ihr einen Strahl
deiner Erleuchtung zu. Ach thue im Zeitlichen was du willst; nur schone
der Seele!" Ebd., 14. Jän. 1737, S. 224. „Weit schlechter als jemals. Ich
darf nicht mehr sagen Herr, bekehre mich, Mein Herz ist zu schlimm und
zu falsch. Aber was soll ich denn sagen? Herr erbarme dich meiner, um
deiner grundlosen Güte willen." Ebd., 26. Febr. 1737, S. 225.

112 Ebd., 8. Jul. 1738, S. 234.

113 Ebd., 3. Okt. 1737, S. 230.

114 Ebd., 4. Okt. 1745, S. 264.

115 Ebd., 30. Jun.1776, S. 298f.

116 Ebd., 12. Okt. 1777, S. 316.

117 Haller fleht um „wirkende Gnade, daß ich dich kenne, dich liebe, und
mich der Kürze der Gnadenzeit beständig erinnere. Du willst nicht den
Tod des Sünders, sondern daß er sich bekehre." Ebd., 11. März 1737, S.
225. „[M]it Gottes Gnade mein Leben anders einrichten." Ebd., 25. März
1737, S. 225. Und zieht schließlich eine vernichtende Bilanz über ein
Jahr der Zerknirschung ohne Besserung; ebd., 3. Dec. 1737, S. 231. 7.
„Laß mich empfindlich seyn gegen die Gaben des Gnadenbundes." Ebd.,
Jan. 1739, S. 9. Versuchungen der Welt will Haller ganz abwehren: „Dagegen pflanze das Bild des gesegneten Mittlers, daß es in mir ein Gefühl
unaussprechlicher Gnade werde!" Ebd., 9. Jul. 1740, S. 239.

118 Ebd., 4. Dec. 1777, S. 319.

119 Schon nach dem Tod der zweiten Frau ebd., 22. Aug. 1740, S. 243: „Jahre vergehen, Unglücke drohen; schlagen ein oder verschonen. – Meine
Frauen sterben in meinen Armen; meine Kinder gehen vor mir hier zur
Ruhe; meine Schwachheiten klopfen und melden den Tod an; und ich
schlafe [...]." Ebd., 8. Nov. 1744, S. 259: „Bin ich denn ungläubig, oder
was ist das für ein kalter lebloser Glaube, der weder fühlt noch antheil
nimmt! [...] Liegt es nicht an uns, wenn wir dieser grossen Empfindung
nicht teilhaftig werden. [...] – Bin ich nicht am Rande der Ewigkeit, alt,
abgelebt, krank, beschwert mit herrschenden Sunden; bedürftig der Gnade." 25. Dec. 1773, S. 291f. u. passim.

120 Doch spricht einiges für diese Deutung der „Fragmente", die Guthke aus
der Korrespondenz Hallers mit dem britischen Opium-Arzt John Pringle
entwickelt, vgl. Karl S. Guthke: Bekenntnisse eines schweizerischen
Opiumessers. Hallers Briefe an Pringle, in: Das achtzehnte Jahrhundert
15/1 (1991), S. 15–19, bes. S. 18f; dazu John Pringle's Correspondence
with Albrecht von Haller, hg. v. Otto Sonntag. Basel 1999. In den letzten
Jahren förderte das Opium den niedergeschlagenen Zustand Hallers.

121 Albrecht Hallers Tagebücher seiner Reisen nach Deutschland, Holland und England 1723–1727. Mit Anmerkungen hg. v. Ludwig Hirzel. Leipzig 1883, hg. v. Hirzel, S. 82. Haller in Holland, eingel. u. komm. v. Lindeboom, S. 30.

122 Haller notiert akribisch die Teilnehmerzahlen, berichtet aber nicht über die Inhalte der gehörten Vorlesungen.

123 Zu Hallers Interessen an solchen ‚Curiositäten' und seiner präformationistischen Deutung Michael Hagner: Enlightened Monsters, in: The Sciences in Enlightened Europe, hg. v. Clark, Golinski u. Schaffer, S. 175–217.

124 Das Leidener Theatrum anatomicum befand sich in einer Kirche, in: Albrecht Hallers Tagebücher (wie Anm. III., 121), S. 99.

125 Ebd., S. 59f., 98–100.

126 Ebd., S. 75f.

127 Ebd., S. 75f.

128 Ebd., S. 77.

129 Albrecht von Haller: Briefe über einige Einwürfe noch lebender Freygeister wieder die Offenbarung. 1. Theil. Bern 1775, 2. Theil. Bern 1776, 3. Theil. Bern 1777, hier 1. Theil, Erster Brief, S. 13: Über Voltaire heißt es, er sei „in göttlichen Dingen überall schwankend geblieben." – Zitiert wird nach der genannten Ausgabe. Insofern der Text in späteren Ausgaben entscheidend verändert ist, wird auf die Veränderungen hingewiesen.

130 Ebd., S. 9f.

131 Raymond Naves: Préface, in: Voltaire, Dictionnaire philosophique comprenant les 118 articles parus sous ce titre du vivant de Voltaire avec leurs suppléments parus dans les „Questions sur l'Encyclopédie". Texte établi par Raymond Naves, Notes par Julien Benda. Paris 1967, S. I–XXVII, hier S. XXIV. – Die „Questions" werden im folgenden nach dieser Ausgabe zitiert.

132 Den Begriff der Apologetik verstehe ich hier in einem weiten Sinne als ‚Verteidigung des Christentums'.

133 Dazu Hallers „Vorrede zur zweyten Auflage", Ebd. 1.–3. Theil. Bern 1778, S. VI.

134 Haller: Briefe (wie Anm. III., 129). 1. Theil. Bern 1775, Erster Brief, S. 5f.

135 Ebd., Zweyter Brief, S. 61.

136 Haller: Briefe (wie Anm. III., 129), Erster Theil, Dritter Brief, S. 81; über die relative Überlegenheit Voltaires unter den französischen Kollegen vgl. auch ebd., Vierter Brief, S. 120.

137 Ebd., Vierter Brief, S. 120; vgl. auch ebd., Dritter Theil, Achtzehnter Brief, S. 47: „Schon schilt man den Maupertuis für einen Capuciner: schon heißen alle diejenigen Pöbel, die Absichten in den natürlichen Dingen, und die Spur eines würkenden und bildenden Gottes erkennen.

Dahin hat das natürliche Licht unsern Dichter nicht verfallen lassen, aber andere französische Philosophen [gemeint sind Buffon und La Mettrie] haben auch gegen diesen Beweis eines weisen Schöpfers die Augen verschlossen."

138 Haller: Briefe (wie Anm. III., 129), Erster Theil, Dritter Brief, S. 81; über die relative Überlegenheit Voltaires unter den französischen Kollegen vgl. auch ebd., Vierter Brief, S. 120.

139 Ebd., Achter Brief, S. 239.

140 Ebd., Achter Brief, S. 238f.

141 Ebd., Sechster Brief, S. 175.

142 Ebd., Neunter Brief, S. 279; vgl. dazu die rhetorische Schlußbemerkung über die Gnade, mit der Voltaire den antiklerikalen und anti-dogmatischen Gehalt seines Artikels auf den Punkt bringt, ders.: „Grace", in: ders., Dictionnaire philosophique, S. 226–228, hier S. 228: „[...] Dieu, qui vous [die Kleriker] inspire, me fait la grâce de croire tout ce que vous dites, tout ce que vous avez dit et tout ce que vous direz."

143 Haller: Briefe (wie Anm. III.129), Erster Theil, Achter Brief, S. 241; dazu Voltaire: „Résurrection", in: ders., Dictionnaire philosophique, S. 370–375.

144 Voltaire: „Ame", in: ders., Dictionnaire philosophique, S. 7–15.

145 Haller: Briefe (wie Anm. III., 129), Erster Theil, Achter Brief, S. 242: „Es ist ja offenbar der Leib, der mit der Seele unser Ich ausmacht [...]."

146 Ebd., Neunter Brief, S. 275.

147 Dazu Abschnitt (a) (i) dieses Kapitels.

148 Haller: Briefe, Erster Theil, Neunter Brief, S. 276.

149 Dazu Boschung: Neurophysiologische Grundlagenforschung (wie Anm. III., 36); Steinke: „Die Ehre des Rechthabens" (wie Anm. III., 14), S. 142.

150 Haller: Briefe (wie Anm. III., 129), Erster Theil, Dritter Brief, S. 83f.

151 Ebd., Dritter Brief, S. 84.

152 Ebd., Dritter Brief, S. 85.

153 Ebd., Sechster Brief, S. 161f.

154 Ebd., Vierter Brief, S. 115f.

155 Ebd., Achter Brief, S. 217; Voltaire: „Miracles", in: ders., Dictionnaire philosophique, S. 314–320, hier S. 319: „On souhaiterait, par exemple, pour qu'un miracle fût bien constaté, qu'il fût fait en présence de l'Académie des sciences de Paris, ou de la Société royale de Londres, et de la Faculté de médecine, assistées d'un détachement du régiment des gardes pour contenir la foule du peuple, qui pourrait par son indiscrétion empêcher l'opération du miracle."

156 Dazu Abschnitt II., 3., a) dieser Untersuchung. Darüber hinaus flammt im ausgehenden 18. und beginnenden 19. Jahrhundert ein Kampf über den Wunderglauben und über ein Recht auf Wallfahrten auf. Er führt zur

Ausdifferenzierung einer „hohe[n] und niedere[n] Kultur" der Gegner und Verteidiger der Wallfahrten und des Wunderglaubens; R. Habermas: Wallfahrten und Wunderglauben (wie Anm. II., 126), S. 130.

157 Haller: Briefe (wie Anm. III., 129), Erster Theil, Sechster Brief, S. 162f. Haller bezieht sich auf „de[n] anstößigste[n] Artikel *Genese*".

158 Ebd., Siebender Brief, S. 195f: „Galenus hat freylich Stellen des Moses angeführt, eh Longinus war, und eben die Erschaffung aus nichts zu widerlegen gesucht, die er unter den Schriften Moses fand; dahingegen nach des Galenus Begriff Gott bloß die ewige Materie dahin brauchte, wozu er sie am tüchtigsten fand."

159 Haller: Briefe (wie Anm. III., 129). Erster Theil, Dritter Brief, S. 85.

160 David Oldroyd: Thinking about the Earth. A History of Ideas in Geology. London 1996; Ruth Groh u. Dieter Groh: Zum Wandel der Denkmuster im geologischen Diskurs des 18. Jahrhundert, in: Zeitschrift für historische Forschung 24 (1997), S. 575–604, hier S. 598–604. Am Beispiel der Sintflut zeigt Guthke, wie sich Hallers Glaube gewandelt hat. Während Haller noch in seinem frühen Bibel-„Judicium" (1731) versucht habe, die Sintflut aus Naturgesetzlichkeiten zu erklären, begnüge er sich in seinen „Briefen" mit einer „simple[n] Schriftfrömmigkeit"; Guthke: Glaube und Zweifel, S. 186f. Mit dieser Entwicklungsbeschreibung hat Guthke Recht, der Blick auf die Erdgeschichte der Zeit relativiert seine (negative) Einschätzung der späten Werkphase allerdings.

161 Zu Scheuchzers positiver Sicht der Berge Michael Kempe: Die Sintfluttheorien von Johann Jakob Scheuchzer. Zur Entstehung des modernen Weltbildes und Naturverständnisses, in: Zeitschrift für Geschichtswissenschaft 44 (1996), S. 485–501, hier S. 489f.; Irmgard Müsch: Geheiligte Naturwissenschaft. Die Kupfer-Bibel des Johann Jakob Scheuchzer. Göttingen 2000 (Rekonstruktion der Künste 4).

162 Haller: Briefe (wie Anm. III., 129), Vierter Brief, S. 103.

163 Ebd.

164 Ebd., Vierter Brief, S. 104.

165 Ebd., Siebender Brief, S. 193.

166 Vgl. für den Nachweis der Höhle Samuel Thomas Soemmerring: Schriften zur Paläontologie. Bearbeitet u. hg. v. Manfred Wenzel. Stuttgart u. New York 1990 (Samuel Thomas Soemmerring Werke 14), S. 68 u. 357.

167 Haller: Briefe (wie Anm. III., 129), Vierter Brief, S. 105; dazu auch ebd., Siebender Brief, S. 194f.

168 Ebd., Vierter Brief, S. 114.

169 Ebd., Sechster Brief, S. 165.

170 Dazu schon Arthur O. Lovejoy: Die große Kette der Wesen. Geschichte eines Gedankens. Frankfurt a.M. 1993, S. 303–305.

171 Haller: Briefe (wie Anm. III., 129), Dritter Brief, S. 82f.

172 Ebd., Zeyter Theil, Vierzehnter Brief, S. 131.

173 Ebd., Zeyter Theil, Zehnter Brief, S. 3–6.
174 Ebd., Erster Theil, Vierter Brief, S. 102f.
175 Ebd., Siebender Brief, S. 184f.
176 Grosses vollständiges Universal-Lexicon Aller Wissenschafften und Künste, Welche bishero durch menschlichen Verstand und Witz erfunden und verbessert worden. Bd. 12. Leipzig u. Halle 1735, Sp. 925.
177 Haller: Briefe (wie Anm. III., 129), Sechster Brief, S. 156f.
178 Ebd., Sechster Brief, S. 163.
179 Ebd., Sechster Brief, S. 164.
180 Ebd., Vierter Brief, S. 105.
181 Ebd., Zweyter Theil, Sechzehnter Brief, S. 310.
182 Ebd., Zweyter Theil, Elfter Brief, S. 43: Ueber die Duldung hat der Herr V. vieles wahres und menschenfreundliches wider die Blutdürstigen Grundsätze einer die allgemeine Monarchie ansprechenden Hierarchie gesagt; er hat zumal die Sache der Protestanten verfochten, und den Ungrund der grausamen Gesetze erwiesen, die diese nützlichen Bürger von dem gemeinsten Rechten der Menschlichkeit, auch sogar von der Möglichkeit ausschliessen, eine nach den Gesetzen gültige Ehe einzugehen."
183 Ebd., Vierter Brief, S. 122f.
184 Ebd., Elfter Brief, S. 58.
185 Ebd., Dritter Brief, S. 72.
186 Ebd., Erster Theil, Sechster Brief, S. 160.
187 Ebd., Erster Theil, Erster Brief, S. 22f. und passim.
188 Ebd., Vierter Brief, S. 88.
189 Ebd., Vierter Brief, S. 105: „Aller der glücklichste Wiz ersezt in meinen Augen den Mangel des guten Herzens nicht."
190 Haller: IX. Von den Nachtheilen des Wizes, in: Sammlung kleiner Hallerischer Schriften (wie Anm. III., 18), S. 172–186, hier S. 186.
191 Haller: VIII. Von den Vortheilen der Demuth, in: Sammlung kleiner Hallerischer Schriften (wie Anm. III., 18), S. 65–172, hier S. 167.
192 Ebd., S. 172.
193 Haller: Ueber den Zustand des Christenthums. Von A.J. Roustan, in: Tagebuch seiner Beobachtungen. Erster Theil. Zwote Abtheilung, LXXV. (wie Anm. III., 34), S. 300–302, hier S. 302.
194 [Leonhard Euler:] Rettung der Göttlichen Offenbahrung gegen die Einwürfe der Freygeister. Berlin 1747. In: Leonhardi Euleri Opera Omnia. Sub Auspiciis Societas Scientiarum Naturalium Helveticae. Edenda Curaverunt Andreas Speiser, Ernst Trost, Charles Blanc. Series tertia: Lettres à une Princesse d'Allemagne. Volumen undecimum. Turici 1960. – Ich folge berhard Wölfel: Leonhard Euler und die Freigeister. Zum Thema einer „vernünftigen Orthodoxie", in: Theologie und Aufklärung. Festschrift für Gottfried Hornig zum 65. Geburtstag, hg. v. Wolfgang Erich Müller u. Hartmut H.R. Schulz. Würzburg 1992, S. 52–75.

195 Wölfel: Leonhard Euler (wie Anm. III., 194), S. 61f.
196 Dazu noch immer Alexander Schweizer: Die protestantischen Zentral-
     dogmen in ihrer Entwicklung innerhalb der Reformierten Kirche. Bd. II:
     Das 17. und 18. Jahrhundert. Zürich 1856, S. 758–790; Wölfel: Leonhard
     Euler (wie Anm. III., 194), S. 61, Anm. 24.
197 [Euler:] Rettung der Göttlichen Offenbahrung (wie Anm. III., 194), IX.,
     S. 270: „So lange hingegen ein Mensch auch die tugendhaftesten
     Handlungen ausübet, dieses aber mit Wiederwillen, und gleichsam durch
     Zwang verrichtet, so kan derselbe zwar die aus diesen Handlungen natür-
     licher Weise fliessenden guten Folgen geniessen: derselbe aber bleibet
     noch weit von der wahren Glückseeligkeit entfernt."
198 Wölfel: Leonhard Euler (wie Anm. III., 194), S. 58.
199 Dazu und für Nachstehendes Pott: Reformierte Morallehren (wie Anm.
     III., 5), Kap. IV.
200 Christian Wolff an Jean-Henri-Samuel Formey, Halle, 9.3.1748. Biblio-
     teka Jagiellońska Krakow, Slg. Varnhagen, unpag., [4 Bl.].
201 Ebd., Halle 7.5.1748, unpag., [3 Bl., hier Bl. 1f.].
202 Ebd., [Bl. 2]
203 Ebd., [Bl. 2]: „Er bildet sich ein zu sehen, was andere noch nicht gesehen,
     da gleichwohl andere es längst vor ih[m] besser ausgeführt, oder nach
     dem sie die Sache gründlicher untersucht, verworfen."
204 Ebd., [Bl. 2f.].
205 Ebd., [Bl. 2].
206 Die Rezeption der Schriften Eulers durch die literarischen Organe der
     Glaubensbrüder im Berliner Refuge zeigt sogar, daß der Religion in die-
     sem Zusammenhang nur insofern Bedeutung zukam, als es um die mehr
     oder minder metaphysische Grundlegung für die Physik (Schwerkraft,
     Trägheit, atomi materiales) ging. „Décide qui pourra", schließt der an-
     onyme Rezensent von Eulers „Œuvres mêlées" seinen kritischen Kom-
     mentar zu Eulers Körperlehre. Er fragt sich, wie Bewegung erklärbar sei-
     en soll, wenn „tout l'espace" mit Materie gefüllt sei und legt damit – phy-
     sik-immanent – nahe, daß die Lehre Eulers in diesem Punkt wenn nicht
     unvollständig, so doch unverständlich sei; [Rez.] Œuvres mêlées de Mr.
     Euler. Berlin: Haude & Spener 1746 & 1750, in: Nouvelle Bibliothèque
     Germanique 8/2 (1751), Art. 8, S. 386–407, hier S. 406f.
207 In der älteren Forschung ist man von einer direkten Anknüpfung Hallers
     an Euler ausgegangen; dazu K.[]R.[] Hagenbach: Leonhard Euler, als
     Apologet des Christenthums. Einladungsschrift zur Promotionsfeier des
     Pädagogiums den 28. April 1851. Basel [o.D.], S. 29.
208 In diesem Sinne äußert sich Tholuck: Vermischte Schriften größtentheils
     apologetischen Inhalts (wie Anm. III., 8), 2. Theil , S. 12–14, hier S. 14.
209 Daniel Wilhelm Triller: Aufrichtiges Zeugniß ungeheuchelter Freund-
     schaft, an den berühmten Königl. Großbritann. Leib-Medicum, Hrn. D.

Paul Gottlieb Werlhof, zu Bieberich, den 17. Aug. 1743, in: Hrn. Daniel Wilhelm Trillers, [...], Poetischer Betrachtungen, Ueber verschiedene aus der Natur- und Sitten-Lehre hergenommene Materien, Vierter Theil. Hamburg 1747, S. 323–327, hier S. 326.

210 Ebd., S. 323.

211 Franz R. Kempf: Albrecht von Hallers Ruhm als Dichter. Eine Rezeptionsgeschichte. New York, Bern u. Frankfurt a.M. 1986 (American University Studies: Series I, Germanic Languages and Literature 52), S. 7.

212 Vgl. die Edition von Dorothee von Runckel (Hg.): Briefe der Frau Louise Adelgunde Gottsched gebohrne Kulmus. 3 Bde. Dresden 1771/1772, die Inka Kording in einer Leseausgabe herausgegeben hat: Louise Gottsched – mit der Feder in der Hand. Briefe aus den Jahren 1730 bis 1762. Darmstadt 1999, S. 198, 266 u. 306.

213 Göttingische Anzeigen von gelehrten Sachen 36 (1771), S. 305–307, hier S. 306f. Abgedruckt auch in: Haller, VI. Ueber Sprachen und Wissenschaften, in: Haller, Tagebuch seiner Beobachtungen. Einzelne Bemerkungen (wie Anm. III., 34), XVI., S. 185–193.

214 Im einzelnen Karl S. Guthke (Hg.): Hallers Literaturkritik. Tübingen 1970 (Freihes Deutsches Hochstift; Reihe der Vorträge und Schriften 1939–1958; Fortgeführt als Reihe der Schriften seit 1966).

215 Haller: Ueber Schriftsteller. In: ders., Tagebuch seiner Beobachtungen (wie Anm. III., 34), S. 197–210.

216 Ebd., S. 199.

217 Ebd.

218 Göttingische Anzeigen von gelehrten Sachen 111 (1771), S. 956f., hier S. 957; ebenfalls in: Haller, Tagebuch seiner Beobachtungen (wie Anm. III., 34), LXXXVIII., S. 352–354, hier S. 352: „Freylich verehren wir Klopstocks Liebe zur Tugend und zu Gott. Ist schon unser Geschmack an die neuern Wendungen noch nicht gewöhnt, womit er die Sprache bereichert hat; sind wir noch immer in den Gedanken, ein Vers müsse nicht mit einem Worte abgebrochen werden, das zu nahe mit dem ersten Worte des folgenden zusammenhängt; finden wir noch immer, hin und wieder sey man gegen Gott vertraulicher, als es seine unendliche Grösse zulassen sollte; so hindern uns diese eingeschränkten Gefühle nicht, das Grosse und Erhabene in Klopstocks Geiste zu empfinden."

219 Göttingische Zeitungen von gelehrten Sachen 95 (1748), S. 757f.; ebenfalls in: Haller, Tagebuch seiner Beobachtungen (wie Anm. III., 34), XI., S. 45.

220 Siehe die Rezension von „Die Alpen" in dem schon erwähnten Refuge-Organ Nouvelle Bibliothèque Germanique 7/2 (1750), S. 430–442, hier S. 431; über die „Poesies choisies de M. de Haller, traduites en Prose, par M. de T. à Gottingue" urteilt die „Bibliothèque impartiale" ebenso; ebd. 2/3 (1750), S. 415–426.

221 Siehe die für Haller wenig schmeichelhafte Rezeption in Christoph Otto
    Freiherrn von Schönaich: Die ganze Aesthetik in einer Nuß oder
    Neologisches Wörterbuch (1754), hg. v. Albert Köster. Berlin u. Leipzig
    1900, passim; in der Rezension über die „Sammlung kleiner Hallerischer
    Schriften" (1772) Allgemeine Deutsche Bibliothek [ADB] 21/2 (1774),
    S. 338–351, hier S. 346f. Auch die germanistische Literaturwissenschaft
    urteilt im Blick auf diese: Haller sei durch die barocken Vorbilder
    (Lohenstein, Brockes, Hagedorn) geprägt; die nächste Dichtergeneration
    (Wieland, Gessner, Lessing, Klopstock, Gleim, Gellert, Ewald v. Kleist,
    Herder, Goethe, Schiller) habe noch in den Kinderschuhen gestanden. Es
    ist von einem „poetischen Vakuum" die Rede; Eduard Stäuble: Albrecht
    von Haller „Über den Ursprung des Übels". Zürich 1953 (Zürcher
    Beiträge zur deutschen Literatur- und Geistesgeschichte 3), S. 179f.
222 Haller: VII. Vorrede die der Herr von Haller unter dem Namen des
    Buchhändlers, der ersten französischen Ausgabe seiner Gedichte beyge-
    füget hat, die zu Göttingen Anno 1750 herausgekommen ist. Aus dem
    Französischen übersezt, in: Sammlung kleiner Hallerischer Schriften (wie
    Anm. III., 18), S. 155–164, hier S. 159: „Man hat wohl dem Herrn von
    Haller das Beyspiel eines Pope, eines Miltons anführen wollen, aber er
    hat diese Vergleichung sehr weit von sich geworfen. Man kann, sagte er
    nach dem Horaz, auf dem Clavier spielen, ohne ein Händel zu seyn: man
    kann singen, ohne dem Farinelli gleichzukommen."
223 Haller: Vorrede die der Herr von Haller unter dem Namen des Buchhänd-
    lers, der ersten französischen Ausgabe seiner Gedichte beygefüget hat,
    die zu Göttingen Anno 1750 herausgekommen ist. Aus dem Französi-
    schen übersezt, in: ders., Kleine Schriften, S. 156–164, hier S. 160; zu
    den Widersprüchen und der Vereinbarkeit der Berufung als Arzt und
    Dichter Toellner: Albrecht von Haller (wie Anm. III., 7), S. 35; Guthke:
    Der Glaube des Zweiflers (wie Anm. III., 37), S. 11.
224 Viele der Änderungen fügt Haller erst in der letzten Auflage ein. Ob die –
    in der Forschung gängige – Annahme stimmt, er wolle damit bloß die
    kritischen Stimmen der Berner Orthodoxie zum Schweigen bringen, ist
    allerdings fraglich; dazu Kempf: Albrecht von Hallers Ruhm als Dichter,
    S. 5f. Guthke: Glaube und Zweifel; ders.: Der Glaube des Zweiflers:
    Glanz und Krise der Aufklärung in Hallers Lyrik, in: ders., Das
    Abenteuer der Literatur. Studien zum literarischen Leben der
    deutschsprachigen Länder von der Aufklärung bis zum Exil. Bern u.
    München 1981, S. 9–28; Wolfgang Martens: „Schüler der Natur".
    Albrecht von Hallers Alpengedicht als Utopie sündloser Existenz, in:
    ders., Literatur und Frömmigkeit. Tübingen 1989 (Studien und Texte zur
    Sozialgeschichte der Literatur 25), S. 276–286, hier S. 276, Anm. 2.
225 Für den in diesem Zusammenhang wichtigen Shaftesbury-Bezug Georg
    Bondi: Das Verhältnis von Hallers philosophischen Gedichten zur Philo-

sophie seiner Zeit. Inaugural-Dissertation zur Erlangung der Doktorwür-
de der philosophischen Fakultät der Universität Leipzig Leipzig 1891, S.
13–19;

226 Vgl. Haller: Vorrede die der Herr von Haller unter dem Namen des
Buchhändlers (wie Anm. III., 222), S. 161. Die dritte Strophe des Prof.
Stähelin gewidmeten Gedichtes „Gedanken über Vernunfft, Aberglauben,
und Unglauben" (Juli 1729): „Unselig Mittel-Ding von Engeln und von
Vieh!" bezieht sich also auf Popes Menschenbild; vgl. noch unkommen-
tiert in den frühen Auflagen von Albrecht von Hallers Versuch Schweizerischer Gedichte. Dritte, vermehrte, und veränderte Auflage. Danzig
1743, S. 36. Später fügt Haller den Hinweis auf Pope für den zitierten
Vers hinzu und notiert außerdem: „Dieses ist einer der Gedanken, den der
Verfasser mit dem Pope gemein hat. Er ist aber einige Jahre eher von
dem Schweizer als von dem Engländer gebraucht worden." Albrecht von
Haller, [...]. Versuch Schweizerischer Gedichte. Elfte vermehrte und verbesserte Auflage. Bern 1777, V. Gedanken über Vernunft, Aberglauben
und Unglauben. An den Herrn Professor Stähelin. 1729, S. 59–85. S. 60,
Anm. *.

227 Zu Haller und Ditton Zimmermann: Das Leben des Herrn Haller (wie
Anm. III., 92), S. 376. Lawrence Marsden Price führt den Ditton-Text erstaunlicherweise nicht an; vgl. Price: Albrecht von Haller and English
Theology, in: Publications of the Modern Language Association of America 41 (1926), S. 942–954.

228 Die deutsche Übersetzung erscheint später, und zwar unter dem Titel Die
Wahrheit der Christlichen Religion, Aus der Auferstehung JEsu Christi
Auf eine demonstrativische Art in drey Theilen bewiesen, durch Humfre-
dum Ditton, Weyland Lehrer der Mathematik im Hospital Christi zu
London. Nebst einem Anhange, Darinn die wichtigsten Stücke der natürl.
Religion abgehandelt werden. Anfangs in Englischer Sprache herausge-
geben, Nun aber auf vielfältiges Verlangen in die Deutsche übersetzt, Mit
Anmerckungen, Registern, dem Leben des Verfassers, Und einer Vorrede
Sr. Hochw. Des Herrn Abt Mosheims. Vermehret durch Gabriel Wilhelm
Goetten. Braunschweig u. Hildesheim 1734; zu Haller Ditton-Rezeption
Guthke: Glaube und Zweifel, S. 170.

229 Haller: Versuch Schweizerischer Gedichte (wie Anm. III., 226), S. 63.

230 Ebd., S. 311, Anm. q, r, t [Hervorhebungen S.P.].

231 Ebd., S. 91, ebd., Anm. *; ebd., S. 91, Anm. *.

232 Ebd.

233 Ebd., S. 98, Anm. *.

234 Vgl. dazu Julien Ries: Les études manichéens. Des controverses de la
Réforme aux découvertes du XXe siècle. Louvain-la-Neuve 1988
(Collection Cerfaux-Lefort); Michael Stausberg: Faszination
Zarathushtra. Zoroaster und die Europäische Religionsgeschichte der

Frühen Neuzeit. Berlin u. New York 1998 (Religionsgeschichtliche Versuche und Vorarbeiten 42/1), 1. Teil, S. 761–774.

235 Diese Tendenz im Werk Hallers belegt für dessen polemische bzw. apologetische Schriften Guthke: Glaube und Zweifel (wie Anm. III., 7).

236 Zur Biographie des Mediziners, der Pathologen noch heute durch die Entdeckung des dann nach ihm benannten „morbus maculosus Werlhofii" ein Begriff ist; vgl. Allgemeine Deutsche Biographie 42, S. 16f.; Carmen Asshoff: „Paul Gottlieb Werlhof", in: Literatur Lexikon. Autoren und Werke deutscher Sprache, hg. v. Walther Killy. Bd. 12 (1992), S. 256; Udo Benzenhöfer: Der hannoversche Hof- und Leibarzt Paul Gottlieb Werlhof (1699–1767). Aachen 1992.

237 Daß Haller und Werlhof rege über ihre Dichtungen korrespondierten und dabei vor allem formale Aspekte behandelten, zeigt Guthke im Blick auf die Briefe Werlhofs an Haller: Konfession und Kunsthandwerk. Werlhofs Anteil an Hallers Gedichten, in: ders. Das Abenteuer der Literatur, S. 29–48.

238 Die Information über die Anzahl der Briefe verdanke ich wiederum der homepage des Berner Haller-Projekts.

239 Albrecht von Haller: Vorrede des Herrn von Haller zu den Werlhofischen Gedichten. In: D. Paul Gottlieb Werlhofs Gedichte herausgegeben von der deutschen Gesellschaft in Göttingen mit einer Vorrede des Herrn von Haller. Hannover ²1756, S. 3–13, hier S. 3f.

240 Benzenhöfer schreibt in diesem Sinne, ,Poesie' rücke bei Haller und Werlhof und die „lebensweltliche Peripherie"; Benzenhöfer: Paul Gottlieb Werlhof (wie Anm. III., 236), S. 26.

241 Ebd., S. 5f.

242 Ebd., S. 7.

243 Ebd.

244 Ebd.

245 Ebd., S. 10f.

246 Ebd., S. 11.

247 Allgemeine deutsche Biographie 42, S. 16.

248 Dazu Pott: Reformierte Morallehren (wie Anm. III., 5), Kap. IV.

249 Er kam aus einer „streng lutherischen Professorenfamilie", so Asshoff: Paul Gottlieb Werlhof (wie Anm. III., 236).

250 Haller erläutert, daß das Gedicht als Verteidigung der Kirche gedacht sei, in: Werlhofs Gedichte (wie Anm. III., 239), S. 6. Gegner des Arguments sei ein Anhänger des umstrittenen Alchemisten, Arztes und radikalpietistischen Theologen Johann Conrad Dippel (1673–1734); dazu Allgemeine deutsche Biographie 5, S. 249–251; Geyer-Kordesch: Pietismus, Medizin und Aufklärung (wie Anm. II., 48), S. 193–201; siehe auch Benzenhöfer: Paul Gottlieb Werlhof (wie Anm. III., 236), S. 28.

251 Werlhof: Da/Der Herr von Haller/nach Göttingen/als öffentlicher Lehrer

der medicinischen Wissenschaften,/an des verstorbenen Herrn Albrechts Stelle/berufen ward. 1736. In: Werlhofs Gedichte (wie Anm. III., 239), Auf Gelehrte. III., S. 132–134, hier S. 133.

252 In „Die Alpen" spricht Haller selbst über den Naturforscher als „Schüler der Natur"; mit Hirzel Toellner: Albrecht von Haller. Über die Einheit im Denken des letzten Universalgelehrten (wie Anm. III., 12), S. 89; Martens: „Schüler der Natur". Hölderlin nimmt die Bezeichnung im „Hyperion" auf; ders.: Hyperion, 2. Bd., 2. Buch, 4, Hyperion an Bellarmin, in: Hölderlin, sämtliche Werke, hg. v. Friedrich Beissner. Bd. 3. Stuttgart 1957, S. 134; vgl. Paul Böckmann: Die Französische Rev-olution und die Idee der ästhetischen Erziehung in Hölderlins Denken, in: Der Dichter und seine Zeit – Politik im Spiegel der Natur. Heidelberg 1970, S. 83–112, hier S. 98. Novalis hingegen spricht vom „Meister der Natur"; vgl. Friedrich von Hardenberg (Novalis): Die Lehrlinge zu Sais. Zwei philosophische Romanfragmente [1798–1800], in: ders., Schriften. Bd. 1: Das dichterische Werk, hg. v. Paul Kluckhohn u. Richard Sendeln u. Mitarb. v. Heinz Ritter u. Gerhard Schulz. Stuttgart 1960, 2. Die Natur, S. 71–111, hier S. 90. – Das Bild vom Dichter als des „Schülers der Natur" ist allerdings älter; bereits die ‚poetischen Schatzkammern' des 17. Jahrhunderts verzeichnen es und führen es ihrerseits auf Martin Opitz zurück. Vgl. beispielsweise Andreas Tscherning: Unvorgreiffliche Bedencken über etliche mißbräuche in der deutschen Schreib- und Sprach-Kunst insonderheit der edlen Poeterey. Wie auch Entwurff oder Abrieß einer deutschen Schatzkammer / Von schönen und zierlichen Poëtischen redens-arten / umbschreibungen / und denen dingen / so einem gerichte sonderbaren glantz und anmuthe geben können. Lübeck 1659, S. 281.

253 Werlhofs Gedichte (wie Anm. III., 239), S. 134, Anm. (b).

254 Über diese Winfried Schröder: Ursprünge des Atheismus. Untersuchungen zur Metaphysik- und Religionskritik des 17. und 18. Jahrhunderts. Stuttgart-Bad Cannstatt 1998 (Quaestiones 11).

Anmerkungen zu
IV. Säkularisierung der Medizin
und ihr Reflex in der ‚schönen Literatur'

1 Johann Wolfgang von Goethe: Maximen und Reflexionen, Religion und Christentum, in: ders., Werke. Hamburger Ausgabe in 14 Bdn. Bd. 12, München 1981, S. 365–547, hier Nr. 49, S. 372.

2 Ernst Beutler: Goethe und Shakespeare, in: Goethes Rede zum Schäkespears Tag. Wiederg. D. Hs. Mit e. Geleitwort v. E.B. Weimar 1938-(Schriften der Goethe-Gesellschaft 50), S. 3–19, hier S. 4; Norbert Christian Wolf: Streitbare Ästhetik. Goethes kunst- und literaturtheoretische

Schriften 1771–1789. Tübingen 2001 (Studien und Texte zur Sozialgeschichte der Literatur 81), S. 56f.

3 Hans-Jürgen Schings: „Religion/Religiosität", in: Goethe Handbuch in vier Bänden, hg. v. Bernd Witte, Theo Buck, Hans-Dietrich Dahnke, Regine Otto u. Peter Schmidt. Bd. 4/2, hg. v. Hans-Dietrich Dahnke u. Regine Otto. Stuttgart u. Weimar 1998, S. 892–898, hier S. 895f.

4 Schöne: Goethes Farbentheologie (wie Anm. III., 1); Weizsäcker: Goethes Farbentheologie (wie Anm. III., 1); Hofmann: Goethes Theologie der Natur (wie Anm. III., 1).

5 Proß: Jean Pauls geschichtliche Stellung (wie Anm. Einl. 16), S. 143.

6 Im Jahrbuch der Jean-Paul-Gesellschaft findet sich bedauerlicherweise keine ausführliche Rezension von Maximilian Rankls Studie Jean Paul und die Naturwissenschaft. Frankfurt a.M. 1987. Hans Esselborn, der sich im selben Jahr mit annähernd demselben Thema in Köln habilitierte, konnte Rankls Untersuchung aber immerhin noch erwähnen. Sie sei ihm erst „während des Druckvorgangs" zugänglich geworden; Esselborn: Das Universum der Bilder. Die Naturwissenschaft in den Schriften Jean Pauls. Tübingen 1989 (Studien zur deutschen Literatur 99), S. 1, Anm. 1. Eine Auseinandersetzung zwischen beiden Autoren fand also nicht statt. Sie hätte den unterschiedlichen Zugang beider betreffen können: Rankl legt textnahe Interpretationen der naturwissenschaftlich informierten Dichtungen Jean Pauls vor und stellt – allerdings vor dem Hintergrund nur weniger historischer Quellen – vor allem Einflußfragen. Esselborn hingegen läßt sich von der Textlinguistik sowie von der Metapherntheorie inspirieren und konzentriert sich auf Bilder aus Texten Jean Pauls, die den Bereichen der Physik, der Astronomie und der Biologie entstammen. In seiner Rezension über Esselborns Habilitationsschrift erwähnt Rainer Baasner auch Rankls Studie. Er wirft beiden einen vagen Begriff von ‚Naturwissenschaft' vor; Baasner: [Rez.], in: Jahrbuch der Jean-Paul-Gesellschaft 25 (1990), S. 153–167, hier S. 164.

7 Mit einer ausführlichen Forschungsdiskussion Rankl: Jean Paul und die Naturwissenschaft (wie Anm. IV., 6) , S. 18–22.

8 Proß: Jean Pauls geschichtliche Stellung (wie Anm. Einleitung 16), S. 18; vgl. Rankl: Jean Paul und die Naturwissenschaft (wie Anm. IV., 6), S. 25.

9 Rankl und Esselborn sehen die Lage meines Erachtens zu pessimistisch. Esselborn etwa schreibt, bisher sei in Germanistik und Wissenschaftsgeschichte erst „am Rande" von Jean Pauls Verhältnis zu den Naturwissenschaften die Rede gewesen; ders.: Das Universum (wie Anm. IV., 6), S. 1.

10 Proß: Jean Pauls geschichtliche Stellung (wie Anm. Einleitung 16), S. 3 u. passim; rezeptiv dazu Rankl: Jean Paul und die Naturwissenschaft (wie Anm. IV., 6), S. 233; kritisch zu Proß Esselborn: Das Universum (wie Anm. IV., 6), S. 2: Auf schmaler Textbasis bezeichne Proß solche Theo-

rien, in denen die Descartsche Trennung in Körper und Geist angegriffen werde „irritierenderweise" als animistisch. Die Kritik an Proß (und an Götz Müller) liefert Esselborn die Stichworte für den eigenen Ansatz, auf den ich unten zu sprechen komme.

11 Hans-Jürgen Schings: Der anthropologische Roman. Seine Entstehung und Krise im Zeitalter der Spätaufklärung, in: Studien zum 18. Jahrhundert. Bd. 3: Die Neubestimmung des Menschen. Wandlungen des anthropologischen Konzepts im 18. Jahrhundert, hg. v. Bernhard Fabian u.a. München 1980, S. 264; in diesem Sinne schon Wilhelm Schmidt-Biggemann: Maschine und Teufel. Jean Pauls Jugendsatiren nach ihrer Modellgeschichte. München 1975 (Symposion 49); Waltraud Wiethölter: Witzige Illumination. Studien zur Ästhetik Jean Pauls. Tübingen 1979 (Studien zur deutschen Literatur 58); siehe Götz Müller: Jean Pauls Ästhetik und Naturphilosophie. Tübingen 1983 (Studien zur deutschen Literatur 73), S. 14.

12 Müller: Jean Pauls Ästhetik und Naturphilosophie (wie Anm. IV., 11), S. 16 u. passim; dazu Engelhard Weigl: [Rez.], in: Jahrbuch der Jean-Paul-Gesellschaft 19 (1984), S. 121–131; Esselborn: Das Universum (wie Anm. IV., 6), S. 3–5.

13 Müller: Jean Pauls Ästhetik und Naturphilosophie (wie Anm. Einleitung, 16), S. 16.

14 Alexander Košenina: Ernst Platners Anthropologie und Philosophie. Der „philosophische Arzt" und seine Wirkung auf Johann Karl Wezel und Jean Paul. Würzburg 1989, S. 108.

15 Ebd., S. 107 u. 110; der These vom Bruch Jean Pauls mit Leibniz' Optimismus folgt Košenina nur zögernd und mit dem Verweis, daß er in den „Grönländischen Prozessen" noch nicht sichtbar werde; ebd., S. 76. Eine ähnliche Einschätzung der Leibniz-Rezeption Jean Pauls als einer selektiven und oft parodistischen Aufnahme von „Gedankenmotive[n]" findet sich bei Monika Schmitz-Emans: Der Bau des wahren Luftschlosses. Studien zur Leibniz–Rezeption des jungen Jean Paul, in: Jahrbuch der Jean-Paul-Gesellschaft 20 (1985), S. 49–89, hier S. 77.

16 Rankl: Jean Paul und die Naturwissenschaft (wie Anm. IV., 6), S. 233.

17 Esselborn: Das Universum (wie Anm. IV., 6), S. 1.

18 Ebd., S. 7f., 309.

19 Ebd., S. 13: „Die Natur dient dabei als Verbindungsglied zwischen dem christlichen Schöpfergott und den rationalen Fähigkeiten und emotionalen Bedürfnissen des Menschen. Gott garantiert ihre Einheit und Vollkommenheit, die Wissenschaft erforscht ihre Gesetzlichkeit, und Witz und Phantasie beziehen sie auf das jeweilige Individuum."

20 In der Kritik an Proß ebd., S. 2.

21 Ebd., S. 311.

22 Zu den Schweizer Mechanikern Jaquet-Droz bereits Schmidt-Biggemann:

Maschine und Teufel (wie Anm. IV., 11), S. 102; kritisch dazu Peter Sprengel: Maschinenmenschen. Ein zentrales Motiv in Jean Pauls Satire, in: Jahrbuch der Jean-Paul-Gesellschaft 12 (1977), S. 79f.; ausführlich über die Automatenbauer Peter Gendolla: Anatomien der Puppe. Zur Geschichte des Maschinen-Menschen bei Jean Paul, E.T.A. Hoffmann, Villiers de l'Ísle-Adam und Hans Bellmer. Heidelberg 1992 (Reihe Siegen; Germanistische Abteilung 113), S. 9–72, siehe Monika Schmitz-Emans: Georg Christoph Lichtenberg und der Maschinen-Mann. Zur Interferenz von literarischer Phantasie und literaturwissenschaftlicher Modellbildung, in: Jahrbuch der Jean-Paul-Gesellschaft 25 (1990), S. 74–111, hier S. 77f.; Carsten Zelle: Maschinen-Metaphern in der Ästhetik des 18. Jahrhunderts (Lessing, Lenz, Schiller), in: Zeitschrift für Germanistik NF 3 (1997), S. 510–520, hier S. 513f.

23   Zu letzterem Wolfgang Coy: Die Menschen sind Maschinen der Engel. Ein maschinell-theologisches Thema in Variationen, in: Sprache im technischen Zeitalter 25 (1987), S. 339–347; Gendolla: Anatomien der Puppe (wie Anm. IV., 22), S. 89.

24   Proß: Jean Pauls geschichtliche Stellung (wie Anm. Einleitung, 16), S. 143f.

25   Schmidt-Biggemann: Maschine und Teufel (wie Anm. IV., 11), S. 83–97.

26   Zum Mechanismus-Bezug im Blick auf die zeitgenössische Medizin und Ästhetik Zelle: Maschinen-Metaphern (wie Anm. IV., 22), S. 514f.

27   Esselborn spricht bereits von einer hinlänglichen Berücksichtigung des Themas in der Forschung und stellt darüber hinaus fest: „Nur für den jungen Jean Paul ist die Maschine die zentrale Naturvorstellung." Ders.: Das Universum (wie Anm. IV., 6), S. 2 u. ebd., S. 267: „Das kritisch eingesetzte Bild der Maschine kann insgesamt bei Jean Paul weder die Totalität des Menschen darstellen[] noch sein Verhältnis zur Natur." Allerdings erweist sich Esselborns Auffassung über die Entstehung der Maschinen-Metapher aus der Irritabilitätslehre Hallers als irreführend; vgl. ebd., S. 7 u. Anm. 21.

28   Schmitz-Emans: Georg Christoph Lichtenberg (wie Anm. IV., 22), S. 110.

29   Gendolla: Anatomien der Puppe (wie Anm. IV., 22), S. 96.

30   Ebd., S. 96.

31   Ebd., S. 95.

32   Ebd., S. 96. Die Prämisse dieser Annahme entwickelt Gendolla mit Norbert Elias' Thesen über den Zivilisationsprozeß: In der Konstruktion der Automaten werde dieser „gewissermaßen veröffentlicht[]" – und somit für Kritik zugänglich; ebd., S. 95.

33   Jean Pauls Haller-Rezeption ist bislang nur am Rande untersucht, und zwar insofern er sich auf Platners Kritik an Haller bezieht. Dazu Proß: Jean Pauls geschichtliche Stellung, S. 210f., Anm. 95; Košenina: Ernst

Platners Anthropologie und Philosophie (wie Anm. IV., 14), S. 28 u. passim.

34 Folgt man einer kürzlich erschienenen Publikation über Goethe und die ‚Natur‘, so ließe sich diese Untersuchung dem Stichwort „Historisierung" zuordnen. Die angesprochene Publikation entstand im Rahmen des Forschungsprojekts „Kulturgeschichte der Natur" am Kulturwissenschaftlichen Institut am Wissenschaftszentrum Nordrhein-Westfalen (Leitung: Michael Meyer-Abich) und ist der ‚Verzeitlichung‘ im Werk Goethes (und darüber hinaus) gewidmet. Der Begriff wird aus „unserer kulturhistorischen Situation" heraus gedeutet und auf Goethes Verständnis der Natur übertragen. Daher ist der Band in die Rubriken „Historisierung", „Wirkungsgeschichte" und „Aktualisierung" gegliedert; Peter Matussek: Einleitung. Transformation der Naturgeschichte: Thema und Kompositionsprinzip, in: Goethe und die Verzeitlichung der Natur. München 1998, hg. v. dems., S. 7–14, hier S. 7.

35 Jean Paul: Ob nicht die Wissenschaften sowol als das peinliche Recht den besten Gebrauch von den Aerzten machen könnten, in: Jean Paul, Sämtliche Werke; Abteilung II. Bd. 2. Jugendwerke II. Vermischte Schriften I. Vierte Abteilung: Auswahl aus den Teufels Papieren (1789) und Vorstufen, hg. v. Norbert Miller u. Wilhelm Schmidt-Biggemann. München 1996 (1. Aufl. 1976), S. 201–218.

36 Jean Paul: V.: Vorlesungen der medizinischen Fakultät, in: Jean Paul, Sämtliche Werke (wie Anm. IV., 35); Abteilung II. Bd. 1. Jugendwerke I. Dritte Abteilung: Satirische Schriften, S. 1043–1045.

37 Schon Esselborn erwähnt den Text, allerdings nur knapp; ders.: Das Universum (wie Anm. IV., 6), S. 267.

38 Jean Paul: III. Feilbietung eines menschlichen Naturalienkabinets, in: Jean Paul, Sämtliche Werke (wie Anm. IV., 35); Abteilung II. Bd. 2. Jugendwerke II. Vermischte Schriften I. Vierte Abteilung: Auswahl aus den Teufels Papieren (1789) und Vorstufen, S. 386–393, hier S. 386.

39 Ebd., S. 391.

40 Ebd.

41 Ebd., S. 388f.

42 Für die Versuche, das Phänomen der zur Salzsäule gewordenen Frau naturwissenschaftlich zu erklären, siehe meinen Beitrag: „Säkularisiung des Telos" im zweiten Teilband.

43 Jean Paul: Feilbietung (wie Anm. IV., 38), S. 388f.

44 Dazu Esselborn: Das Universum (wie Anm. IV., 6), S. 267: „Die Reduktion des Menschen auf seine materielle Dimension wird satirisch auch so dargestellt, daß er selbst Teil eines Naturalienkabinetts ist [...]."

45 Jean Paul: Feilbietung (wie Anm. IV., 38), S. 387. – Genaue Angaben über den Fundort, Buch- oder Kapitelnummern etwa, enthält der Jean-Paul-Text ebensowenig wie der Kommentar. Nachweislich exzerpierte

Jean Paul die Paragraphen 164, 180, 184, 334, 494, 578, 606–608, 611,
657 und 741 der „Lithotheologie"; Götz Müller: Jean Pauls Exzerpte.
Würzburg 1988, [Jean Paul, Geschichte. Elfter Bd. 1787, S. 3–5] S. 166.
Es fällt auf, daß sich Lesser zwar auf Happel bezieht, sich aber immer
wieder skeptisch äußert, was Berichte über – in diesem Fall – versteinerte
Menschen anbelangt. Er erwähnt beispielsweise eine ganz andere Geschichte Happels. Leßer: Lithotheologie, Fünftes Buch. Von der Einthei-
lung derer Steine in edle und unedle, und dieser in harte und weiche, in
ungestalte und gestalte. Das andere Capitel, Von versteinerten Sachen, so
aus dem Reiche der Thiere herkommen, und zwar insbesondere von versteinerten Menschen, und deren Theilen, §§. 332–348, S. 559–586, hier
§. 333, S. 536f.: „Ob man nun wohl in dergleichen Erzelungen von
gantzen versteinerten Menschen nicht allzuleichtgläubig seyn muß, so
würde man der Wahrheit doch Gewalt anthun, wenn man gleichwohl alles, was glaubwürdige Männern aus eigener augenscheinlicher Erfahrung
hiervon versichern, gar in Zweifel ziehen wollte. Zu Air in Frankreich hat
man in eines Bürgers Garten, als man einen kleinen Felsen voneinander
geschroten, mitten darinnen einen gantzen menschlichen Cörper gefunden; dieser sey mit Felsen, als wie mit einem Modell umgeben, und da-
rinne alle desselben Glieder eingedruckt gewesen [...].‟

46   Lesser bezieht sich mit seinen Hinweisen auf „Happelius" vermutlich auf
     Eberhard Werner Happel „Größte Denkwürdigkeiten der Welt oder soge-
     nannte Relationes curiosae", die von 1707 bis 1709 in drei Bänden er-
     schienen sind.
47   Ebd., S. 389.
48   Ebd., S. 387 [Hervorhebung im Original].
49   Ebd., S. 386f.
50   Ebd., S. 386 [Hervorhebung im Original].
51   Lesser: Lithotheologie, Siebendes Buch. Vom Mißbrauch derer Steine.
     Andere Abtheilung, Von dem Mißbrauch derer Steine in der GOttes-
     Gelahrheit. Das dritte Capitel, Daß viele Steine zu angegebenen Reli-
     quien gemißbrauchet werden. §§. 638–649, S. 1250–1272.
52   Ebd., §. 638, S. 1250.
53   Ebd. Das sechste Capitel, Wie alles, was in den vorigen fünff Capiteln
     gesaget worden, im Christenthum anzuwenden, §§. 659–663, S. 1284–
     1303, hier §. 660, S. 1296.
54   Ebd., §. 661, S. 1299.
55   Dies gilt auch für die Darstellung von Lots Frau. Denn es hat Theologen
     und Naturforscher schon immer interessiert, wie es zu erklären sei, daß
     ein Mensch zu einer Salzsäule werde; dazu Lesser: Neuntes Buch Von
     den Wunder-Wercken, so sich mit Steinen begeben. Das erste Capitel,
     Von Loths Weibe, so in eine mineralische Saltz-Säule verwandelt wor-
     den, in: ders., Lithotheologie, §§ 720–728, S. 1403–1419; vgl. auch

Reinhard: Bibelkrankheiten, 4. Kap. Von der Verwandlung des Weibes Loths, S. 31–49.

56   Zu diesen Begriffen Jean Pauls Wiethölter: Witzige Illumination (wie Anm. IV. 11), S. 130.

57   Zu diesem Begriff Langens ebd., S. 133f.

58   Ebd, S. 130–132.

59   Jean Paul: Dr. Katzenbergers Badereise, in: Jean Paul, Sämtliche Werke (wie Anm. IV., 35), Abteilung I. Bd. 6. Späte Erzählungen; Schriften, S. 77–364, hier S. 82f.

60   Ebd., S. 83. – Hier mit Hinweis auf Lessings Verteidigung des „Komisch-Eklen" im „Laokoon"; dazu Carsten Zelle: „Angenehmes Grauen". Literaturhistorische Beiträge zur Ästhetik des Schrecklichen im achtzehnten Jahrhundert. Hamburg 1987 (Studien zum achtzehnten Jahrhundert 10), S. 395–412. Ich will den Hinweis auf Lessing, den Erhard Schüttpelz bereits in Miachel Schaers Studie über die Ästhetik von „Dr. Katzenbergers Badereise" vermißte, zugunsten der medizinischen Kontexte desselben vernachlässigen. Siehe Erhard Schüttpelz: [Rez.], in: Jahrbuch der Jean-Paul-Gesellschaft 21 (1986), S. 155–159, hier S. 159.

61   Jean Paul: Dr. Katzenbergers Badereise (wie Anm. IV., 59), S. 83.

62   Zur Form des Romans Peter Horst Neumann: Die Werkchen als Werk. Zur Form- und Wirkungsgeschichte des Katzenberger-Korpus von Jean Paul, in: Jahrbuch der Jean-Paul-Gesellschaft 10 (1975) S. 151–186.

63   Parallel dazu wird eine Liebesgeschichte erzählt, auf die ich hier nicht eigens eingehen will. Götz Müller informiert bereits darüber. Ders.: Jean Pauls Ästhetik und Naturphilosophie (wie Anm. IV., 11), S. 271 u. passim.

64   Jean Paul: Dr. Katzenberger Badereise (wie Anm. IV., 59), S. 111; schon zitiert in Rita Wöbkemeier: Erzählte Krankheit. Medizinische und literarische Phantasien um 1800. Stuttgart 1990, S. 230. Böning weist einen „Hebammen-Catechismus" nach, der von einem medizinischen Volksaufklärer namens Katzenberger stammt: J.[...] Katzenberger, Hebammen-Catechismus, hauptsächlich zum Gebrauch für Wundärzte und Hebammen auf dem Lande. Münster 1778; Böning: Medizinische Volksaufklärung und Öffentlichkeit (wie Anm. II., 235), S. 68. – Über den Leihverkehr deutscher Bibliotheken war das Buch bis jetzt nicht zu bekommen, so daß ich keine Aussagen über das Verhältnis der beiden Texte bzw. der beiden Namen treffen kann.

65   Jean Paul: Dr. Katzenbergers Badereise (wie Anm. IV., 59), S. 115.

66   Jean Paul ergänzt in einer Anmerkung: „Für Leserinnen nur ungefähr übersetzt: 1. über die Blutmachung, 2. über die Mißgeburten, 3. über die Wasserscheu." Ebd., S. 92. Auf welche Texte Jean Paul hier anspielt, konnte ich nicht ermitteln. Der Verweis auf eine „de monstris epistola" könnte sich auf Hallers „De monstris", aber auch auf viele andere Ab-

handlungen zum Thema beziehen; vgl. Alberti v. Haller: XXXIV. De monstris, in: ders., Operum Anatomici Argumenti Minorum. Accedunt Opuscula Pathologica. Aucta et recensa. Lausannae, S. 3–172.

67 Jean Paul: Dr. Katzenbergers Badereise (wie Anm. IV. 59), S. 291–304.

68 Friedrich Hoffmann: Gründliche Anweisung wie ein Mensch Durch vernünfftigen Gebrauch der mineralischen kalten und warmen Gesund-Brunnen, Insonderheit des Carls-Bades Seine Gesundheit erhalten/ und sich von schweren Kranckheiten befreyen könne. Dritter Theil. Nebst einem vollständigen Register über alle 3 Theile. Franckfurt u. Leipzig 1717. – Jean Paul hat Hoffmann nicht exzerpiert.

69 Ebd., Vorrede, unpag. [a3–a5, hier a3v].

70 Ebd., S. 127.

71 Mit Verweis auf das naturgeschichtlich bildende Wochenblatt von [Gottlieb Tobias Wilhelm:] Unterhaltungen aus der Naturgeschichte. Die Säugetiere. 2. Bd. Ausgburg 1792, S. 34: „Sonderbarer als diese [die gehörnten und gefleckten Hasen] sind die monströsen, die in dem königlichen Kabinete zu Paris und zu Chantilly gezeigt werden, mit 2 Köpfen, 8 Läuften, 4 Löffeln. Ein solcher Janus soll, wenn er müde geworden, die 4 zuvor ruhenden Läufte gebraucht haben: und einen andern brachte Lameri in die Akademie der Wissenschaften zu Paris, der eigentlich aus zween in einem gemeinschaftlichen Kopfe zusammengewachsen bestund." Vgl. ebd., S. 129, Anm. 1; unter Bezug auf Schreinert Anmerkungen, S. 1251. – Anders als in der hier zitierten Jean-Paul-Ausgabe notiert, handelt es sich nicht um Bd. 1 der „Unterhaltungen". Auch ist der Vorname des Autors nicht Gottfried Tobias, sondern Gottlieb Tobias.

72 Ebd., S. 128 [Hervorhebungen im Original]; schon zitiert bei Rankl: Jean Paul (wie Anm. IV., 6), S. 200f.

73 Für die Nachweise Jean Paul: Dr. Katzenbergers Badereise (wie Anm. IV., 59), passim.

74 Rankl: Jean Paul und die Naturwissenschaft (wie Anm. IV., 6), S. 202f.

75 Ebd., S. 203f.

76 Soemmerring wird sich später – in „Ueber das Organ der Seele" (1796) – der epigenetischen Position annähern. Darüber und über Soemmerrings Abwägen zwischen den Positionen Hallers und Johann Friedrich Blumenbachs Ulrike Enke: Vorstellungen über Zeugungen und Embryonalentwicklung in der Geschichte der Medizin, in: Samuel Thomas Soemmerring. Schriften zur Embryologie und Teratologie, bearb. u. hg. v. Ulrike Enke. Basel 2000 (Samuel Thomas Soemmerring Werke 11), S. 5–19, hier S. 11–15.

77 Hagner: Enlightened Monsters (wie Anm. III., 123), S. 200: „The title [der „Abbildungen und Beschreibungen"] suggests that visualization was primary, that here indeed was a new way of representing monsters. In general, Soemmerring regarded images as the most important tools for

anatomical investigation. More specifically, his conviction was driven by the epigenetic redefinition of monstrosities. The approaches of [Caspar Friedrich] Wolff and [Johann Friedrich] Blumenbach had marginalized the numerous anatomical case studies of monstrosities, but Soemmerring argued that such studies were still crucial. However, he was also suspicious of any existing generation theory: he merely wanted to describe monstrosities without drawing conclusions for physiology." Vgl. für die Einordnung Soemmerrings auch ders.: „...daß der Mensch nur ein Mittelgeschöpf in Ansehung seiner Organe". Über die Edition der Schriften S.Th. Soemmerrings und die Wissenschaftsgeschichte der Goethezeit, in: Internationale Zeitschrift für Geschichte und Ethik der Naturwissenschaften, Technik und Medizin 9 (2001), S. 118–124.

78 Samuel Thomas Soemmerring: Abbildungen und Beschreibungen einiger Misgeburten die sich ehemals auf dem anatomischen Theater zu Cassel befanden mit zwölf Kupfertafeln. Mainz 1792, §. 5., S. 4.

79 Ebd.

80 Ebd., §§. 81–91, S. 32–38: „Allgemeine Betrachtungen über vorstehende Fälle."

81 Angenommen werde beispielsweise, die Mutter von Kindern, die mit einer Hasenscharte geboren werden, hätten vor der Geburt einen Hasen gesehen. Ältere Theorien vermuteten, sie hätten den Teufel erblickt; ebd., §. 82., S. 32.

82 Dieser habe sich noch im Jahr 1767 dazu bekannt. Soemmerring erwähnt auch, daß sich sogar im Jahr 1782 „[...] die halbe medicinische Facultät zu M.... und darunter der Decanus sich schriftlich öffentlich dafür erklären." Ebd., §. 83., S. 33.

83 Ebd.: „Aber der Glaube ans Versehen, nimmt doch, wie der Glaube an Hexengeschichte, mit der Aufklärung ab und zu, welches freylich nach Ländern und Köpfen verschieden ist."

84 Ebd., §§. 84. u. 85., S. 34–35.

85 Ebd., §. 86., S. 35.

86 Die Identifikation einer solchen „Stuffenfolge" ist eines der wesentlichen Anliegen Soemmerrings in den „Abbildungen und Beschreibungen", siehe ebd., §. 91., S. 38. Soemmerring fragt sich, ob die ersten vier der untersuchten Mißgeburten von einer Mutter stammen, denn es scheint ihm, als potenziere eine Mißbildung die vorherige. Er erhofft sich mit der Untersuchung einer solchen „Stuffenfolge" Aufschluß über die Voraussetzungen für die Entstehungen von Mißgeburten. Doch scheitert sein Unternehmen. Denn die Herkunft der Objekte ist unklar; ebd., §. 4., S. 3f.: „Ob? und Wie lang sie, und Welche von ihnen Zeichen des Lebens nach der Geburt von sich gaben; Ob sie von Einer Mutter sind, und was ihrer Mutter etwa für Unfälle während der Schwangerschaft zugestoßen? Ob ihre Mutter oder Vater auch etwas besonders an sich gehabt haben?"

87   Ebd., §. 87., S. 35f.: „Da also das Hirn nicht zum Leben (als bloßes
      Leben oder Vegitiren) gehört, so ist es wahrscheinlich den Seelenkräften,
      dem Gedächtnisse, der Einbildungskraft, dem Denken u. s. f. bestimmt.“
88   Ebd., §. 83., S. 33.
89   Albert's von Haller Grundriß der Physiologie für Vorlesungen mit den
      Verbesserungen von Wrisberg, Soemmerring und Meckel umgearbeitet v.
      Heinrich Maria von Leveling, d. J. [...]. Theile 1. Mainz 1795. Theil 2.
      Erlangen 1795.
90   Die „Elementa Physiologiae" haben gerade den jungen Jean Paul sehr
      beeindruckt; Jean Paul: Dr. Katzenbergers Badereise (wie Anm. IV., 59),
      Anmerkungen, S. 1242. Nach den Exzerpten zu urteilen, nahm er sie fast
      vollständig zur Kenntnis, und zwar in der lateinischen Ausgabe (Lausan-
      nae 1757–1776); vgl. Müller: Jean Pauls Exzerpte 180 u. passim. Auch
      Boerhaaves „Institutiones medicae" sind Jean Paul nicht entgangen; ebd.,
      [Jean Paul, Fasz. 2c. 38. Bd. Feb. 1805], S. 210.
91   Genauere Angaben über das Referenzbuch, über Kapitel, Paragraphen
      oder Seitenzahlen fehlen im Text und in den Kommentaren. Zum Begriff
      des „angenehme[n] Grauen[s]" Zelle: „Angenehmes Grauen" (wie Anm.
      IV., 60). Zelle kommt zwar auf eine „Umwertung" des Schreckens bei
      Haller (und Brockes) zu sprechen, aber er bezieht sich ausschließlich auf
      Hallers Lyrik, im besonderen auf „Die Alpen"; ebd., S. 203, 234, 239,
      244, 251–260, 370f. Daß Haller seine Überlegungen über den Schrecken
      physiologisch begründet und daß diese Begründung in der beschriebenen
      Weise auf ästhetische Konzeptionen im Werk Jean Pauls wirkt, ist ihm
      entgangen. Auch Begemann hat diese Bezüge nicht berücksichtigt; vgl.
      Christian Begemann: Furcht und Angst im Prozeß der Aufklärung. Frank-
      furt a. M.1987, zu Haller ebd., S. 84f. u. 106.
92   Jean Paul: Katzenbergers Badereise (wie Anm. IV., 59), S. 212 [Hervor-
      hebung im Original].
93   Ebd., S. 184.
94   Ebd., S. 251.
95   Albrecht von Haller: Elementa physiologiae corporis humani. [...] Tomus
      quintus. Sensus externi interni. Lausannae 1768, lib. XVII. Sensus
      interni. Sectio II. Voluntas, §. 6. Porro de iisdem, S. 586–588, hier S.
      586: „Terrorem ego a metu separo. In eo enim vites naturae augentur, non
      minus, quam ira. Inde enim fortissimi motus in universo corpore & in
      ipso corde excitantur, ut muti loquendi usum recuperent; moribundi
      convalescant; paralyticis artubus motus reddatur, arteriae cum
      haemorrhagia magna aperiantur; & menses suppressi redierint; & podagra
      subito supprimatur, & ischiadicum malum, & febris intermittens, &
      delirium, & diarrhoea. Et contra epilepsiae ex terrore nascuntur." – Dies
      ist der einzige Paragraph im fünften Band der „Elementa", in dem Haller
      auf den Schrecken zu sprechen kommt.

96 Eine Geschichte über die Physiologie des Schreckens fehlt und kann hier nicht vorgelegt werden. Ich will nur einen Text Hoffmanns zitieren, um Hallers Begriffe des Schreckens und der Furcht vorläufig einordnen zu können. Weitere Anregungen zum Thema können den Untersuchungen von Begemann und Zelle entnommen werden. Begemann: Furcht und Angst; Zelle: „Angenehmes Grauen" (wie Anm. IV., 60).

97 Dazu schon Kapitel II.1. dieser Untersuchung.

98 Hoffmann: Untersuchung von der Seele (wie Anm. II., 48), S. 204–263, hier §. XVI., S. 243.

99 Ebd. u. ebd., §. 17., S. 244.

100 Jean Paul: Exzerpte, Fasz. 2a. Geschichte, Bd. 6, S. 66 (Staatsbibliothek zu Berlin/Preußischer Kulturbesitz).

101 Jean Paul: Dr. Katzenbergers Badereise (wie Anm. IV., 59), S. 198.

102 Ebd.

103 Siehe Kapitel III. dieser Untersuchung.

104 Jean Paul: Dr. Katzenberger Badereise (wie Anm. IV., 59), S. 300.

105 Jean Paul: Ebd., Anmerkungen, S. 1248; Rankl: Jean Paul (wie Anm. IV., 6), S. 199; vor allem aber Müller: Jean Pauls Ästhetik und Naturphilosophie (wie Anm. IV. 11), S. 258f.

106 Horst Fritz hingegen betrachtet die Katzenberger-Figur – mit Blumenberg – als „Modell instrumenteller Vernunft" und wertet die ästhetische Theorie der Figur – mit Schiller – ab; ders.: Instrumentelle Vernunft als Gegenstand von Literatur. Studien zu Jean Pauls „Dr. Katzenberger", E.T.A. Hoffmanns „Klein Zaches", Goethes „Novelle" und Thomas Manns „Zauberberg". München 1982. Vgl. auch Michael Schaer: Ex negativo. „Dr. Katzenbergers Badereise" als Beitrag Jean Pauls zur ästhetischen Theorie. Göttingen 1983; zur Kritik an Fritz und Schaer Rankl: Jean Paul und die Naturwissenschaft (wie Anm. IV., 6), S. 20f. u. passim. Daß der Roman ein „Lehrstück der Ästhetik" sei, beschreibt auch Wöbkemeier: Erzählte Krankheit (wie Anm. IV., 64), S. 211. Ihre Darstellung läßt jedoch offen, inwiefern er es ist. Die physiologische Begründung von Katzenbergers Ästhetik nimmt sie nicht wahr. Statt dessen spricht sie davon, daß der Roman „[...] ein Schlaglicht auf die sich auflösenden Diskurse" biete: „In und an der Figur des Mediziners, mit seiner Sprache, reflektiert sich die Möglichkeit des literarischen Textes im beginnenden neunzehnten Jahrhundert." Wöbkemeier scheint die Figur des Katzenberger als eine Allegorie der Literatur und der Möglichkeit von Literatur im beginnenden 19. Jahrhundert aufzufassen. Johannes Bierbrodt hingegen kommt in seiner Untersuchung über „Naturwissenschaft und Ästhetik 1750–1810" ganz ohne Verweis auf Jean Paul aus; ders.: Naturwissenschaft und Ästhetik 1750–1810. Würzburg 2000 (Epistemata; Reihe Literaturwissenschaft 279).

107 Jean Paul: VII.: Ursache der Verdrängung der Lere von der Erbsünde, in:

Jean Paul, Sämtliche Werke (Anm.IV. 35); Abteilung II. Bd. 1. Jugendwerke I. Erste Abteilung: Erste schriftstellerische Versuche 1779–1782,
S. 56.

108 Schmidt-Biggemann: Maschine und Teufel (wie Anm. IV., 11), S. 268–
277; daß die „Rede" – zumindest in ihrer späteren Form „Rede des todten
Christus vom Weltgebäude herab, daß kein Gott sei" (1795) – Atheisten
zur Umkehr bewegen sollte, zeigt Götz Müller: Jean Pauls „Rede des todten Christus vom Weltgebäude herab, daß kein Gott sei" (1994), in: ders.,
Jean Paul im Kontext. Gesammelte Aufsätze. Mit einem Schriften-
Verzeichnis hg. v. Wolfgang Riedel. Würzburg 1996, S. 104–124; darüber hinaus liegt eine psychoanalytische Deutung des Textes vor, die in
manchen Äußerungen der Christus-Figur und des Erzählers ödipale und
narzißtische Motivationen vermutet; Carl Pietzcker Einführung in die
Psychoanalyse des literarischen Kunstwerks am Beispiel von Jean Pauls
„Rede des toten Christus". Würzburg 1983; methodenkritisch dazu Jutta
Osinski: [Rez.], in: Jahrbuch der Jean-Paul-Gesellschaft 21 (1986), S.
164–171. Im Blick auf die Frage nach der Säkularisierung des kosmologischen Gottesbeweises leuchtet Peter Horst Neumanns Deutung der
„Rede" besonders ein. Er interpretiert sie als „eine Reaktion auf die Aus-
löschung der traditionellen Glaubensbilder des offenbarten Christenglau-
bens durch die kritische Philosophie [Kants]." Ders.: Jean Paul nach 200
Jahren – zur Aktualität historischer Texte, in: Dies academicus. Anspra-
che des Rektors anläßlich des 257. Jahrestages der Gründung der Universität. Festvortrag [...]. Friedrich-Alexander-Universität Erlangen-
Nürnberg. Erlanger Universitätsreden 60/3 (2000), S. 9–20, hier S. 17.

109 Zum Verfahren des „witzigen Beseelen[s]" Wiethölter: Witzige Illumination (wie Anm. IV., 11), S. 130–132. Auf „Dr. Katzenbergers Badereise"
geht Wiethölter nicht ausführlich ein.

110 Werner Gerabek allerdings ist anderer Auffassung. Er betont, daß „[...]
das Interesse am Leiblichen [...] im Gegensatz zur Haltung Katzenbergers
[...] zurückgedrängt" werde. Ders.: Naturphilosophie und Dichtung bei
Jean Paul. Das Problem des Commercium mentis et corporis. Stuttgart
1988 (Stuttgarter Arbeiten zur Germanistik 202), S. 267.

111 Was die Frage nach einer ‚Säkularisierung' in „Wilhelm Meister" anbelangt, so widmete man sich bisher vor allem den „Lehrjahren"; vgl. Kapitel I. dieser Studie. Dabei scheiterten die Interpretation oft an der mono-
kausalen Zuspitzung des Begriffs ‚Säkularisierung'; vgl. etwa die Studie
von Gradl: Säkularisierung als Bildung, S. 104 u. passim.

112 Walter Müller-Seidel: Dichtung und Medizin in Goethes Denken. Über
Wilhelm Meister und seine Ausbildung zum Wundarzt, in: Idealismus
mit Folgen. Die Epochenschwelle um 1800 in Kunst und
Geisteswissenschaften. FS zum 65. Geburtstag von Otto Pöggeler, hg. v.
Hans-Jürgen Gawoll u. Christoph Jamme. München 1994, S. 107–137,
hier S. 135f.

113 Ebd.

114 Ebd., S. 136.

115 Diese moralischen Vorstellungen werden auf ganz unterschiedlichen Ebenen von ‚Medizin' entfaltet, die hier nicht alle berücksichtigt werden können. Vgl. etwa für die Physiognomik Johannes Saltzwedel: Das Gesicht der Welt. Physiognomisches Denken in der Goethezeit. München 1993; mit engem Bezug auf Saltzwedel Carl Niekerk: „Individuum est ineffabile": Bildung, der Physiognomikstreit und die Frage nach dem Subjekt in Goethes ‚Wilhelm-Meister'-Projekt, in: Colloquia Germanica 28 (1995), S. 1–33.

116 Müller-Seidel: Dichtung und Medizin in Goethes Denken (wie Anm. IV., 112), S. 131f.; zu Hufeland Manfred Wenzel: Medizingeschichtliches aus Alt-Weimar. Darstellungen und Dokumente. Wetzlarer Goethe-Gesellschaft e. V. 1996, S. 65–100.

117 Müller-Seidel: Dichtung und Medizin in Goethes Denken (wie Anm. IV., 112), S. 131f.; das Zitat ist der Medizinethik Hufelands entnommen – ders.: Enchiridion medicum oder Anleitung zur medizinischen Praxis. Vermächtniss einer fünfzigjährigen Erfahrung. 4. Aufl. Berlin 1838, Die Vermächtnisse des Arztes, S. 891–912, hier S. 891.

118 Müller-Seidel: Dichtung und Medizin in Goethes Denken (wie Anm. IV., 112), S. 121.

119 Ebd., S. 131; siehe auch Simon Byl u. Bruno Vancamp: La survie d'Hippocrate chez les philosophes allemands de l'époque de Goethe, in: Hippokratische Medizin und antike Philosophie, hg. v. Wittern u. Pellegrin, S. 611–622, hier S. 614–620.

120 Christoph Wilhelm Hufeland: Enchiridion medicum oder Anleitung zur medizinischen Praxis. Berlin 1836, S. 77–83, hier S. 78 u. passim.

121 Ebd., Natur und Kunst. Physiatrik, S. 1–7, hier S. 6: ‚Der Arzt soll nicht Meister, sondern Diener der Natur sein.'

122 Siehe Kapitel III.2. dieser Arbeit.

123 Hufeland: Enchiridion medicum (wie Anm. IV., 120), S. 78.

124 Ebd., S. 80.

125 In seinem sehr anregenden versuchte Gottfried Willems bereits, Goethes Naturverständnis auf ‚die Seite der Aufklärung' zu rücken und von ‚der modernen Naturwissenschaft' des 19. Jahrhunderts abzugrenzen; vgl. Willems: „Dass ich Ideen habe ohne es zu wissen, und sie sogar mit Augen sehe". Goethes Jenaer Begegnung mit Schiller im Juli 1794 und sein aufklärerischer Naturbegriff. Erlangen u. Jena 1994 (Jenaer philosophische Vorträge und Studien 11). Daß Willems dabei unterschiedliche Auffassungen von ‚Naturforschung' zu einem übergeordneten Begriff von ‚aufklärerischer Naturforschung' verallgemeinern mußte, ist verständlich. Um Willems Überlegungen fruchtbar zu machen, soll Goethes Naturverständnis hier mit den medizinethischen, naturforschenden und moralphi-

losophischen Überlegungen Hallers verglichen werden, die bereits ausführlich dargelegt wurden; vgl. Kapitel III. dieser Untersuchung.

126 Es ist im Gang des Romans wieder und wieder dokumentiert. Vgl. etwa
Johann Wolfgang von Goethe: Wilhelm Meisters Wanderjahre, in: ders.,
Werke. Hamburger Ausgabe in 14 Bdn. Bd. 8, Romane und Novellen 3,
textkritisch durchgesehen u. kommentiert v. Erich Trunz. München 1981,
3. Buch, 18. Kap., S. 461: „Denn das Gesetz haben die Mensche sich
selbst auferlegt, ohne zu wissen, über was sie Gesetz gaben, aber die Natur haben alle Götter geordnet."

127 Ebd., 2. Buch, 11. Kap., S. 282; die „Tat" wird im folgenden zum Leit-
thema; vgl. dazu den letzten Vers von Wilhelms Lied in: ebd., S. 312:
„Und dein Leben sei die Tat."

128 Ebd., S. 281.

129 Vgl. Kapitel II.2.–4. dieser Untersuchung.

130 Goethe: Wanderjahre (wie Anm. IV., 126), 2. Buch, 11. Kap., S. 299.

131 Ebd., S. 282.

132 Ebd., S. 390.

133 Ebd., S. 274, bes. ebd., S. 281: „Ich erzählte ihm [Jarno] hierauf die Geschichte der ertrunkenen Knaben, und wie ich damals gehört hatte, ihnen
wäre zu helfen gewesen, wenn man ihnen zur Ader gelassen hätte; ich
nahm mir vor, es zu lernen, doch jede Stunde löschte den Vorsatz aus."

134 Ebd., S. 275.

135 Vgl. – über Wilhelms wundersame Heilung – ebd., 3. Buch, 6. Kap., S.
360 u. S. 367.

136 Hannelore Schlaffer betont den mythischen Charakter der Medizin, und
zwar im Blick auf den Plan, Äskulap eine Kultstätte zu errichten – dies.:
Wilhelm Meister. Das Ende der Kunst und die Wiederkehr des Mythos.
Stuttgart 1989, S. 156f. Stellt man den Plan aber in den Werkkontext, so
dient die „Kapelle" für Äskulap bloß als medizinische Lehrstätte. Goethe:
Wanderjahre, 3. Buch, 3. Kap., S. 330: „[...] lassen Sie uns dem Äskulap
eine Kapelle vorbehalten, dort [...] werde unser Wissen immerfort an solchen Gegenständen erfrischt, deren Zerstückelung unser menschliches
Gefühl nicht verletze, bei deren Anblick uns nicht, wie es Ihnen bei jenem schönen, unschuldigen Arm erging, das Messer in der Hand stocke
und alle Wißbegierde vor dem Gefühl der Menschlichkeit ausgelöscht
werde."

137 Vgl. Ulrike Enke u. Manfred Wenzel: Wißbegierde contra Menschlichkeit – Goethes ambivalentes Verhältnis zur Anatomie in seiner Dichtung
und Biographie, in: Goethe-Jahrbuch 115 (1998), S. 155–170, hier S.
163–170.

138 Goethe: Wanderjahre (wie Anm. IV., 126), 3. Buch, 3. Kap., S. 330.

139 Ebd., S. 324.

140 Zum „wissenschaftliche[n] Hunger" ebd., S. 324.

141 Ebd.
142 Ebd., S. 328.
143 Ebd., S. 332f. – Wilhelm zitiert hier seinen „Meister", den plastischen Anatomen.
144 Ebd., S. 331.
145 Ebd., S. 323.
146 Ebd., S. 325–327.
147 Vgl. den Kommentar in: Johann Wolfgang von Goethe, Wilhelm Meisters Wanderjahre. Maximen und Reflexionen, hg. v. Gonthier-Louis Fink, Gerhart Baumann u. Johannes John. München 1991 (Johann Wolfgang von Goethe, Sämtliche Werke nach Epochen seines Schaffens, Münchner Ausgabe 17), S. 1180; vgl. Johann Wolfgang von Goethe: Plastische Anatomie. An Beuth in Berlin, in: Goethes Sämtliche Werke. 44. Bd. Berlin , hg. v. Curt Noch, S. 346–349.
148 Goethe: Wanderjahre (wie Anm. IV., 126), 3. Buch, 3. Kap., S. 328.
149 Wolf: Streitbare Ästhetik (wie Anm. IV., 2), S. 435f. u. 460.
150 Goethe: Wanderjahre (wie Anm. IV., 126), 2. Buch, 11. Kap., S. 304.
151 Goethe: Plastische Anatomie, S. 348.
152 Hufeland: Enchiridion medicum (wie Anm. IV., 120), S. 89 u. passim.
153 Ebd., S. 7.
154 Hierin liegt der wesentlich Unterschied zwischen der aufklärerischen Naturforschung und Goethes Auffassungen; vgl. Willems: „Dass ich Ideen habe ohne es zu wissen, und sie sogar mit Augen sehe", S. 27.
155 Gabriele Malsch: Systole – Diastole. Motus Cordis – Motus in Omnibus. Zur Geschichte eines Begriffspaars, in: Archiv für Begriffsgeschichte 41 (1999), S. 86–118, hier S. 118: „[...] die sich hinter dem Bescheidungsgestus verbergende Sicht der Natur als einem Gegenüber, das der Außenstehende zu entschlüsseln sucht [d.i. Haller] – dagegen die vehemente Ablehnung einer Trennung von Innen und Außen, weil sie vergessen läßt, sich selber als einen zu erforschenden Teil dieser einen Natur zu begreifen." Malschs Darstellung der Auffassung Goethes überzeugt; ihre Sicht auf Haller ist jedoch stark verkürzt. Sie bedenkt den naturteleologischen bzw. naturtheologischen Kontext nicht, in dem Hallers Naturforschung steht. Hätte sie diesen Kontext aufgenommen, so müßte die Gegenüberstellung ganz anders ausfallen: Goethes ‚Naturtheologie' wäre dann nur eine Variante der von Haller u.a. her bekannten – eine Variante allerdings, die weitgehend auf den christlichen Rahmen der Begründung verzichtet, der für Haller so zentral ist.
156 Wie Wezel und Klinger stellt Jean Paul bloß Ansichten gegeneinander; Jörg Schönert: Fragen ohne Antwort. Zur Krise der literarischen Aufklärung im Roman des späten 18. Jahrhunderts: Wezels „Belphegor", Klingers „Faust" und die „Nachtwachen von Bonaventura", in: Jahrbuch der deutschen Schillergesellschaft 14 (1970), S. 183–229.

157 Jörg Baur: Goethe und das Christentum in der Sicht des Theologen, in: Neue Zeitschrift für systematische Theologie und Religionsphilosophie 42/2 (2000), S. 140–159, hier S. 145.

158 Alfred Schmidt: Goethes herrlich leuchtende Natur. Philosophische Studien zur deutschen Spätaufklärung. München u. Wien 1984 (Edition Akzente), S. 148: „Im Alter bekennt Goethe, er verdanke seine – dichterisch verarbeitete – Menschenkenntnis größtenteils den Naturstudien. Und im Brief vom 25. November 1808 an Knebel steht der erstaunliche Satz dieses entschiedenen Verehrers der Antike: ‚Schon fast seit einem Jahrhundert wirken die Humaniora nicht mehr auf das Gemüt dessen der sie treibt und es ist ein rechtes Glück, daß die Natur dazwischengetreten ist, das Interesse an sich gezogen und uns von ihrer Seite den Weg zur Humanität geöffnet hat.‘"

159 Daß Jean Paul die naturwissenschaftliche Bildlichkeit als „neue Mythologie" präsentieren wolle, wie Esselborn nahelegt (Das Universum, S. 250–265), erscheint mir als unwahrscheinlich. Denn mythologisches Denken ruht auf ganz anderen Voraussetzungen, als der satirisch-ironische Umgang, den Jean Paul in „Dr. Katzenbergers Badereise" mit der Medizin pflegt.

160 Vgl. für die weitere Entwicklung Georg Stanitzek: Arztbildungsromane. Über ‚bildungsbürgerlichen‘ Umgang mit Literatur zu Beginn des 19. Jahrhunderts, in: Internationales Archiv für Sozialgeschichte der deutschen Literatur 16/1 (1991), S. 32–56; Müller-Seidel: Dichtung und Medizin in Goethes Denken (wie Anm. IV., 112), S. 109.

161 Götz Müller: [Rez.] Neuere Tendenzen in der Jean-Paul-Forschung (Zu den Büchern von Naumann, Sprengel und Wiethölter), in: Jahrbuch der Jean-Paul-Gesellschaft 14 (1979), S. 163–181, hier S. 181.

162 Ebd., S. 163.

163 Vgl. auch die hier nicht weiter erwähnten Untersuchungen von Gunnar Och: Der Körper als Zeichen. Zur Bedeutung des mimisch-gestischen und physiognomischen Ausdrucks im Werk Jean Pauls. Erlangen 1985 (Erlanger Studien 64); dazu Ursula Naumann: [Rez.], in: Jahrbuch der Jean-Paul-Gesellschaft 21 (1986), S. 160–163. Die zahlreichen Zeitschriften-Beiträge über die Physiognomik kann ich hier nicht eigens erwähnen. Zu weiteren Aspekten der Naturforschung im Werk Jean Pauls Regula Bühlmann: Kosmologische Dichtung zwischen Naturwissenschaft und innerem Universum: Die Astronomie in Jean Pauls „Hesperus". Bern u.a. 1996 (Europäische Hochschulschriften; Reihe I: Deutsche Sprache und Literatur 1561); begriffs- und modellbildend für die Philosophie im Werk Jean Pauls Christian Sinn: Jean Paul. Hinführung zu seiner Semiologie der Wissenschaft. Stuttgart 1995; dazu kritisch Ralf Simon: [Rez.], in: Jahrbuch der Jean-Paul-Gesellschaft 31 (1996), S. 172–178.

Anmerkungen zu
V. Abschließende Bemerkungen

1   Pott u. Schönert: Einleitung.

2   „[...] den Philosophen an der sogenannten Artistenfakultät war es seit 1272 per Dekret verboten, über Theologisches zu sprechen, so dass das Fehlen ausdrücklicher Hinweise auf Göttliches keineswegs als Beweis der ausschließlichen Beschäftigung mit Diesseitigem genommen werden darf." Christoph Lüthy: Hawkings mag Gott. Ein Streit über den Status mittelalterlicher Naturphilosophie, in: FAZ, Geisteswissenschaften, Mi. 19. Januar 2000, Nr. 15, S. N 6.

3   In diesem Sinne Andrew Cunningham über den Titel von Newtons „Principia" ders.: How the „Principia" got its name; or, taking natural philosophy seriously, in: History of Science 29 (1991), S. 379–39.

4   Zuletzt die Rezension von Christian Kiening über Aaron Gurjewitsch: Das Individuum im europäischen Mittelalter. München 1994; Kiening: [Rez.], in: Mittellateinisches Jahrbuch 32/1 (1997), S. 145–148; Henrik Wels über Jan A. Aertsen u. Andreas Speer (Hg.): Individuum und Individualität im Mittelalter. Berlin u. New York 1996 (Miscellanea Mediaevalia 24): [Rez.], in: Mittellateinisches Jahrbuch 34/1 (1999), S. 121–125; über den historischen Zugang hinaus Werner Becker: Das Dilemma der menschlichen Existenz. Die Evolution der Individualität und das Wissen um den Tod. Stuttgart 2000; dazu Franziska Maier: Zukunft als Geschenk des Todes. Von der Kulturleistung, sich der eigenen Sterblichkeit bewußt zu werden: Werner Beckers „Evolution der Individualität", in: Frankfurter Rundschau, Sa., 24. Februar 2001, Nr. 47, S. 22.

5   Um nur ein Beispiel zu nennen Patricia Fara: Sympathetic Attractions. Magnetic Practices, Beliefs, and Symbolism in Eighteenth-Century England. Princeton, New Jersey 1996, bes. 31–65, zur Rolle der Religion in diesem Zusammenhang; vgl. ebd., S. 146–170. Blickt man in literaturwissenschaftliche Studien zu demselben Phänomen des Magnetismus, so kommen wirtschaftliche und technische Aspekte – bei aller philologischen Genauigkeit – dort nicht in den Blick. Vgl. Andreas B. Kilcher: Ästhetik des Magnets. Zu einem physikalischen Modell der Kunst in der Frühromantik, in: Deutsche Vierteljahrsschrift für Literaturwissenschaft und Geistesgeschichte 71/3 (1998), S. 463–511.

6   Vivian Nutton: Wittenberg Anatomy, in: Medicine and the Reformation, hg. v. Grell u. Cunningham (wie Anm. III., 177), S. 11–32, hier S. 18–20.

7   Ebd., S. 21: „[...] sin had a physical effect, corrupting both soul and brain and preventing them from functioning as well as they ought. In some cases this corruption might be reversed by medicine; in others only by aid of prayer and the gospel."

8   Vgl. auch Wolfram Kaiser: Ärzte und Naturwissenschaftler im Kreis um

Luther und Melanchthon, in: Medizin und Naturwissenschaften in der Wittenberger Reformationsära, hg. v. dems. u. Arina Völker. Halle (Saale) 1982 (Wissenschaftliche Beiträge der Martin-Luther-Universität Halle-Wittenberg 82/7; T 45), S. 127–149.

9   Siehe dazu den Beitrag von Simone de Angelis im nachfolgenden Band.

10   Siehe dazu den Beitrag von Martin Mulsow im nachfolgenden Band.

11   Michael Alberti (Praes.)/Carl Gottfried Richter (Resp.): Dissertatio inauguralis medica, De infoecunditate corporis ob foecunditatem animi in foeminis Von der Unfruchtbarkeit Gelehrter Weibs-Personen. Halae April 1743. – Eine genderspezifische Geschichte der Medizinethik wäre noch zu schreiben.

12   Dazu W.[...] Alber u. J.[...] Dornheim: Ärztliche Fallberichte des 18. Jahrhunderts als volkundliche Quelle, in: Zeitschrift für Volkskunde 78 (1982), S, 28–43; Jütte: Die Frau, die Kröte und der Spitalmeister, S. 194.

13   Anregend dazu – allerdings für ein weniger prominentes Textcorpus – Andreas Bähr: „Ich habe bei Gott so keine Gnade". Die Abschiedsbriefe des Medizinstudenten Christian Friedrich Illing, in: Historische Anthropologie 6/1 (1998), S. 151–159.

14   Der gute Mediziner sei ein „nicht durch stete Zweifelsucht beherrschter Charakter", so Johann Ludwig Formey: Von den Anforderungen an die Ärzte von Seiten des Staats und der Staats-Bürger, in: ders., Vermischte medicinische Schriften. Bd. 1. Berlin 1821, S. 1–29, hier S. 8.

15   Peter Hanns Reill: Between Mechanism and Hermeticism: Nature and Science in the Late Enlightenment, in: Frühe Neuzeit – Frühe Moderne? Forschungen zur Vielschichtigkeit von Übergangsprozessen, hg. v. Rudolf Vieraus u. Mitarbeitern des Max-Planck-Instituts für Geschichte. Göttingen 1992 (Veröffentlichungen des Max-Planck-Instituts für Geschichte 104), S. 493–421, hier S. 402f.

16   Am Beispiel von Carl Friedrich Kielmeyer Dorothea Kuhn: Uhrwerk und Organismus. Carl Friedrich Kielmeyers System der organischen Kräfte, in: Philosophie des Organischen in der Goethezeit. Studien zu Werk und Wirkung des Naturforschers Carl Friedrich Kielmeyer (1765–1844), hg. v. Kai Torsten Kanz. Stuttgart 1994 (Boethius 34), S. 33–49.

17   Eine ‚Höhenkammgeschichte‘ zum Begriff der Natur legte Wolfgang Neuser vor. Sie vor dem Hintergrund des gelehrten ‚mainstream‘ zu prüfen, wäre eine reizvolle Aufgabe; ders.: Natur und Begriff. Studien zur Theoriekonstitution und Begriffsgeschichte von Newton bis Hegel. Stuttgart u. Weimar 1995.

18   Jörg Baur: ‚Orthodoxie‘ und ‚Häresie‘ im öffentlichen Diskurs des vorrevolutionären Frankreich, in: Zeitschrift für systematische Theologie und Religionsphilosophie 43/1 (2001), S. 155–164, hier S. 153: „Das Moment des Vernünftigen und die Gewichtung des Richtigen im traditionellen Begrifff von Orthodoxie [...] stieß offenkundig auch bei der rationalen Mentalität des 18. Jahrhunderts auf Sympathien [...]." Siehe

auch die Ausführungen über Reinhards „Bibelkrankheiten" (in meinem beitrag über den kosmologischen Gottesbeweis); er spricht dort von ‚rechtlehrenden Ärzten'.

19   Vgl. über das Dogma der Erbsünde, das Aussparen des Wunderglaubens und über die „Säkularisierungstendenz" in der Geschichtsschreibung der Neologen Kondylis: Die Aufklärung (wie Anm. Einleitung, 20), S. 571; Schubert: Das Ende der Sünde (wie Anm. I., 171); vgl. auch Matthias Laarmann: Transsubstantiation. Begriffsgeschichtliche Materialien und bibliographische Notizen, in: Archiv für Begriffsgeschichte 41 (1999), S. 119–150.

20   Über den Zusammenhang von florierendem weltlichen Bildungswesen der Benediktiner, Nützlichkeitsforderungen der ‚reformabsolutistischen' Herrschaft und Klosterpolitik Konstantin Maier: Der Beitrag der Benediktiner zu Wissenschaft und Bildung in Südwestdeutschland, in: Philipp Jakob Steyrer. Aus der Lebenswelt eines Schwarzwälder Benediktinerabtes zwischen Aufklärung und Säkularisation, hg. v. Hans-Otto Mühleisen. Freiburg i. Brsg. 1996 (Tagungsberichte der Katholischen Akademie der Erzdiözese Freiburg), S. 33–55, bes. S.34–36.

21   Um für diese Auffassung von der Wirkung der Naturforschung im 18. Jahrhundert nur zwei Beispiele aus der Literaturwissenschaft zu geben – Richter: Literatur und Naturwissenschaft und Esselborn: Das Universum, S. 12–14 (wie Anm. IV., 6). Mit direktem Bezug auf Richter führt Esselborn aus, daß die Naturforschung auf drei Feldern „anregend" gewirkt habe: erstens bei der Entdeckung neuer Wirklichkeitsbereiche, zweitens bei der Entwicklung eines neuen Weltbildes, drittens für ein neues Wirklichkeitsverhältnis.

Namenregister

Das Register enthält diejenigen Gelehrten und Autoren, deren Schriften und Wirken in den Zeitraum der historischen Studien fallen, und die ‚Vorläufer' oder Bezugsautoren der frühneuzeitlichen Schriftsteller.